Yoganastik

Vimla Lalvani

Yoganastik

Übungen zum Wohlfühlen

Vimla Lalvani

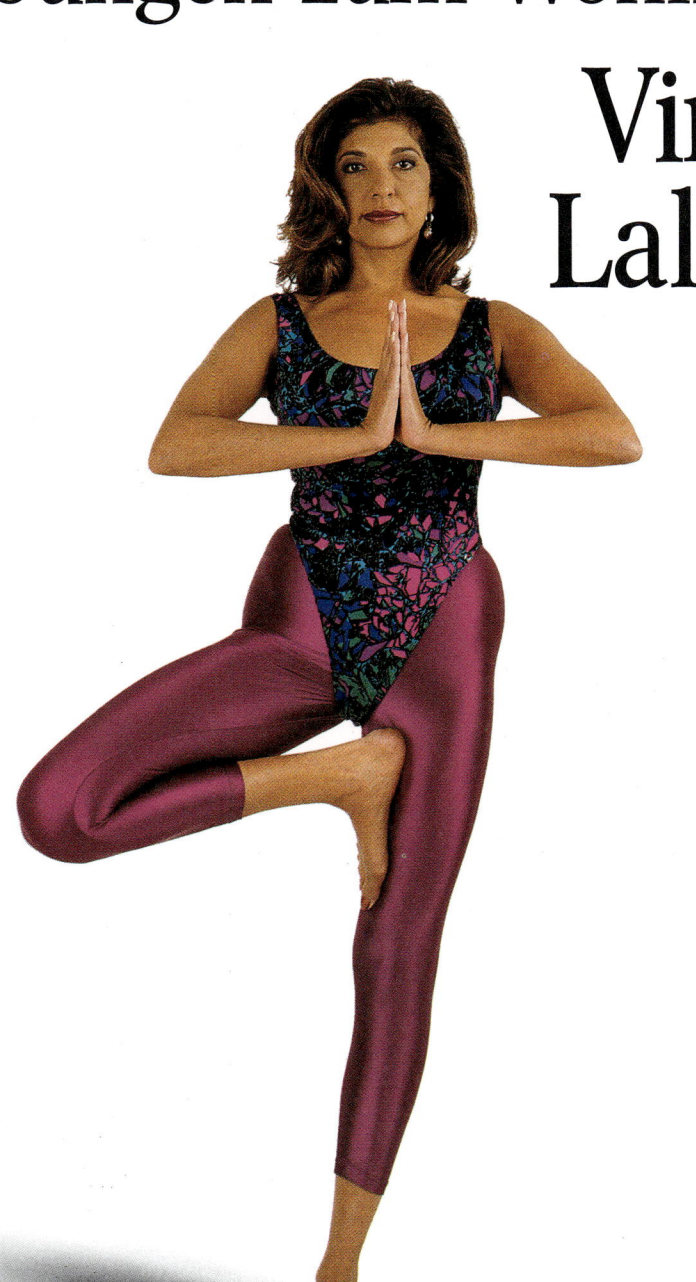

Verlag
Gesundheit

Die Autorin: Vimla Lalvani ist Amerikanerin indischer Herkunft und lebte lange Zeit auf Hawaii. Sie studierte Tanz, Theosophie und indische Philosophie. Als persönliche Schülerin des berühmten Yoga-Lehrers B.K.S. Iyengar wurde sie in Indien mit dessen klassischen indischen Yoga-Methoden vertraut. Auf Hawaii gründete Frau Lalvani eine eigene Yoga-Akademie. Sie lebt seit 1972 in London und unterrichtet dort ebenfalls Yoga. Als anerkannte Yoga-Expertin tritt Vimla Lalvani in zahlreichen Rundfunk- und Fernsehsendungen auf.

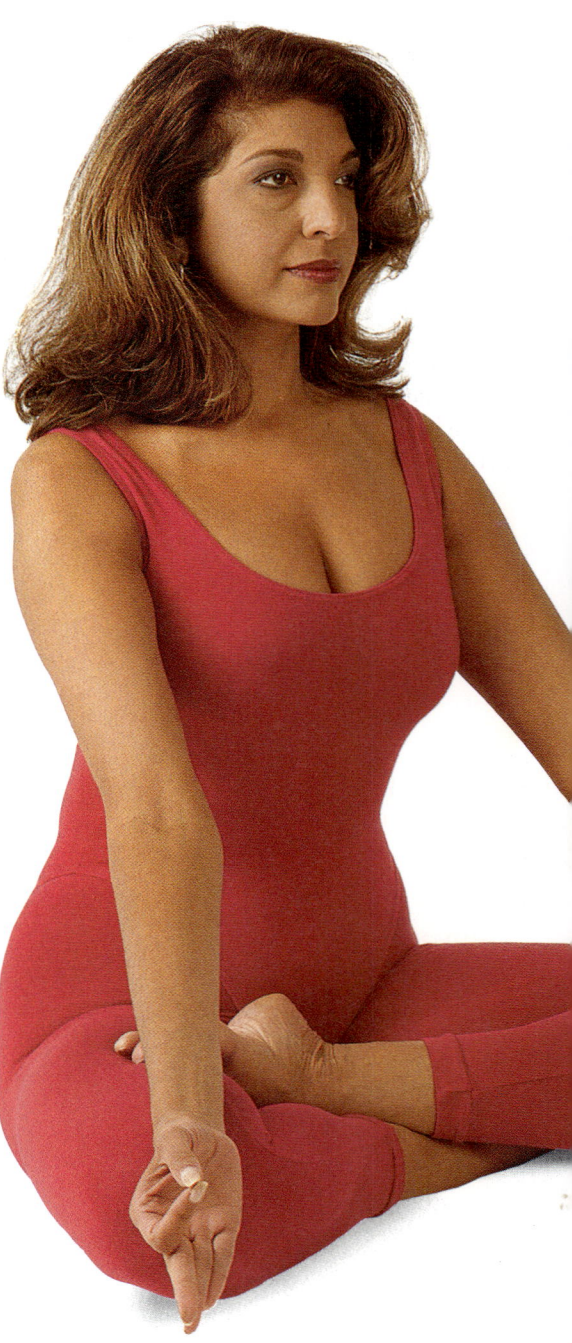

Die Deutsche Bibliothek – CIP-Einheitsaufnahme

Lalvani, Vimla:
Yoganastik : Das neue Fitnessprogramm ; Übungen zum Wohlfühlen / Vimla Lalvani. [Übers.: Angelika Mauritz]. – Berlin : Verl. Gesundheit, 1995
Einheitssacht.: Yogacise <dt.>
ISBN 3-333-00747-9

Titel der englischsprachigen Originalausgabe: Yogacise
1. Auflage 1994 in Großbritannien erschienen bei Hamlyn, ein Imprint von Reed Consumer Books Ltd., Teil von Reed International Books Limited
Michelin House, 81 Fulham Road, London SW3 6RB

Lizensiert von Simitar Entertainment
© 1994 Revelation Film Ltd.
Design © 1994 Reed International Books Ltd.

ISBN 3-333-00747-9

© der deutschsprachigen Ausgabe:
Sport und Gesundheit Verlag GmbH Berlin 1995
Erste Auflage
Übersetzer: Dr. med. Angelika Mauritz
Umschlaggestaltung: Vera Bauer
Satz: ew print & medien service gmbh, Würzburg
Druck: New Interlitho, Italy
Gedruckt auf alterungsbeständigem Papier mit chlorfrei gebleichtem Zellstoff.

Inhalt

Vorwort

Seit über zwanzig Jahren unterrichte ich Hatha-Yoga in Großbritannien und in den Vereinigten Staaten von Amerika.
Während dieser Zeit habe ich über 1000 Schüler aller Alters-
stufen betreut, die aus den unterschiedlichsten Berufen und
aus allen Bereichen der Gesellschaft kamen: Künstler, Foto-
modelle, Geschäftsleute, Hausfrauen, Sekretärinnen, Teenager
und Senioren. Yoga ist vor allem wegen seiner vielfältigen
therapeutischen Wirkungen auf Körper und Geist so beliebt.
Wer Hatha-Yoga beherrscht, ist in der Lage, Ruhe und Entspannung zu finden und seine körperlichen und geistigen
Energien in konstruktive Bahnen zu lenken.

Yoga ist keine Religion, sondern eine Lebensphilosophie.
Yoga ist wissenschaftlich fundiert, umfassend, zeitlos und hat
heute noch die gleiche Bedeutung wie bei seiner Entwicklung
vor 2000 Jahren. Mit Hilfe von Yoga können Sie dem Alltags-
streß mit Ruhe und Gelassenheit begegnen.

Die hier im Buch vorgestellten Übungen verbinden die ur-
alten Grundsätze des Hatha-Yoga mit modernen Dehnungs-
techniken. Manche Menschen werden durch die mystischen
Aspekte des Yoga abgeschreckt sowie durch die Vorstellung,
daß man sich dabei fürchterlich verrenken muß. Für diese
Menschen habe ich das Buch geschrieben. Die Übungen
sollen Ihnen helfen, Ihre Konzentrationsfähigkeit zu verbessern, Ihren Muskeltonus und Ihre inneren Organe zu
stärken. Durch Erlernen der richtigen Atmung und einer optimalen Körperhaltung können Sie Ihr Energieniveau steigern.
Die Ergebnisse sind beeindruckend. Die Übungen verhelfen
Ihnen zu einem attraktiv geformten Körper, einer positiven
Lebenseinstellung sowie zu innerer Ruhe und Ausgeglichen-
heit.

Ich hoffe, daß das Buch Sie inspirieren wird, sich selbst zu
erkennen. Entdecken Sie die Kräfte, die Ihr Geist und Ihr
Körper besitzen.

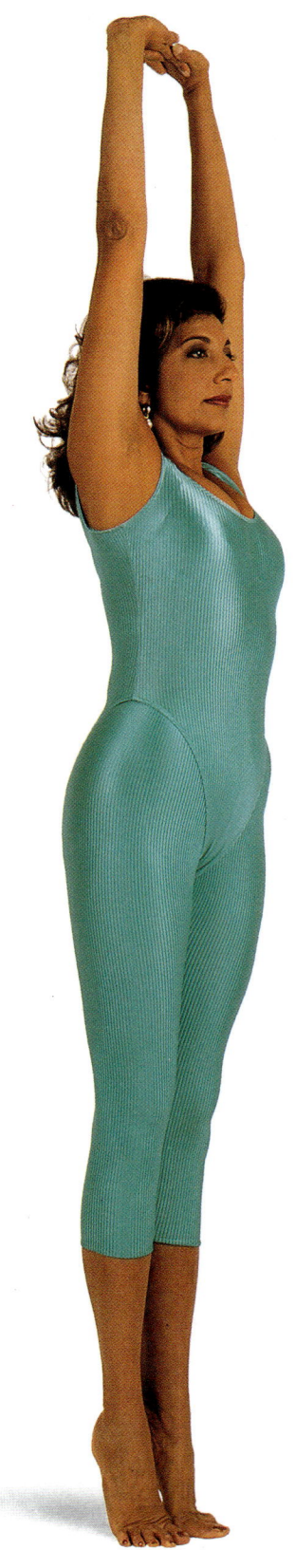

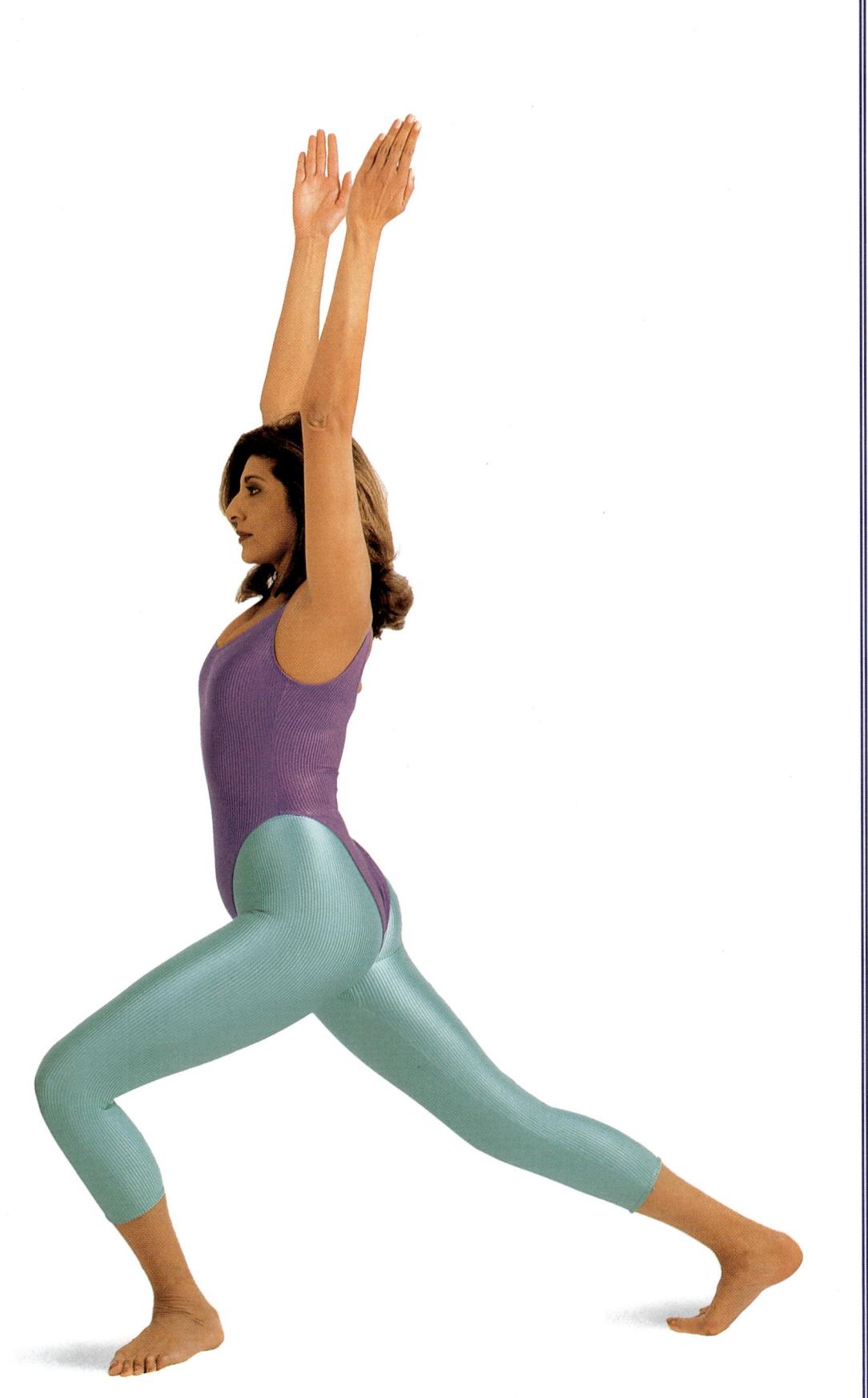

Einführung

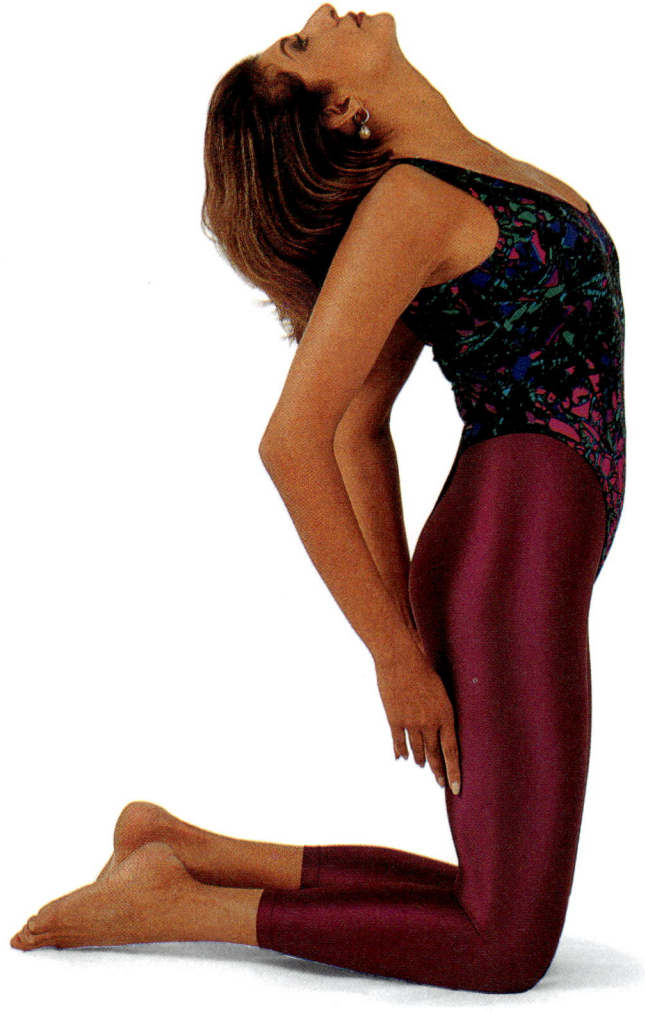

Die Vorteile unserer Yoga-Übungen

Ein neues Fitneßkonzept, das die Techniken des Hatha-Yoga mit modernen Dehnungsübungen (Stretching) verbindet. Fachleute stimmen darin überein, daß Dehnungsübungen die beste Methode sind, um vom Scheitel bis zur Sohle fit zu werden. Indem sie Stretching mit den jahrhundertealten Prinzipien des Yoga verbinden, sind die Übungen eine der sichersten und wirksamsten Möglichkeiten, den Körper zu trainieren.

In diesem Buch wird gezeigt, wie Sie auf einfache Weise Ihre Atemtechnik und Körperhaltung verbessern können. Es enthält mehr als fünfzig Übungen, die Beweglichkeit, Ausdauer und Muskeltonus verbessern. Stretching ist eine natürliche Methode, Verkrampfungen in verschiedenen Muskelgruppen zu lösen. Bei richtiger Atmung durchgeführt, wirken die Dehnungsübungen streßlindernd und vitalisierend. Sie werden feststellen, daß die Ergebnisse beeindruckend sind: ein gestärkter Körper, erhöhte Ausdauer, verbesserter Muskeltonus und ein Gefühl wohltuender Harmonie von Geist und Körper.

Der Beitrag des traditionellen Yoga

Yoga ist ein Begriff der altindischen Hochsprache Sanskrit und bedeutet »die Vereinigung von Geist und Körper«. Nach ältesten Überlieferungen ist Yoga eine Lehre, die es uns ermöglicht, durch Beherrschung von Körper und Geist ein harmonisches Leben zu führen. Hatha-Yoga ist die Verbindung von zwei Energien, der männlichen Sonnenenergie Ha und der weiblichen Mondenergie Tha. Zusammen bringen sie den Körper ins Gleichgewicht und bewirken Harmonie und Ausgewogenheit. Stimmungsschwankungen und Depressionen lassen sich dadurch verhindern. Man fühlt sich ruhig und ist in der Lage, das Leben zu bewältigen.

Das Grundprinzip des Yoga ist: Zuerst muß man seinen Körper beherrschen, ehe man mit dem Geist eine höhere Bewußtseinsebene erlangen kann. Hatha-Yoga ist hierbei das erste Stadium, da es sich auf den Körper konzentriert. Dehnungsübungen mit Tiefenwirkung und fließende Bewegungen setzen blockierte Energien frei, erhöhen die Ausdauer und verbessern den Muskeltonus. Verbunden mit richtiger Atemtechnik, wird Yoga Lebenskraft und Energie fördern sowie den Geist disziplinieren.

Hinweise zum Umgang mit diesem Buch
Das Buch ist in fünf Übungseinheiten gegliedert, die jeweils zwischen zehn und zwanzig Minuten dauern und untereinander austauschbar sind, je nach Tageszeit oder der Zeit, die Sie zur Verfügung haben. »Auf in den Tag« und »Energiespender« sind Übungseinheiten, die am besten morgens gemacht werden, während die streßabbauenden Entspannungsübungen ideal für den Abend sind. Die klassischen Yoga-Übungen und die maximalen Dehnungen können jederzeit durchgeführt werden. Die einzelnen Übungen sollten immer in der angegebenen Reihenfolge durchgeführt werden. Alle Übungen sind sorgfältig aufeinander abgestimmt und bauen aufeinander auf, um Muskeln, Bänder und Sehnen aufzuwärmen und zu dehnen. Bevor Sie beginnen, sollten Sie zunächst die ganze Anleitung für eine Übung durchlesen, so daß Sie diese an Ihr persönliches Tempo anpassen können.

Yoganastik im Vergleich

Der grundlegende Unterschied zwischen »Yoganastik« und anderen gymnastischen Übungen besteht darin, daß besonderer Wert auf die richtige Atmung gelegt wird sowie auf die Dauer, in der jede Stellung gehalten wird. Eine Position, die fünf Sekunden oder länger gehalten werden kann, ermöglicht ein sanftes Fließen von Energieströmen und eine bewußte Konzentration des Geistes, während der Körper trainiert wird. Wie Wasser durch einen aufgedrehten Hahn fließt, so strömt Energie in die entspannten Muskeln. Durch die Bewegung verschiedener Gelenke wird eine gleichmäßige Durchblutung des Körpers erzielt. Alle Übungen in diesem Buch basieren auf einer Formel, die aus den Komponenten Dehnung, Entspannung, tiefe Atmung, verstärkte Durchblutung und Konzentration besteht. Die Übungen bewirken eine gesamtheitliche Gesundheitsförderung, Sie werden schon nach kurzer Zeit des Übens eine neue Lebensqualität spüren.

Die Übungen sind frei von Leistungsdruck. Beginnen Sie langsam, und hören Sie auf Ihren Körper. Lassen Sie sich nicht entmutigen, wenn Sie die Endposition nicht gleich erreichen können. Denken Sie immer daran, daß stetiges Üben zum Erfolg führt. Der wesentliche Unterschied zwischen einem Anfänger und einem Fortgeschrittenen liegt darin, daß eine Position unterschiedlich lang gehalten werden kann. Fordern Sie sich, indem Sie sich Ziele setzen. Auf diese Weise werden Sie Fortschritte erreichen.

Worterklärungen

Um die klassischen Konzepte des Yoga zu beschreiben, werden die Begriffe aus dem Sanskrit – Asana, Chakra, Prana und Pranayama – in diesem Buch verwendet. Asanas sind die bekannten Yoga-Stellungen. Als Chakren werden die sieben Energiezentren des Körpers bezeichnet. Prana ist die Lebensenergie. Das Sonnengeflecht (Solarplexus) ist wie ein Akkumulator, der den ganzen Körper mit Prana-Energie versorgt.

Energie durchströmt den Körper auf unterschiedliche Weise. Kreisförmige Energieströme erzeugen ein Gefühl des Fliegens. Diese Form finden wir beispielsweise in den Übungen »Stehender Bogen«, »Kopf an das Knie« und »Buchstabe T«. Es gibt auch »erdverbundene« Übungen, die Energie linear vom Boden bis zum Scheitel führen, z.B. in der Adlerstellung und in den Kniebeugen 1, 2 und 3. Diese Übungen helfen Ihnen, sich auf das Wesentliche zu konzentrieren.

Pranayama ist die Lehre der richtigen Atmung, sie bezieht sich auf die Atemtechniken, die die Lungenkapazität erhöhen, die Energien im Gleichgewicht halten und die Konzentration fördern. Im fortgeschrittenen Stadium bilden diese Techniken die Basis für die Yoga-Meditation.

Die »Lotusstellung« und der »Halbe Lotus« sind die Positionen, die die Schüler bei den Atemübungen (Pranayama) und bei der Meditation einnehmen. Die Wirbelsäule behält in dieser aufrechten Haltung ihre natürliche Krümmung, und der Stoffwechsel sinkt durch das bewegungslose Sitzen. Wenn der Körper ganz ruhig ist, löst sich der Geist von allen physischen und psychischen Störungen. Eine aufrechte Haltung ermöglicht außerdem einen ungehinderten Strom von Nervenimpulsen.

Den Körper zu »zentrieren« bedeutet eine Ausbalancierung der körperlichen und geistigen Befindlichkeit. Konzentrieren Sie sich auf das Sonnengeflecht (auch Solarplexus genannt – das ist der Sitz der Lebensenergie in der Magengegend), und Sie werden Harmonie und tiefe Ruhe empfinden.

»Den Brustkorb öffnen«, ist ein weiterer Begriff, der häufig in dem Buch verwendet wird. Er bedeutet, daß Sie den Brustkorb heben und die Schultern senken. Dadurch wird positives Denken gefördert. Verbunden mit einem sicheren und direkten Blick, zeigen Sie, daß Sie bereit sind, dem Leben mit Stärke und Zuversicht zu begegnen.

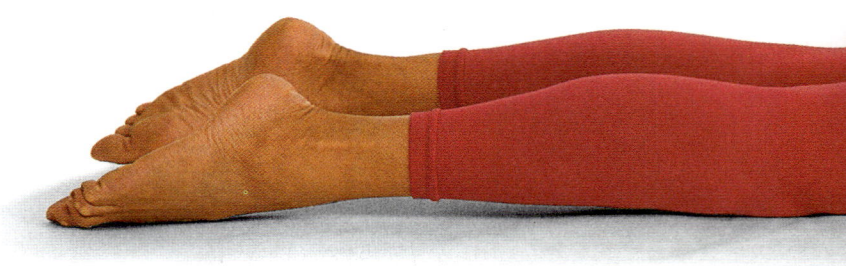

Hinweise für ein sicheres Üben

❋ Diese Übungen sind für gesunde Menschen entwickelt worden. Wie bei allen anderen Fitneßprogrammen sollten Sie unbedingt Ihren Arzt konsultieren, vor allem,

wenn Sie sich nicht wohl fühlen,

wenn Sie sich von einer Verletzung oder Krankheit erholen,

wenn Sie schwanger sind,

wenn Sie unter Bluthochdruck oder einer sonstigen Krankheit leiden.

❋ Machen Sie immer die empfohlenen Aufwärmungsübungen, ehe Sie mit den eigentlichen Übungen beginnen. Sie können Ihre Muskeln zusätzlich lockern, indem Sie vorher duschen.

❋ Es ist wichtig, daß Sie innerhalb jeder Übungseinheit die Reihenfolge der Übungen einhalten. Lesen Sie die Anleitung vorher sorgfältig durch.

❋ Führen Sie die Bewegungen nie hastig oder ruckartig durch, erzwingen Sie nichts. Hören Sie sofort auf, wenn Sie einen Schmerz verspüren oder Sie sich überanstrengen. Bedenken Sie, daß die Endposition einer jeden Übung meistens die schwierigste ist. Je mehr Sie üben, desto beweglicher werden Sie.

❋ Entspannen Sie Ihren Körper durch tiefe Atemzüge, und lassen Sie dadurch mehr Energie durch die gedehnten Muskeln und Bänder fließen.

❋ Bei vielen Übungen bleibt das Knie gestreckt. Drücken Sie die Knie nicht zu stark durch, sondern heben Sie die Kniescheibe durch Anspannung des Muskels über dem Knie. So können Sie eine Zerrung oder Verletzung vermeiden.

❋ Niemals mit vollem Magen üben. Nach einer leichten Mahlzeit sollten Sie eine Stunde, nach einer schweren Mahlzeit vier Stunden warten, bevor Sie mit den Übungen beginnen.

❋ Tragen Sie keine Schuhe, damit Sie mit den Zehen greifen können. Üben Sie auf einer ebenen rutschfesten Unterlage. Für die Bodenübungen ist eine Matte sicher angenehm.

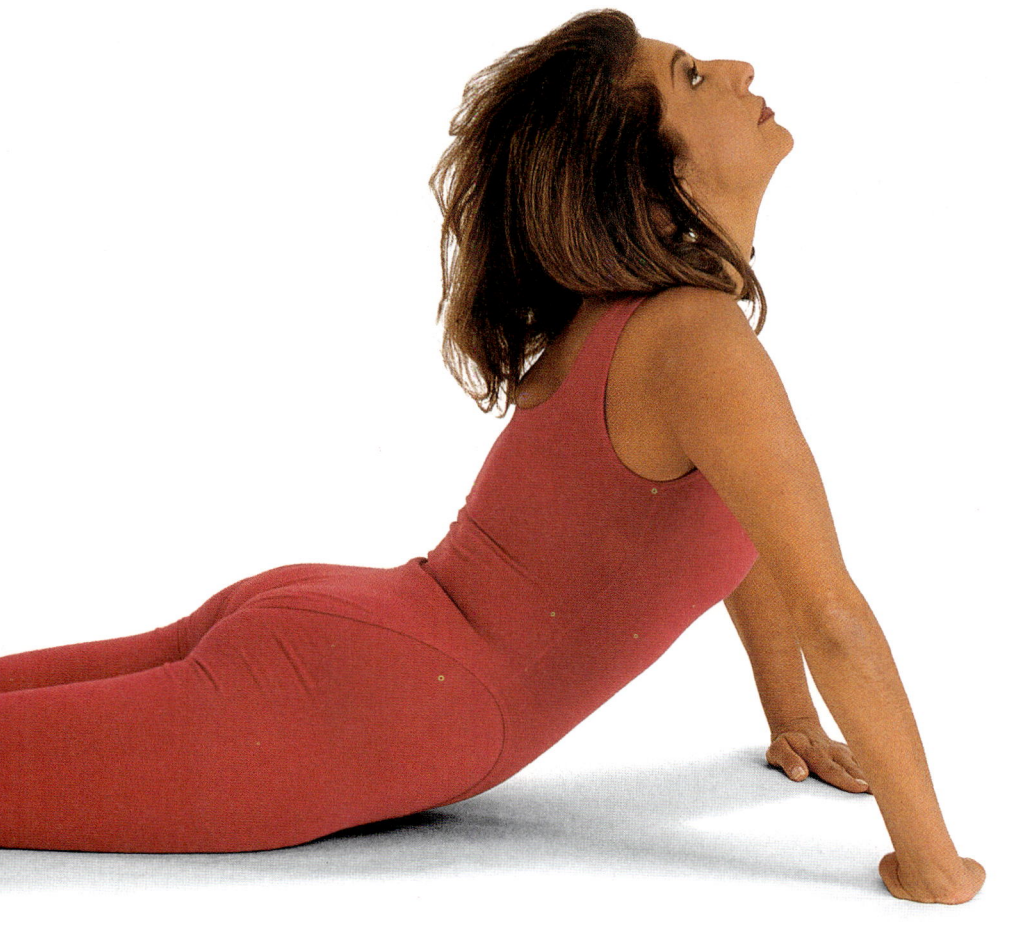

Lebensweise

Maßhalten ist der Schlüssel zu einer gesunden, ausgewogenen Lebensweise. Wenn Geist und Körper im Einklang sind, besteht kein Verlangen nach Exzessen. Dabei geht es nicht um Abstinenz, sondern darum, daß Sie Ihre Bedürfnisse und Angewohnheiten kontrollieren. Sie müssen nicht über Nacht zum Vegetarier werden und auf Zigaretten oder Alkohol verzichten. Wenn Sie regelmäßig üben, werden Sie feststellen, daß Sie mit der Zeit ganz von selbst weniger essen, rauchen und trinken. Sie werden Ihr ideales Gewicht erreichen und sich ausgeglichener fühlen.

Ihre Einstellung zum Leben wird insgesamt positiver. Stimmungsschwankungen oder Depressionen verschwinden. Weil sich Ihre Konzentrationsfähigkeit verbessert, werden Sie zusehends besser organisieren und mehrere Aufgaben gleichzeitig und gleich gut lösen können.

Die Philosophie des Yoga hilft nachgewiesenermaßen, daß Probleme und Sorgen überwunden werden. Yoga ist unabhängig von Religion oder Glauben und kann von jedem ausgeübt werden, der dafür aufgeschlossen ist und bereit ist, sein Leben zu disziplinieren. Mit nur geringer Mühe können beeindruckende Ergebnisse wie Weisheit, Stärke und innerer Frieden erzielt werden. Mit steigendem Körperbewußtsein werden Sie lernen, auf Ihr »höheres Ich« zu hören. Hatha-Yoga ist der erste Schritt in Richtung einer spirituellen Erleuchtung. Bevor Sie jedoch Ihren Geist kontrollieren und die Meditationstechniken erlernen können, müssen Sie erst einmal Ihren Körper beherrschen.

Manche Anhänger von unseren Yoga-Übungen möchten sich auch spirituell weiterentwickeln, andere nicht. Einige Menschen konzentrieren sich nur darauf, Körper und Geist zu harmonisieren, andere möchten darüber hinausgehen. Jeder Mensch reagiert anders und sollte seinen eigenen Neigungen folgen.

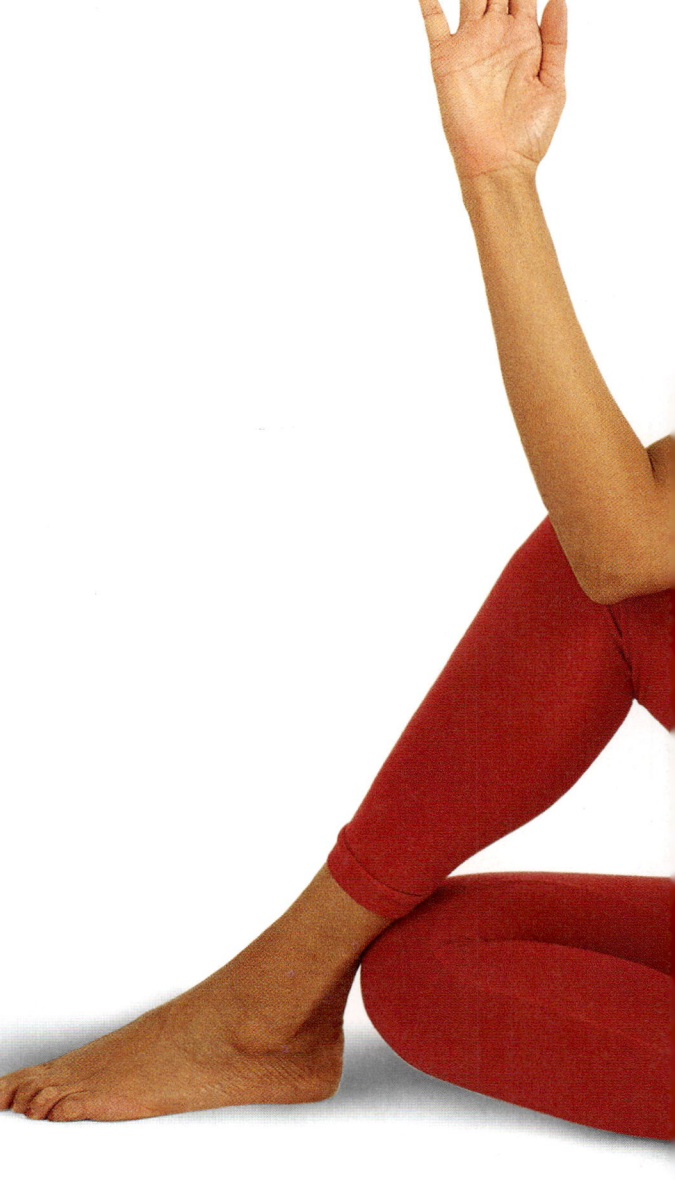

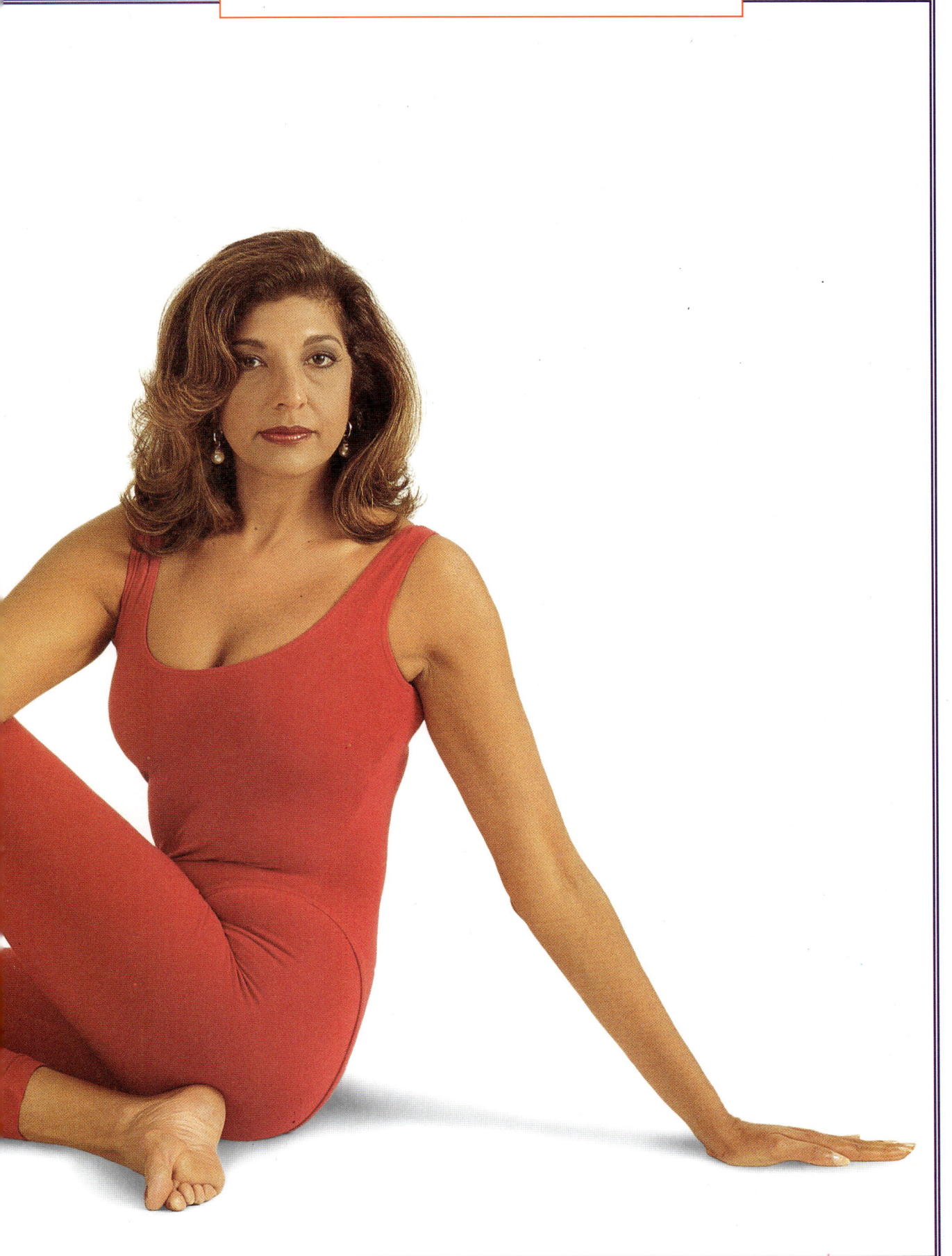

Körperhaltung

Viele Menschen sind sich nicht bewußt, wie wichtig es ist, richtig zu stehen und zu sitzen. Eine schlechte Körperhaltung ist die Hauptursache für chronische Rückenschmerzen und trägt wesentlich zu schmerzhaften Rückenleiden wie Bandscheibenvorfällen und Ischias bei. Menschen mit schlechter Körperhaltung fehlt es an Energie und Vitalität. Ihr Brustkorb ist eingefallen, und sie atmen nicht richtig, da nur ein kleiner Teil ihrer Lungen ausgenutzt wird.

Durch Yoganastik wird die Wirbelsäule gestreckt und die untere Rückenmuskulatur gestärkt. Auch wenn Sie meinen, daß Sie richtig stehen oder sitzen, verstehen Sie vielleicht die Ausrichtung Ihres eigenen Körpers nicht. Schwangerschaft, Gewichtsverlust oder -zunahme können Sie aus dem Lot bringen.

Egal ob Sie stehen, knien oder sitzen, stellen Sie sich immer folgendes vor: Ein Faden, der an Ihrem Kopf befestigt ist, zieht Sie nach oben. Senken Sie die Schultern und heben Sie leicht den Brustkorb. Wenn Sie eine korrekte Körperhaltung eingenommen haben, werden Sie sich »zentriert« fühlen. Das läßt sich mit dem Aufschichten von Bauklötzchen vergleichen. Wenn sie nicht ordentlich aufeinanderliegen, fällt der Turm um. Die Übungen in diesem Buch beziehen sich häufig auf die erste oder zweite Position. In der ersten Position stehen Ihre Füße nebeneinander und berühren sich. Spreizen Sie leicht die Zehen und pressen Sie Ihre Fersen auf den Boden. In der zweiten Position sind Ihre Füße etwa 30 Zentimeter auseinander. Sie sollten sich in einer Linie mit Ihrer Hüfte befinden, die Zehen zeigen nach vorn.

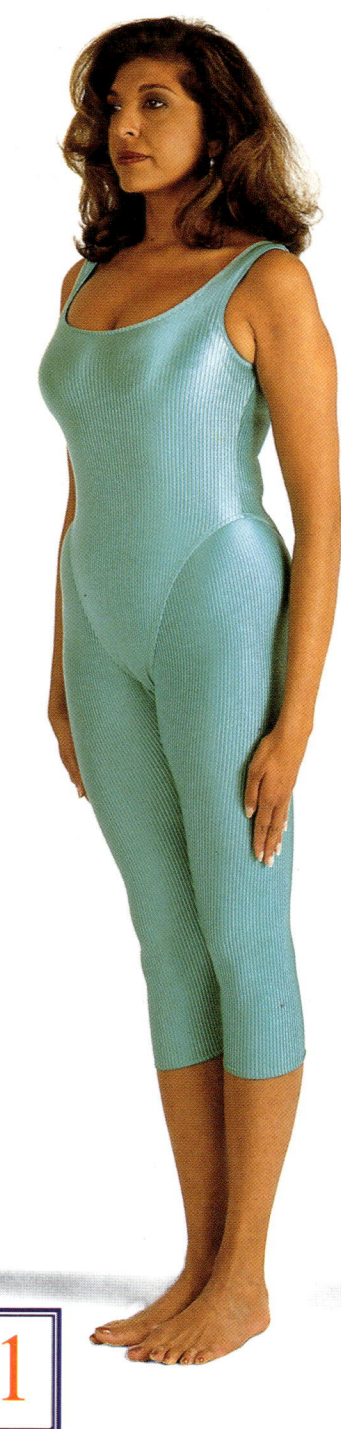

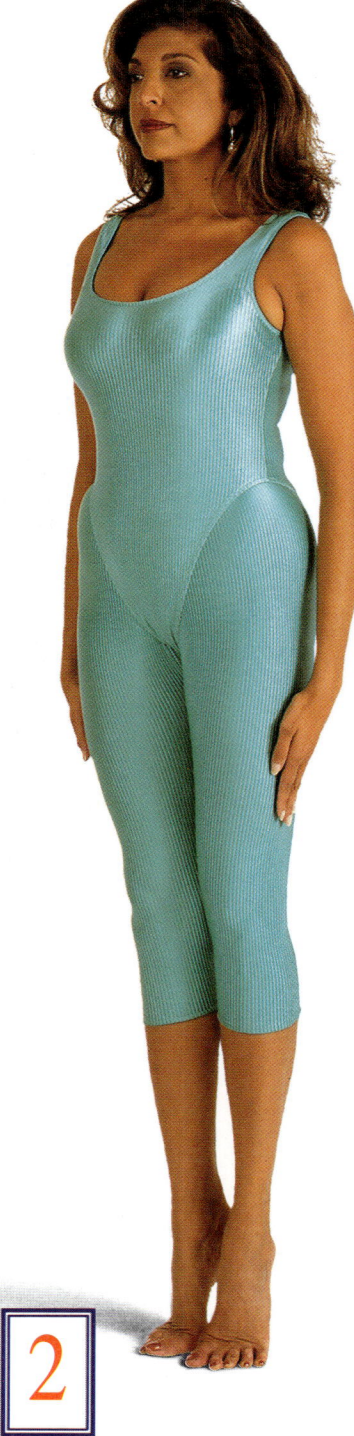

1

Stehen Sie kerzengerade, die Füße nebeneinander. Halten Sie die Schultern gesenkt, und spannen Sie Bauch und Gesäß an.

2

Heben Sie die Fersen an, und balancieren Sie auf den Zehenspitzen. Wenn Sie nicht schwanken, stehen Sie korrekt.

Überprüfen Sie mit den Übungen 1 und 2, ob Sie eine optimale Körper-
haltung im Stehen erreichen. (Achten Sie bei Schritt 1 darauf, daß Sie Ihr
Gewicht gleichmäßig verteilen.) Die Schritte 3 und 4 zeigen die richtige
Körperhaltung im Knien und Sitzen.

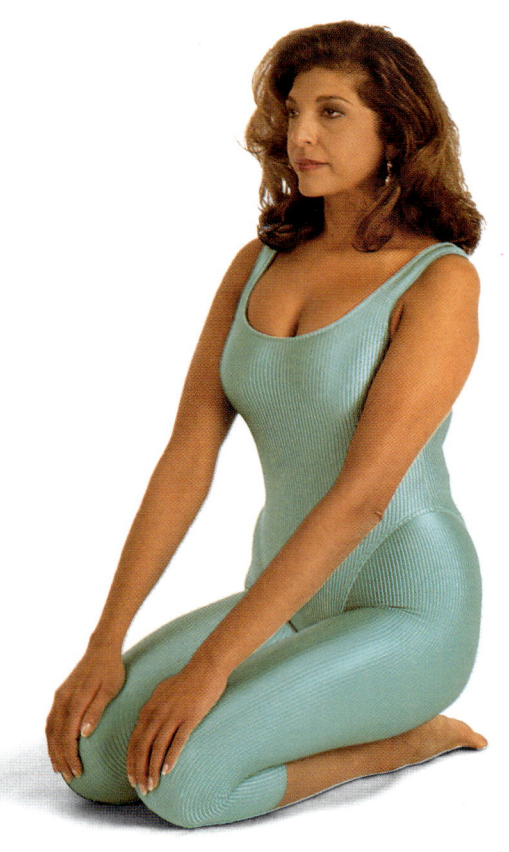

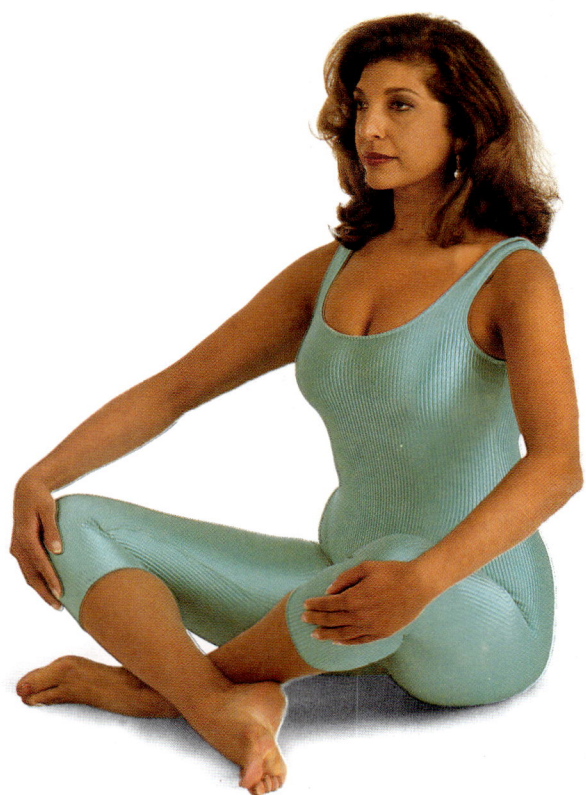

3

4

*Setzen Sie sich auf die Fersen, und legen Sie die
Hände auf die Knie. Richten Sie die Wirbelsäule
auf, Ihre Ellbogen strecken sich dabei.*

*Strecken Sie im Schneidersitz die Wirbelsäule so hoch
es geht. Dadurch wird Ihr Gleichgewicht zentriert, und
Sie erreichen eine positive innere Einstellung.*

Atmung

Eine richtige Atmungstechnik ist ein wesentlicher Bestandteil unserer Übungen. Alle Bewegungen, die Sie ausführen, erfordern ein richtiges Atmen, wenn sie Ihnen nützen sollen. Richtig zu atmen bedeutet, vom Zwerchfell aus durch die Nase zu atmen, es sei denn, Sie erhalten andere Anweisungen (z.B. beim »Nervenberuhiger« auf Seite 122, bei dem durch den Mund ausgeatmet wird). Bei der Zwerchfellatmung erhöht sich die Lungenkapazität, und es gelangt mehr Sauerstoff in den Blutkreislauf. Das belebt die Zellen und erhöht die Lebensenergie. Der Körper wird stark und gesund.

Richtiges Atmen sollte fließend und gleichmäßig geschehen, wie die Wellen im Meer, die sich im natürlichen Rhythmus bewegen. Nehmen Sie sich Zeit, um ein- und auszuatmen. Beim Einatmen bewegt sich der Bauch nach außen, beim Ausatmen wird er eingezogen. Nach längerem Üben wird Ihre Atmung an Tiefe und Dauer zunehmen und sehr ruhig werden.

Bei unseren Yoga-Übungen wenden Sie Atmungstechniken an, die im Sanskrit als Pranayama bezeichnet werden. Sie harmonisieren alle Energieströme und sammeln den Geist. Im Körper befinden sich sieben Energiezentren, Chakren genannt.

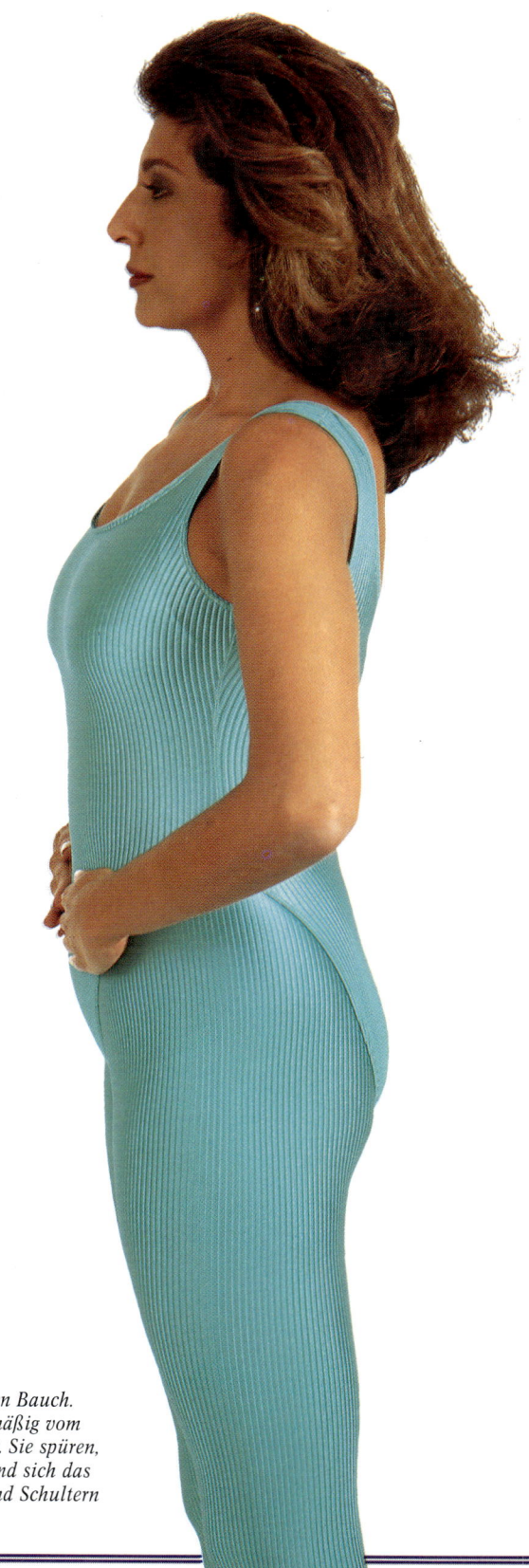

1

*Legen Sie beide Hände auf Ihren Bauch.
Atmen Sie langsam und gleichmäßig vom
Zwerchfell aus durch die Nase ein. Sie spüren,
wie sich Ihr Bauch weitet, während sich das
Zwerchfell ausdehnt. Brustkorb und Schultern
dabei nicht bewegen.*

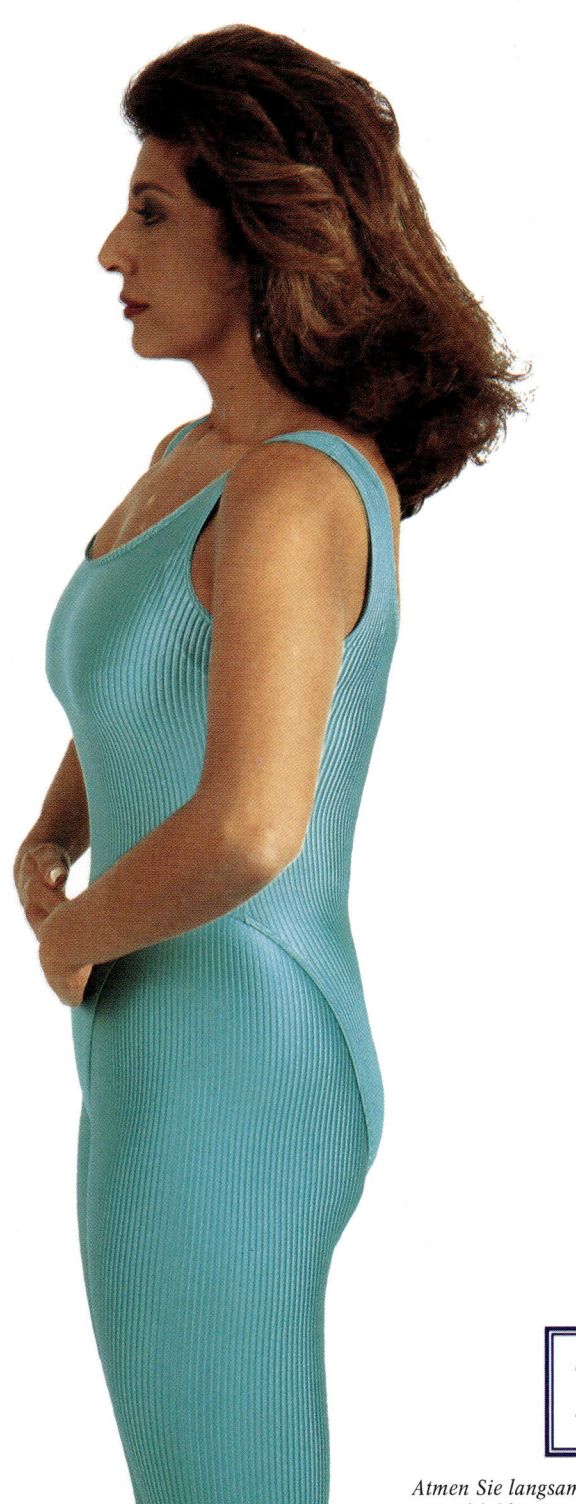

Pranayama-Techniken lösen Verkrampfungen und lassen die Energieströme ungehindert von der Wirbelsäule zum Kopf fließen, um sich dort mit der universellen Energie zu verbinden. Wer Prana, die Lebensenergie, beherrscht, bringt auch den Körper unter die Kontrolle des Geistes, und alle Ungleichgewichte werden beseitigt. Durch einen starken und gesunden Körper kann die Energie ungehindert fließen.

Das abwechselnde Atmen durch das rechte und linke Nasenloch (siehe Seite 105) verdeutlicht den Unterschied zwischen dem männlichen und weiblichen Energieprinzip. Das rechte Nasenloch ist stärker, feuriger und intensiver, also männlich. Das linke ist weicher, kühler und sanfter, also weiblich. Diese Technik vereint die männlichen und die weiblichen Energien und bringt Körper und Geist ins Gleichgewicht.

Bewußte tiefe Atmung wirkt wie ein natürliches Beruhigungsmittel und besänftigt das Nervensystem. Je tiefer Sie atmen, desto stärker ist die Wirkung und desto besser wird der Streß abgebaut. Pranayama lehrt nicht nur Willensstärke und Selbstbeherrschung, sondern fördert auch die Konzentrationsfähigkeit.

2

Atmen Sie langsam und gleichmäßig aus, und fühlen Sie dabei, wie Ihr Bauch schrumpft, während sich das Zwerchfell zusammenzieht. Brustkorb und Schultern nicht bewegen (wie in Schritt 1).

Aufwärmen

Viele Verletzungen der Gliedmaßen, Sehnen und Muskeln werden dadurch verursacht, daß der Körper vor den Übungen nicht richtig aufgewärmt und gelockert worden ist. Durch Aufwärmungsübungen werden die verschiedenen Körperabschnitte langsam gedehnt und gezielt auf die folgenden Übungen vorbereitet. Wenn Sie Ihre Übungen gleich morgens machen, sollten Sie mit dem vollständigen Aufwärmungsprogramm im Abschnitt »Auf in den Tag« beginnen (siehe Seite 26).

Bei der Durchführung der Übungsfolge versuchen Sie, Ihre Bauch- und Gesäßmuskeln anzuspannen und Ihr Gewicht zwischen Zehen und Fersen auszubalancieren. Achten Sie besonders auf die Anweisungen zum richtigen Ein- und Ausatmen, um einen stetigen Energiefluß durch den Körper zu ermöglichen.

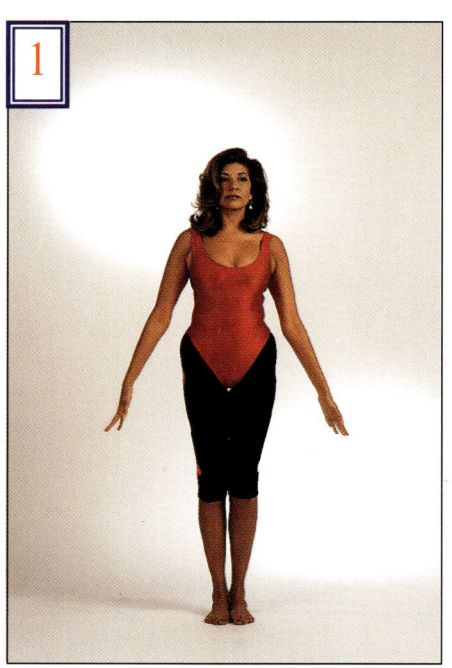

Atmen Sie normal, stehen Sie ganz gerade, die Füße nebeneinander in der 1. Position, die Arme seitwärts leicht angehoben.

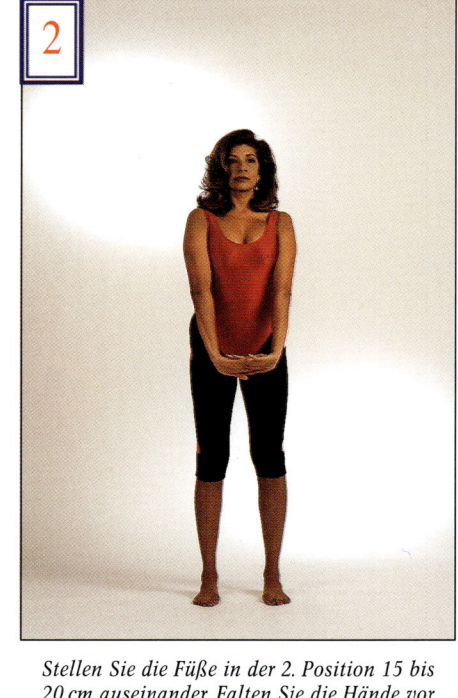

Stellen Sie die Füße in der 2. Position 15 bis 20 cm auseinander. Falten Sie die Hände vor dem Körper. Einatmen und Arme heben.

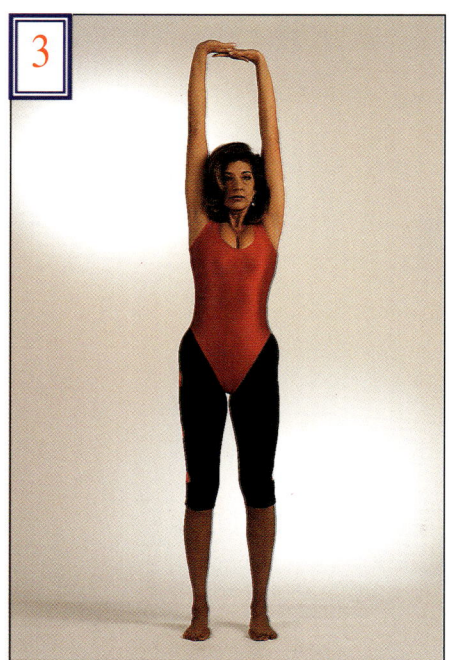

Weiter einatmend die Arme so weit es geht hochrecken. Die Gesäßmuskeln dabei anspannen und das Steißbein einziehen.

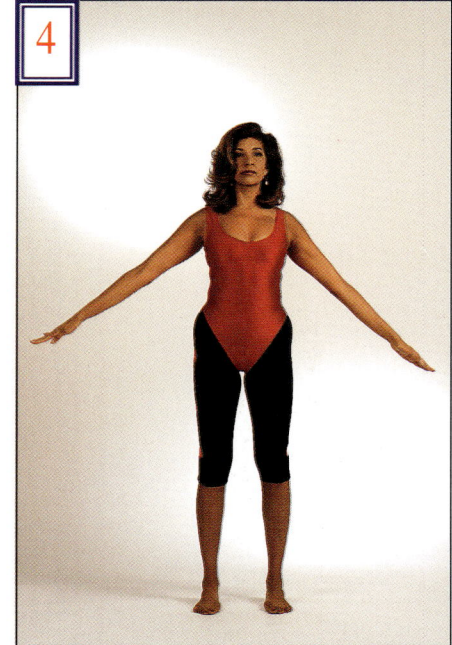

Atmen Sie aus. Senken Sie die Arme seitwärts. Heben Sie die Kniescheiben durch Anspannung der Muskeln über den Knien an.

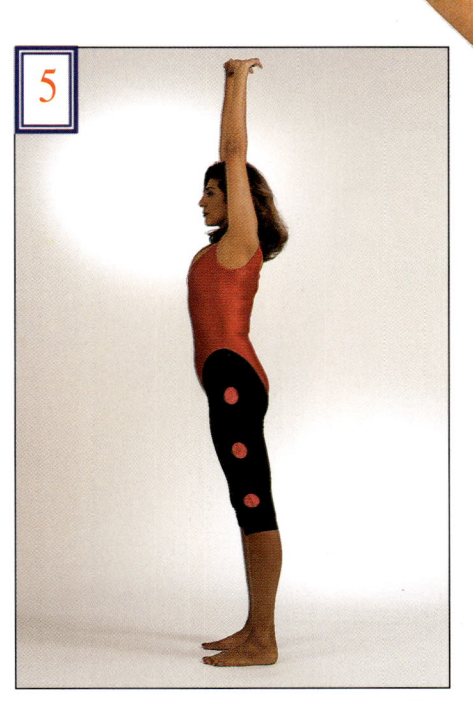

5

Atmen Sie ein. Falten Sie die Hände wieder, und heben Sie die Arme hoch über den Kopf (siehe Schritt 3).

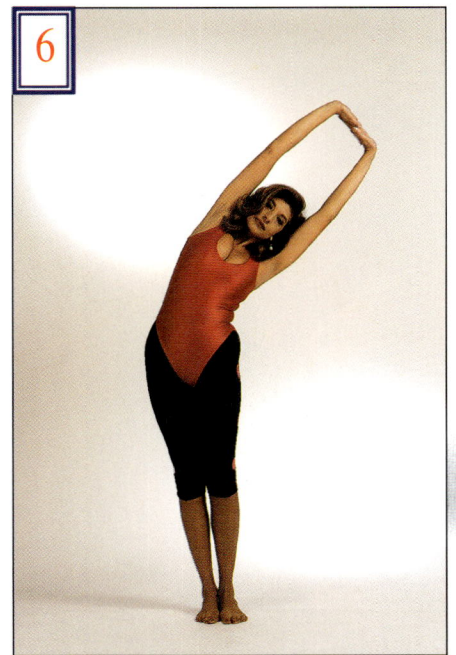

6

Die Füße schließen. Ausatmen und nach links dehnen. Die Hüften geradehalten, um die Dehnung zu verstärken. Die Position 10 Sekunden halten.

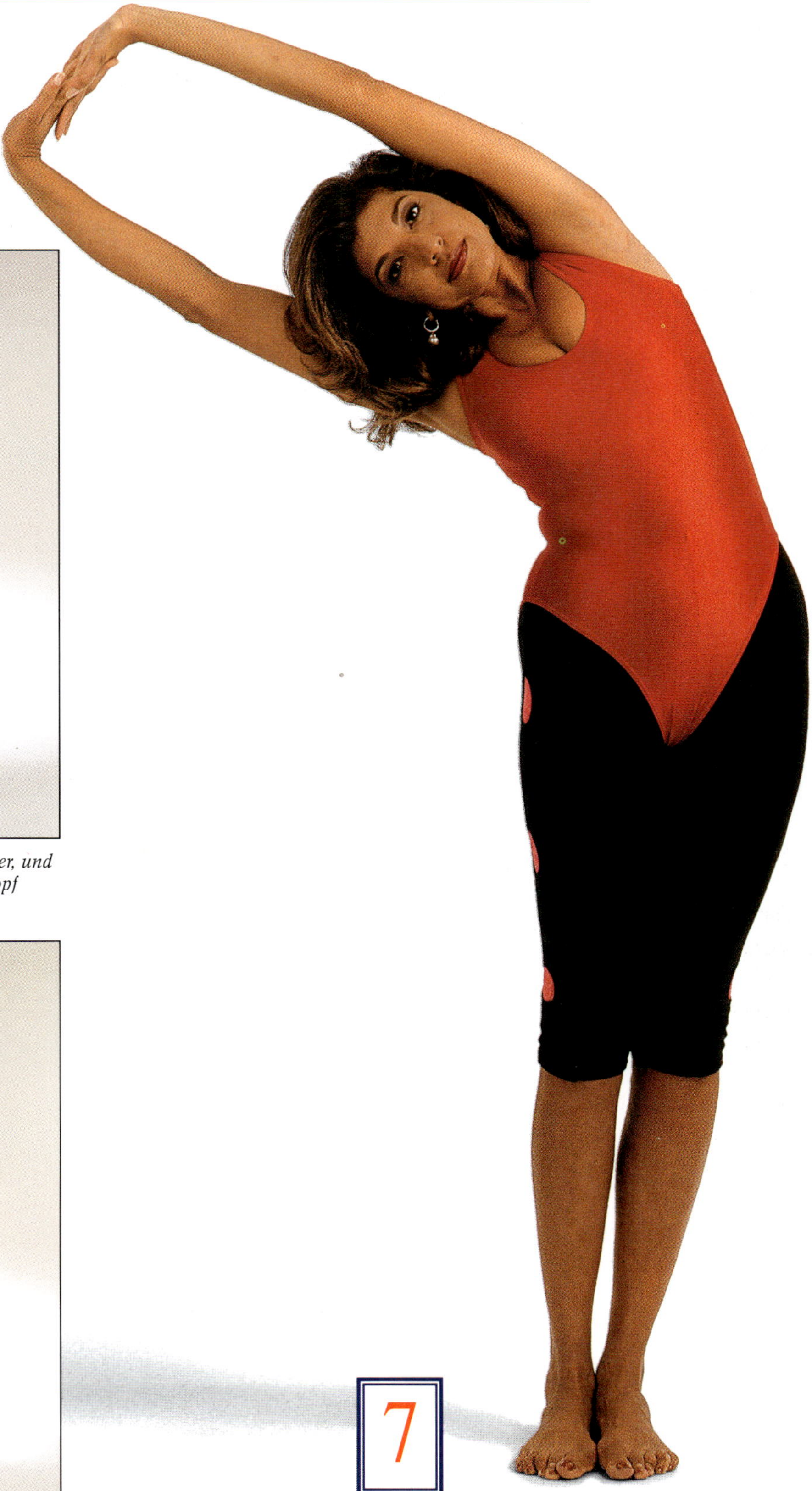

7

Atmen Sie ein. Bewegen Sie sich zurück zur Mitte (1. Position). Ausatmen und nach rechts dehnen. Zehn Sekunden halten und normal atmen.

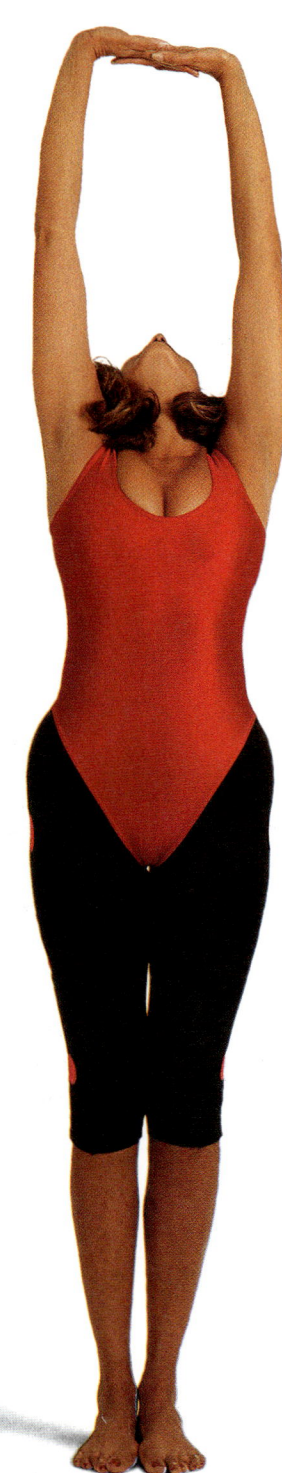

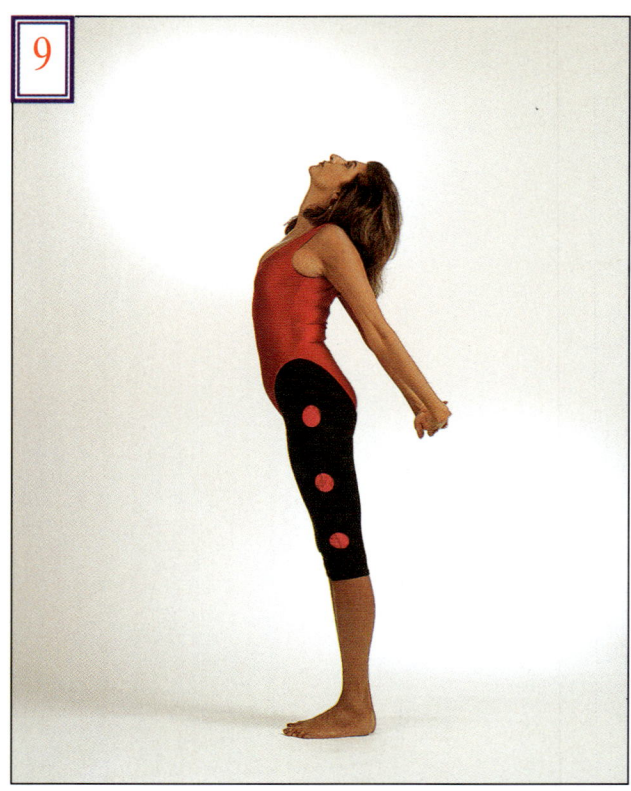

Atmen Sie aus, führen Sie die Arme seitwärts, dann hinter den Rücken. Die Hände verschränken. Einatmen. Das löst Verspannungen im Rücken.

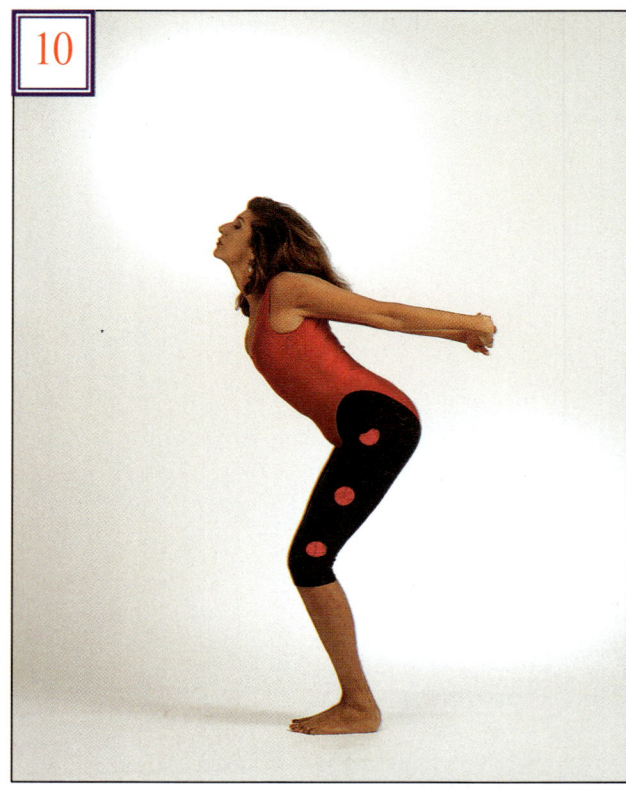

Beim Ausatmen die Knie beugen. Strecken Sie sich dabei langsam nach vorn, wobei das Kinn den Weg weist.

Atmen Sie ein, und recken Sie sich wieder hoch, die Handflächen weisen nach oben. Sehen Sie zu den Händen hoch, und entspannen Sie Nacken- und Schultermuskeln.

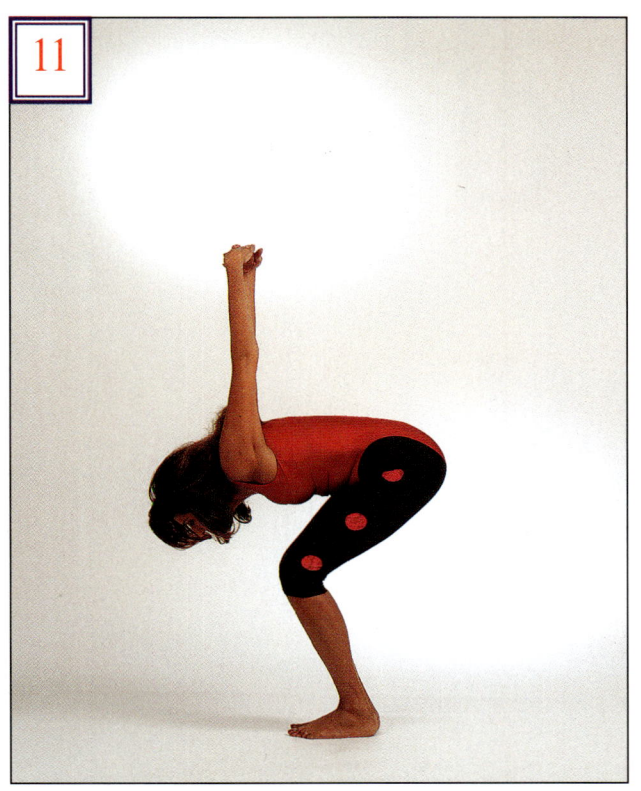

Strecken Sie die Arme nach oben, und halten Sie den Rücken gerade.

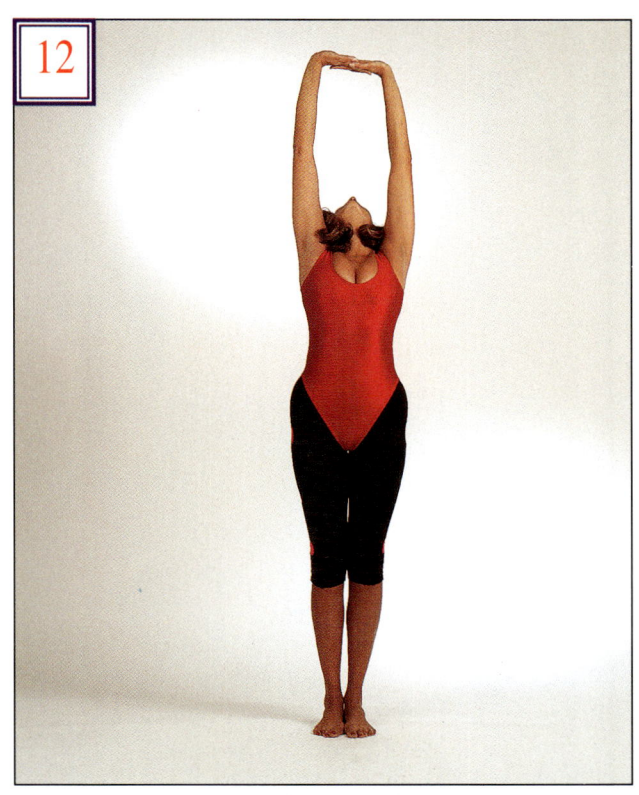

Atmen Sie normal. Strecken Sie die Beine, lösen Sie die Hände, und stehen Sie aufrecht. Einatmen und die Arme emporrecken wie in Schritt 8.

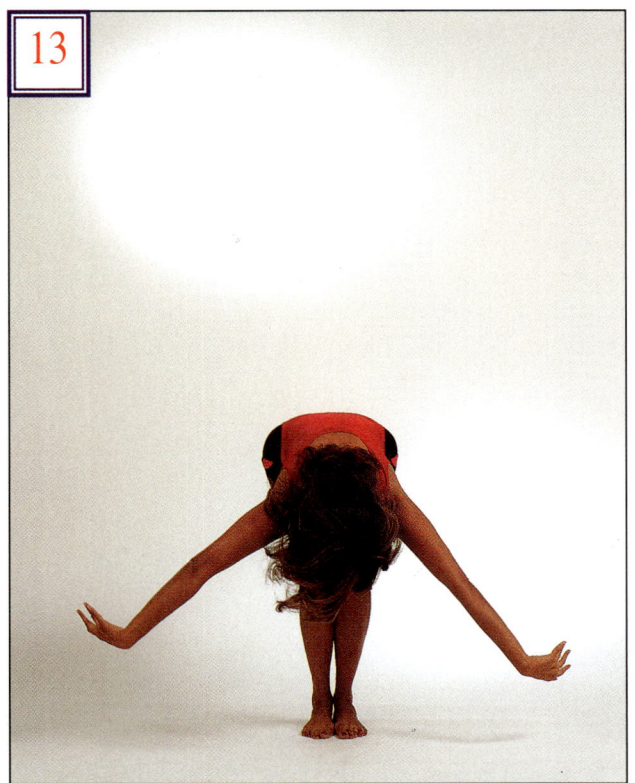

Atmen Sie aus und beugen Sie die Knie. Lösen Sie die Hände und führen Sie den Körper entspannt nach vorn.

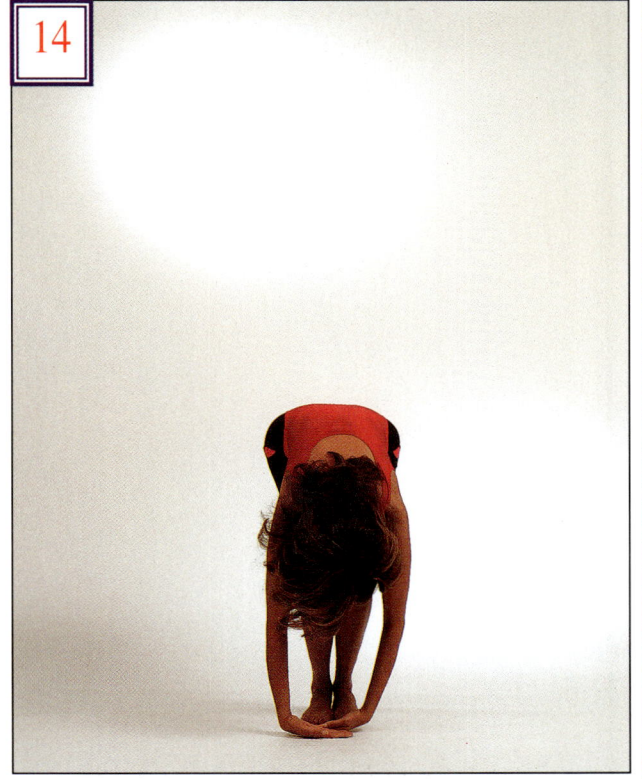

Atmen Sie normal, und führen Sie die Hände zum Boden. Richten Sie sich langsam in die Ausgangsstellung auf.

Auf in den Tag

Nach einer langen Nachtruhe ist es wichtig, den Körper langsam, ohne ruckartige Bewegungen, aufzuwecken. Die Muskeln haben sich während der Nacht vielleicht versteift und sind in diesem Zustand besonders verletzungsgefährdet. Bei den Morgenübungen sollten immer zuerst die Verspannungen langsam und mit sanften Dehnungen gelöst werden, in Verbindung mit richtiger Atmung.

In diesem Abschnitt werden eine Reihe von Aufwärmungsübungen dargestellt, die die Muskeln im Bereich des Kopfes, des Nackens und der Schultern lockern sollen. Das vollständige Aufwärmungsprogramm soll vor allem die Muskeln in den zentralen Körperpartien entspannen und den Muskeltonus verbessern. Die leichten Dehnungsübungen, die nach der vollständigen Aufwärmung durchgeführt werden, lösen Verkrampfungen in allen Muskelgruppen und bereiten sie auf die belebenden Bewegungen des »Grußes an die Sonne« vor, die letzte Übung in diesem Abschnitt.

Da das Energieniveau morgens niedrig ist, wurde dieses Übungsprogramm so konzipiert, daß es auch die Durchblutung anregt, den ganzen Körper aufweckt und revitalisiert. Nach »Auf in den Tag« sollten Sie am besten Übungen aus dem »Energiespender« oder dem klassischen Yoga durchführen.

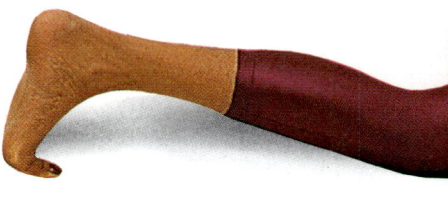

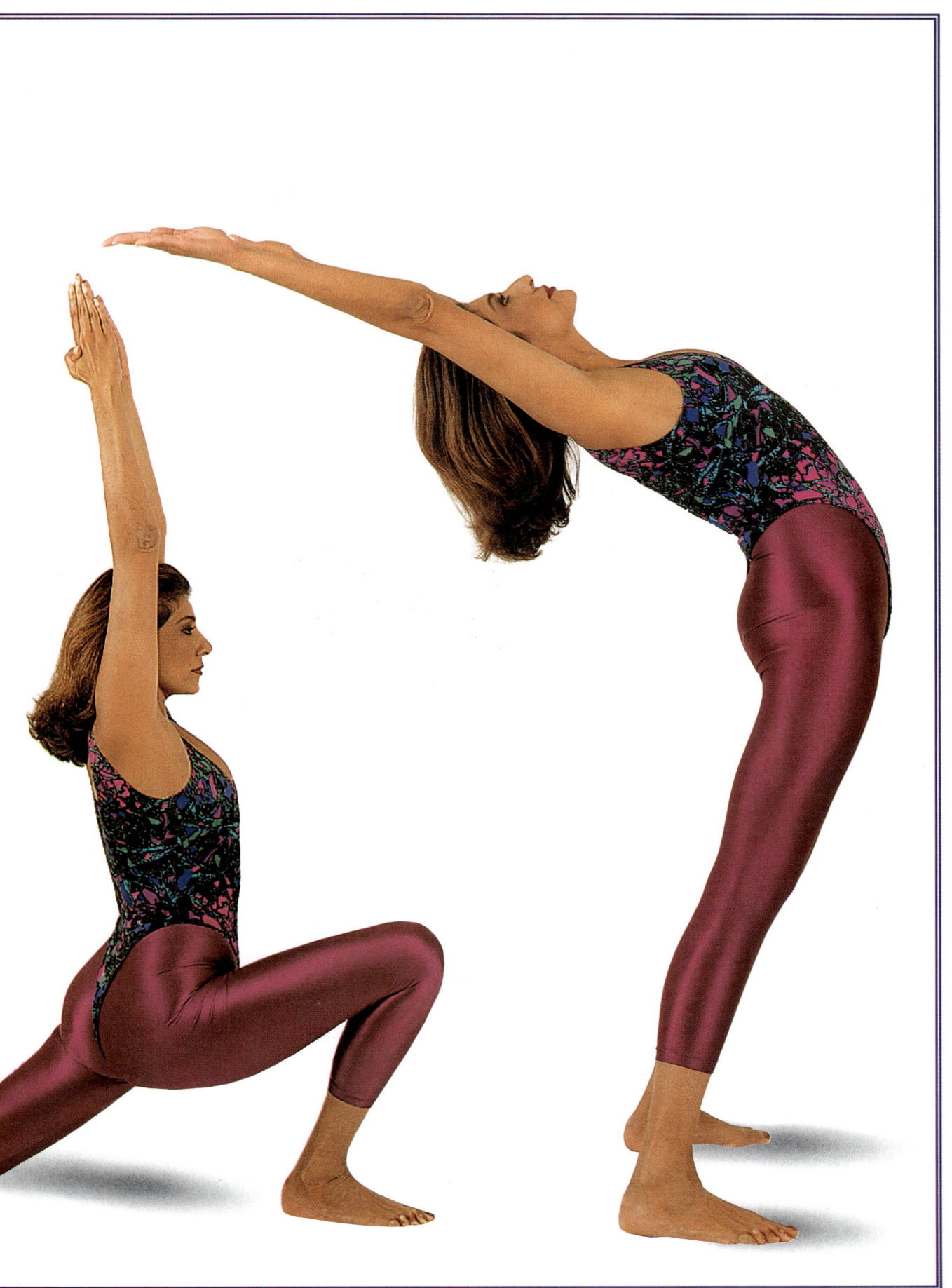

Kopfkreisen

Diese Übung lindert Verspannungen im Nacken- und Schulterbereich. Der Kopf wird dabei langsam kreisförmig bewegt. Wenn die Wirbelsäule nicht vollkommen gerade ist, verspüren Sie eine Blockade im Nacken, in den Schultern oder im Rücken. In diesem Falle sollten Sie Ihre Position halten, tief atmen und versuchen, den Körper auszubalancieren.

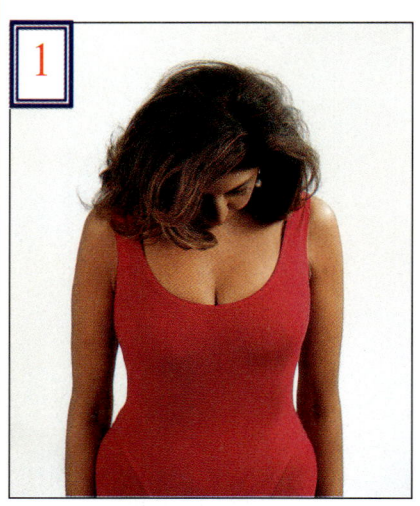

1

Halten Sie die Wirbelsäule gerade, beugen Sie den Kopf nach vorn, und legen Sie das Kinn auf die Brust. Atmen Sie normal.

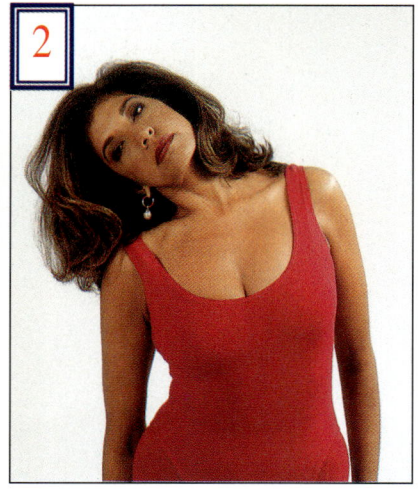

2

Bewegen Sie den Kopf leicht nach oben, und drehen Sie ihn nach rechts. Halten Sie Ihr Ohr so nah wie möglich an die Schulter.

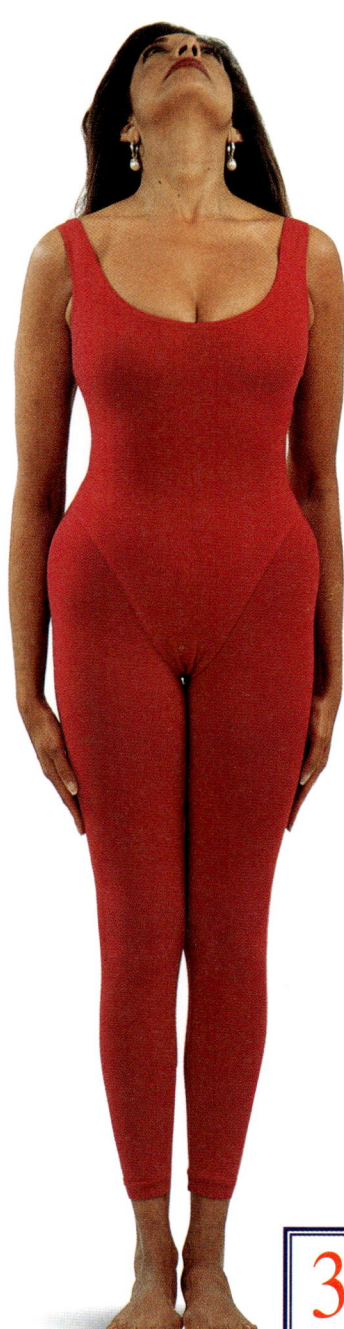

3

Drehen Sie den Kopf weiter nach hinten. Entspannen Sie Nacken-, Hals- und Gesichtsmuskeln, vor allem im Augenbereich.

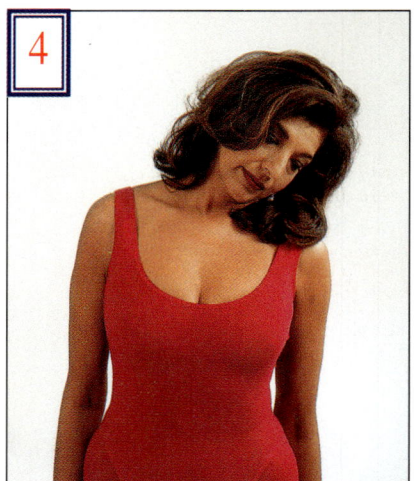

4

Atmen Sie aus. Drehen Sie den Kopf langsam nach links. Halten Sie die Schultern gesenkt, um den Bewegungsfluß nicht zu behindern.

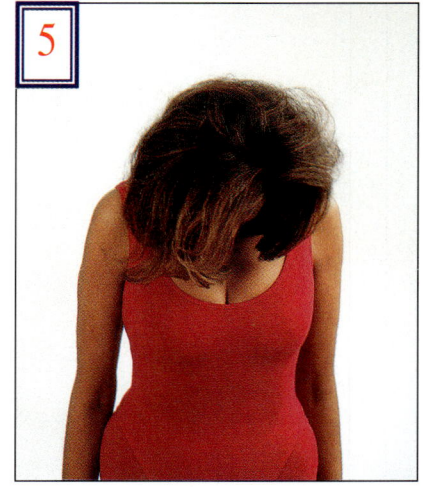

5

Führen Sie abschließend den Kopf an die Brust. Wiederholen Sie die Übung in die andere Richtung.

Kopf und Schultern

Nachdem Sie die Verspannungen im Nacken durch Kopfkreisen gelöst haben, trainieren wir jetzt die Schultern und lösen die Verhärtungen entlang der Wirbelsäule. Die Kopf- und Schulterübungen können im Stehen oder im Knien durchgeführt werden.

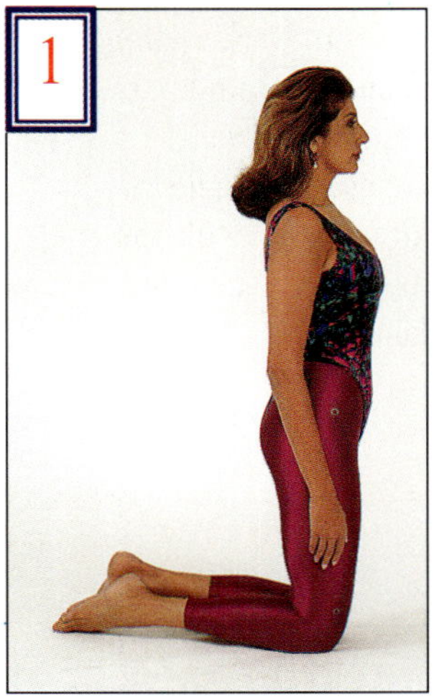

1

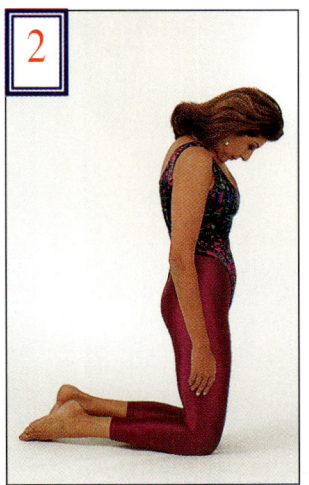

Auf dem Boden kniend nach vorn blicken. Normal ein- und ausatmen.

2

Senken Sie den Kopf auf die Brust. Die Wirbelsäule gerade-halten. Einatmen.

3

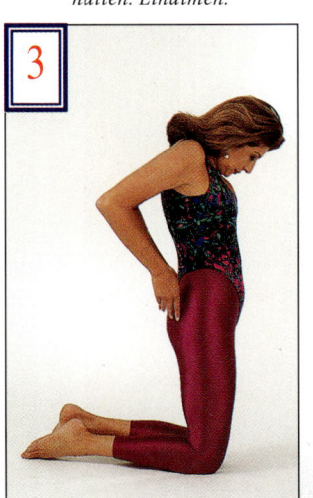

Stützen Sie die Hände auf dem Gesäß ab, und heben Sie die Ellbogen.

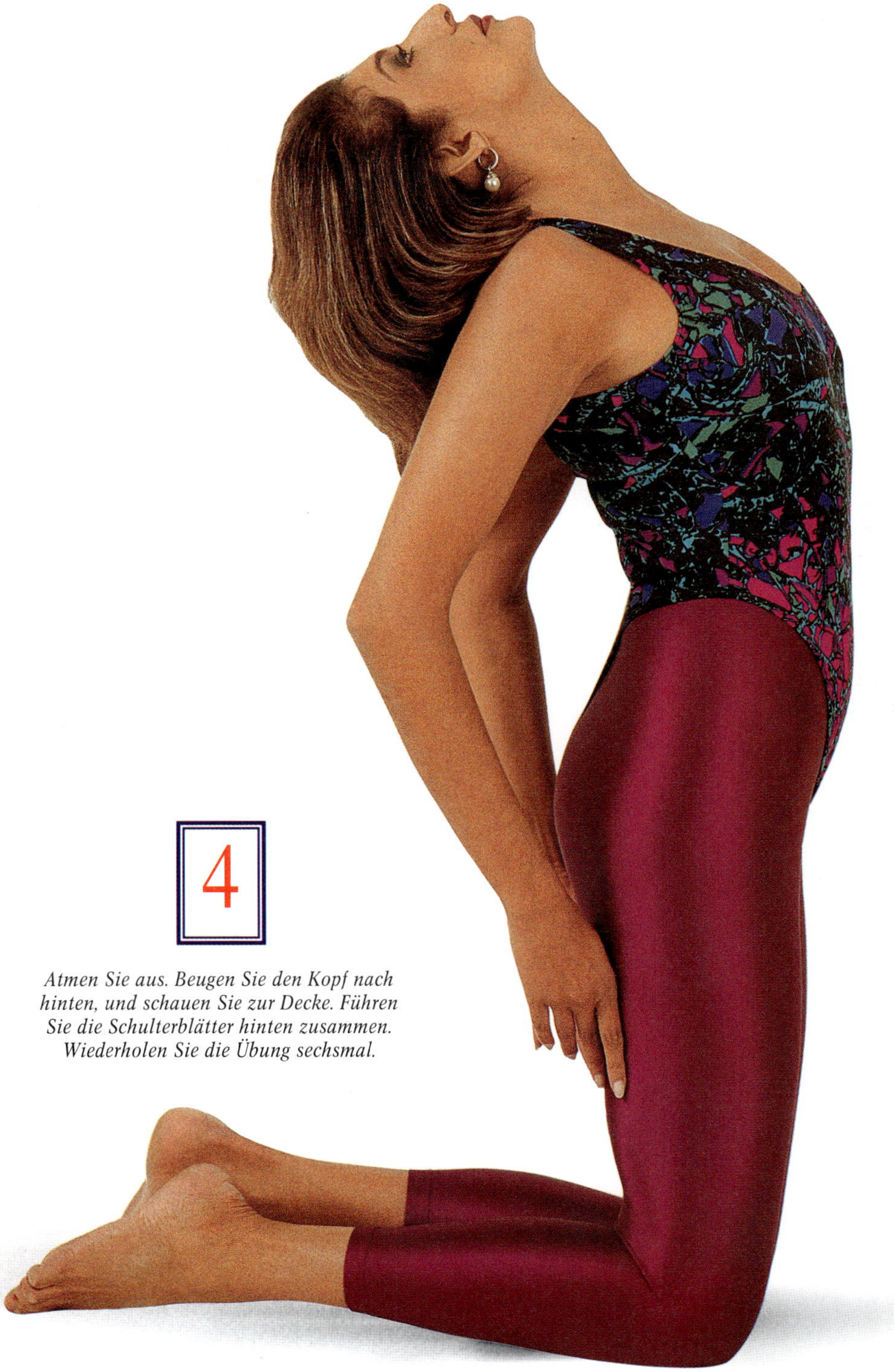

4

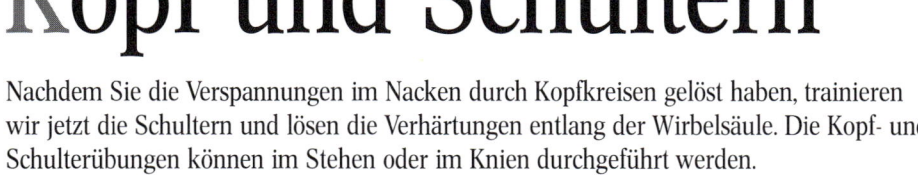

Atmen Sie aus. Beugen Sie den Kopf nach hinten, und schauen Sie zur Decke. Führen Sie die Schulterblätter hinten zusammen. Wiederholen Sie die Übung sechsmal.

Vollständiges Aufwärmen

Eine sitzende Lebensweise und schlechte Eßgewohnheiten machen viele Menschen träge. Aufputschmittel wie Alkohol, Koffein und Zigaretten belasten unser Organsystem. Der Körper braucht Hilfe, um sich von diesen Giftstoffen zu befreien. Das vollständige Aufwärmungsprogramm soll Ihre Lebensgeister wecken und Ihren Körper entgiften.

In zehn Schritten wird der Körper langsam aufgeweckt. Wir beginnen mit sanften Bewegungen zur Mobilisierung und Lockerung der Nacken- und Schultermuskeln. Diese Übungsfolge stärkt die Muskeln in den zentralen Körperabschnitten, vor allem im Bauchbereich, und sie gibt Ihnen Energie und Lebensfrische. Die Wirbelsäule wird beweglicher, und die Durchblutung des Gehirns verbessert sich. Taille, Hüften, Bauch, Gesäß und Oberschenkel werden gestrafft.

Die Dehnungen lockern die Verkrampfungen in den verschiedenen Muskelgruppen und bereiten den Körper auf die nachfolgenden Übungen vor. Bei den einzelnen Schritten sollten Sie vor allem auf die Ausatmung achten. Nach der Durchführung des vollständigen Aufwärmungsprogramms werden Ihre Augen strahlen, und Sie werden Ruhe und tiefen inneren Frieden empfinden.

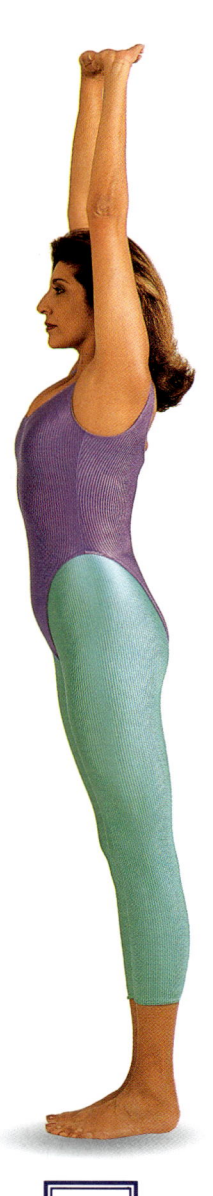

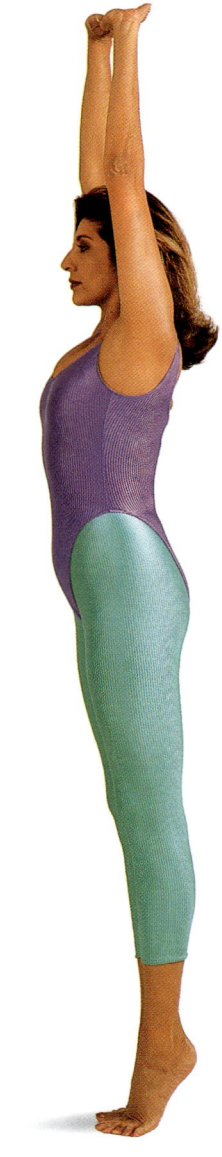

1

2

Gerade stehen, Füße nebeneinander, Steißbein einziehen. Einatmen und verschränkte Hände hoch über den Kopf heben.

Normal atmen. Fixieren Sie einen Punkt, erheben Sie sich auf die Zehenspitzen. 5 Sekunden halten, dann zurück zu Schritt 1.

AUF IN DEN TAG

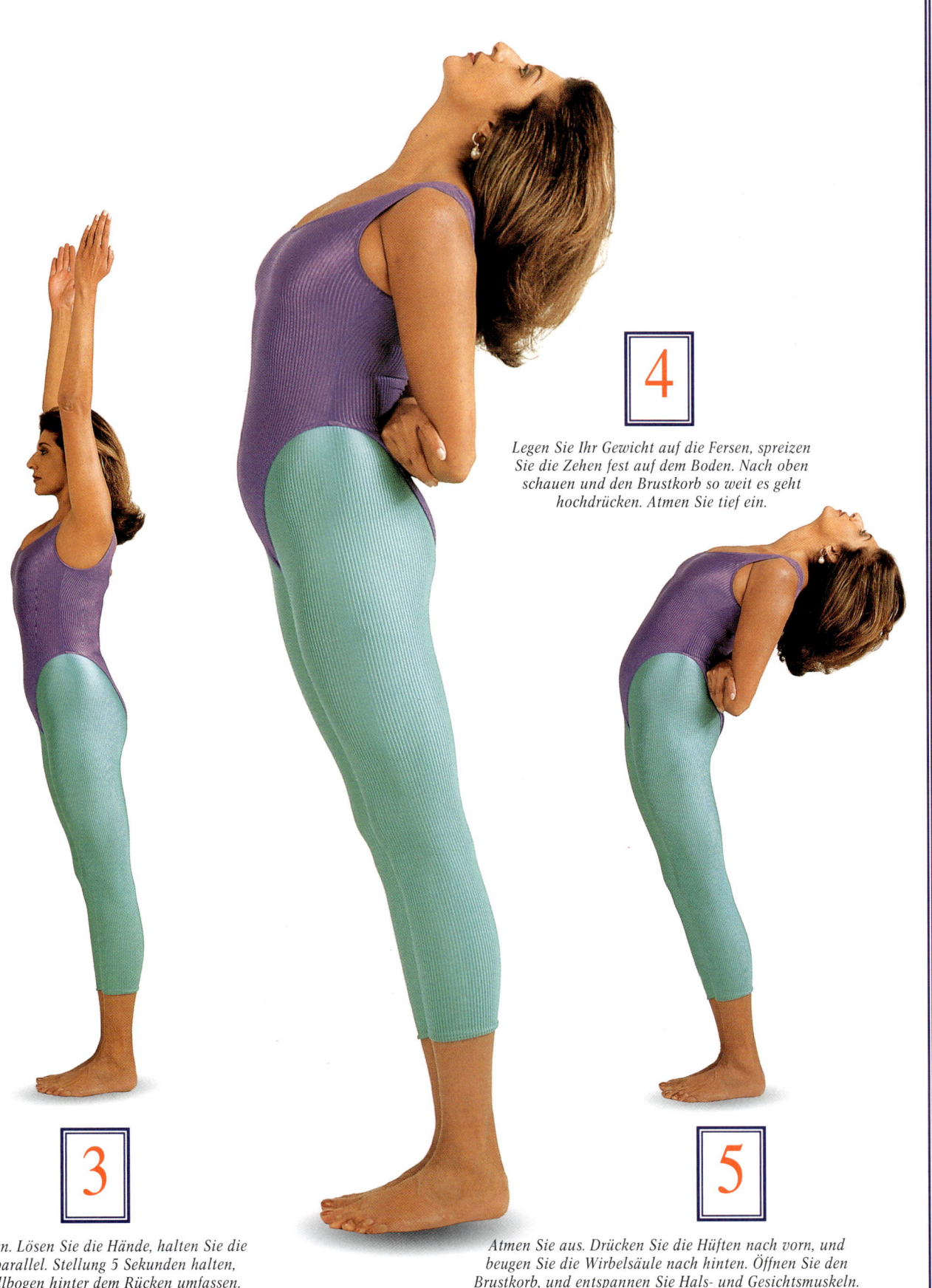

4

Legen Sie Ihr Gewicht auf die Fersen, spreizen
Sie die Zehen fest auf dem Boden. Nach oben
schauen und den Brustkorb so weit es geht
hochdrücken. Atmen Sie tief ein.

3

Ausatmen. Lösen Sie die Hände, halten Sie die
Arme parallel. Stellung 5 Sekunden halten,
dann Ellbogen hinter dem Rücken umfassen.

5

Atmen Sie aus. Drücken Sie die Hüften nach vorn, und
beugen Sie die Wirbelsäule nach hinten. Öffnen Sie den
Brustkorb, und entspannen Sie Hals- und Gesichtsmuskeln.

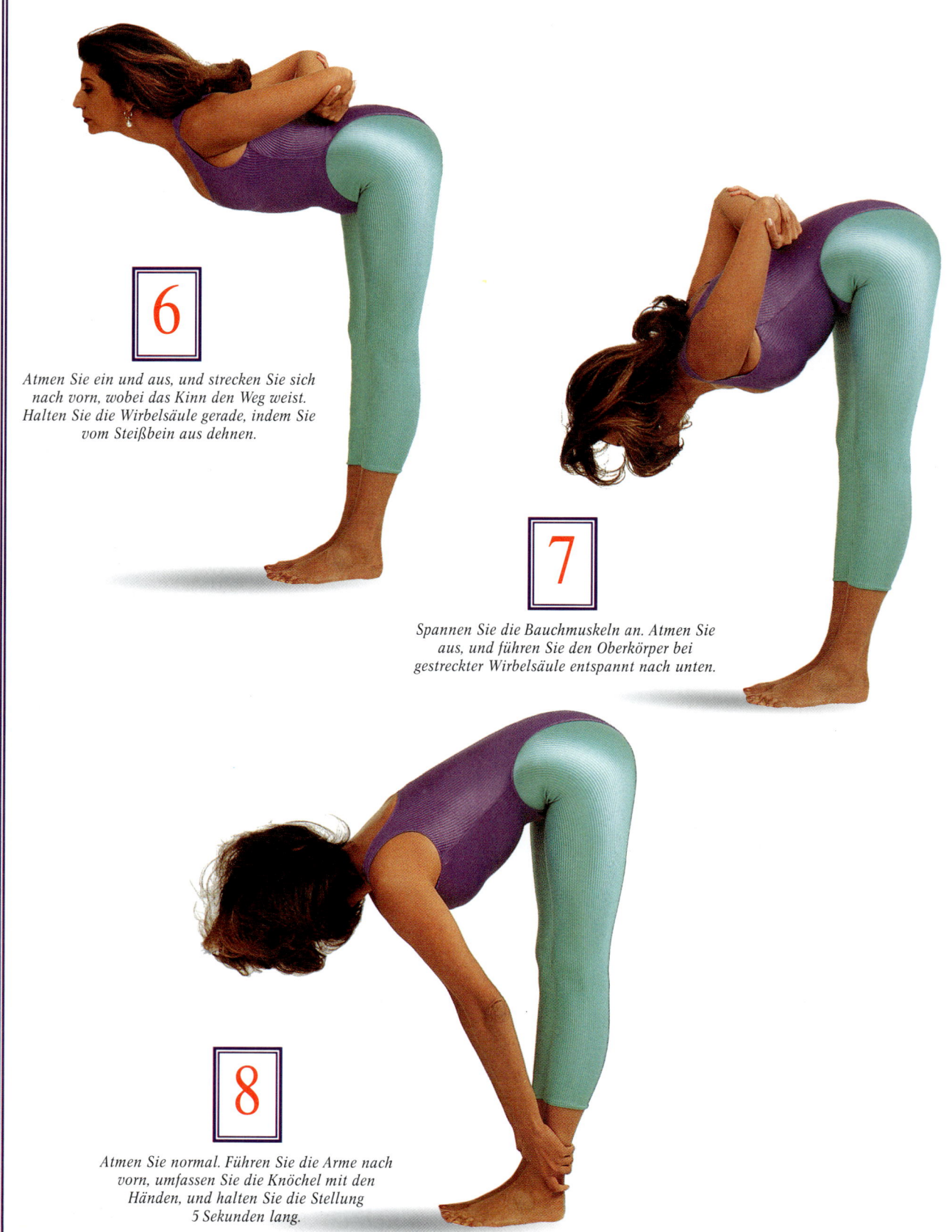

6

Atmen Sie ein und aus, und strecken Sie sich nach vorn, wobei das Kinn den Weg weist. Halten Sie die Wirbelsäule gerade, indem Sie vom Steißbein aus dehnen.

7

Spannen Sie die Bauchmuskeln an. Atmen Sie aus, und führen Sie den Oberkörper bei gestreckter Wirbelsäule entspannt nach unten.

8

Atmen Sie normal. Führen Sie die Arme nach vorn, umfassen Sie die Knöchel mit den Händen, und halten Sie die Stellung 5 Sekunden lang.

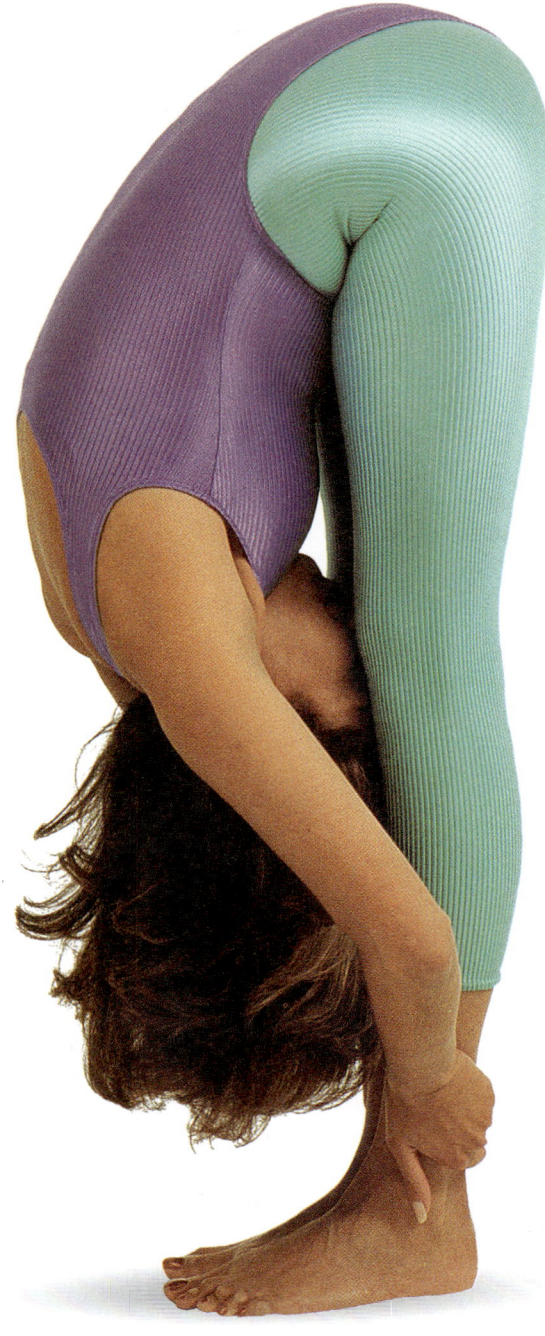

9

*Tief einatmen. Dann langsam aus-
atmend den Oberkörper nach vorn
unten beugen, die Stirn an die Knie
drücken. Versuchen Sie, den Oberkörper so nah wie möglich an die
Oberschenkel zu pressen.
Die Stellung 5-10 Sekunden
lang halten.*

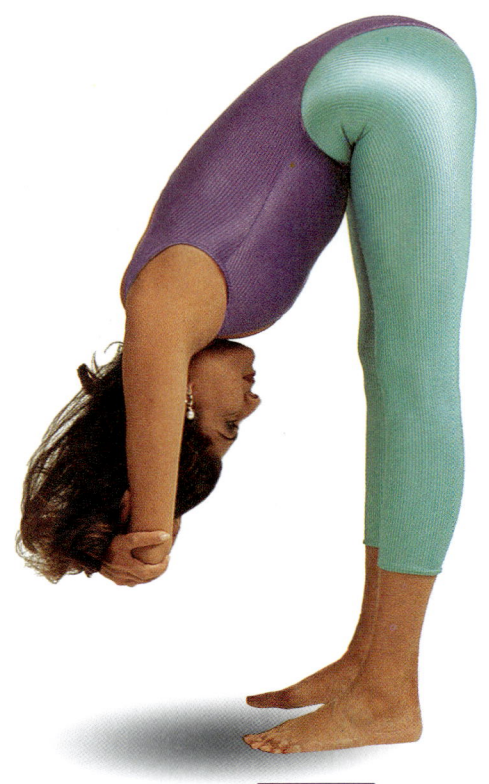

10

*Nehmen Sie die Füße hüftbreit auseinander, und
strecken Sie die Wirbelsäule vom Steißbein aus.
Umfassen Sie die Ellbogen, und dehnen Sie nach
vorn. Tief atmen und 10 Sekunden halten.*

Die stehende Katzendehnung

Bei der folgenden Übung wollen wir uns so dehnen, wie Sie es bei einer Katze oder einem Hund sicher schon beobachtet haben. Es handelt sich um eine besonders wirksame Dehnungsübung. Sie gibt Ihnen neue Energie, wenn Sie müde sind. Sie kräftigt Ihre Fersen und Knöchel und formt die Beine. Verspannungen in den Armen und Schulterblättern werden gelöst und die Bauchmuskeln gestrafft. Die Katzendehnung wirkt den Rumpfbeugungen nach hinten entgegen. Verspannungen der Wirbelsäule werden, vom Steißbein ausgehend, Wirbel für Wirbel sanft gelöst. Eine tiefe Entspannung des Nervensystems wird erzielt, wenn Sie in Schritt 2 die Stirn zum Boden führen.

Falls sich Ihre Arme bei der Übung angespannt fühlen und Ihre Beine zittern, sollten Sie die Stellung in Schritt 3 einnehmen und entspannen. Gehen Sie dann wieder zurück zu Position 4 und Position 5, und halten Sie die Stellungen so lange wie möglich. Ihre Arm- und Beinmuskeln werden mit zunehmender Übung kräftiger.

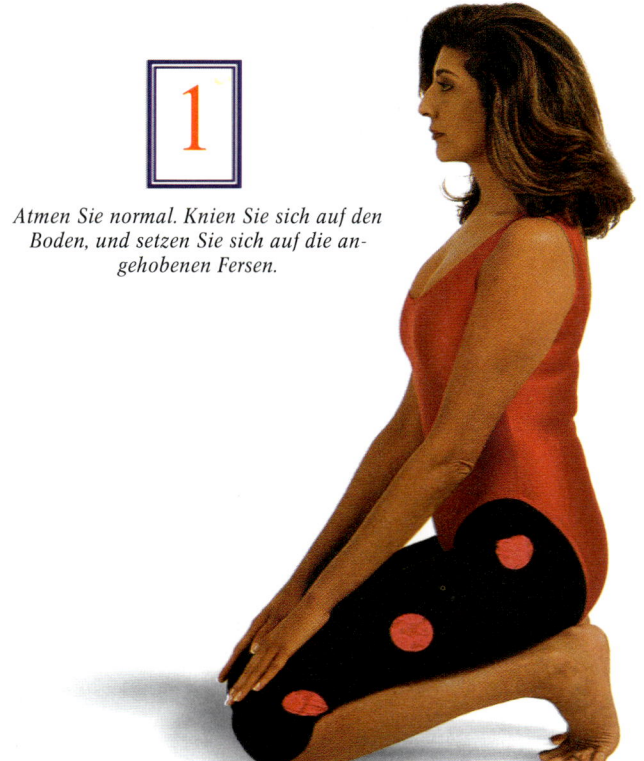

1

Atmen Sie normal. Knien Sie sich auf den Boden, und setzen Sie sich auf die angehobenen Fersen.

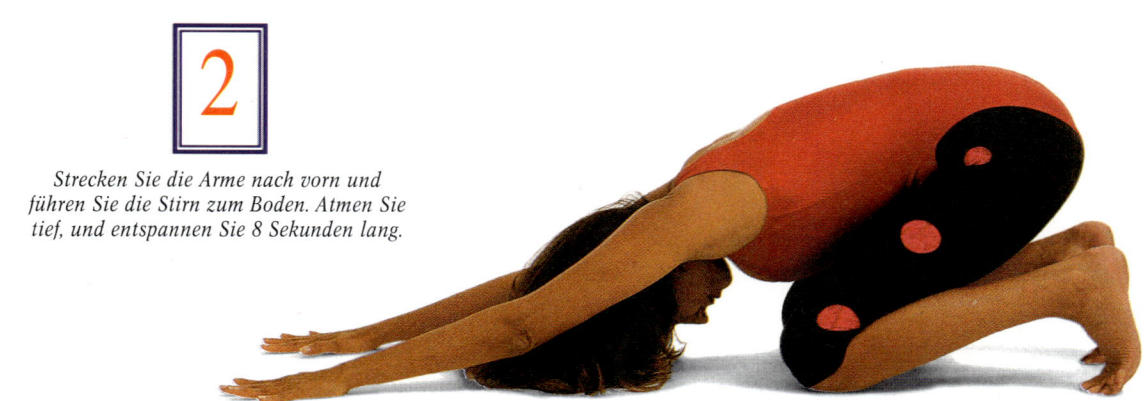

2

Strecken Sie die Arme nach vorn und führen Sie die Stirn zum Boden. Atmen Sie tief, und entspannen Sie 8 Sekunden lang.

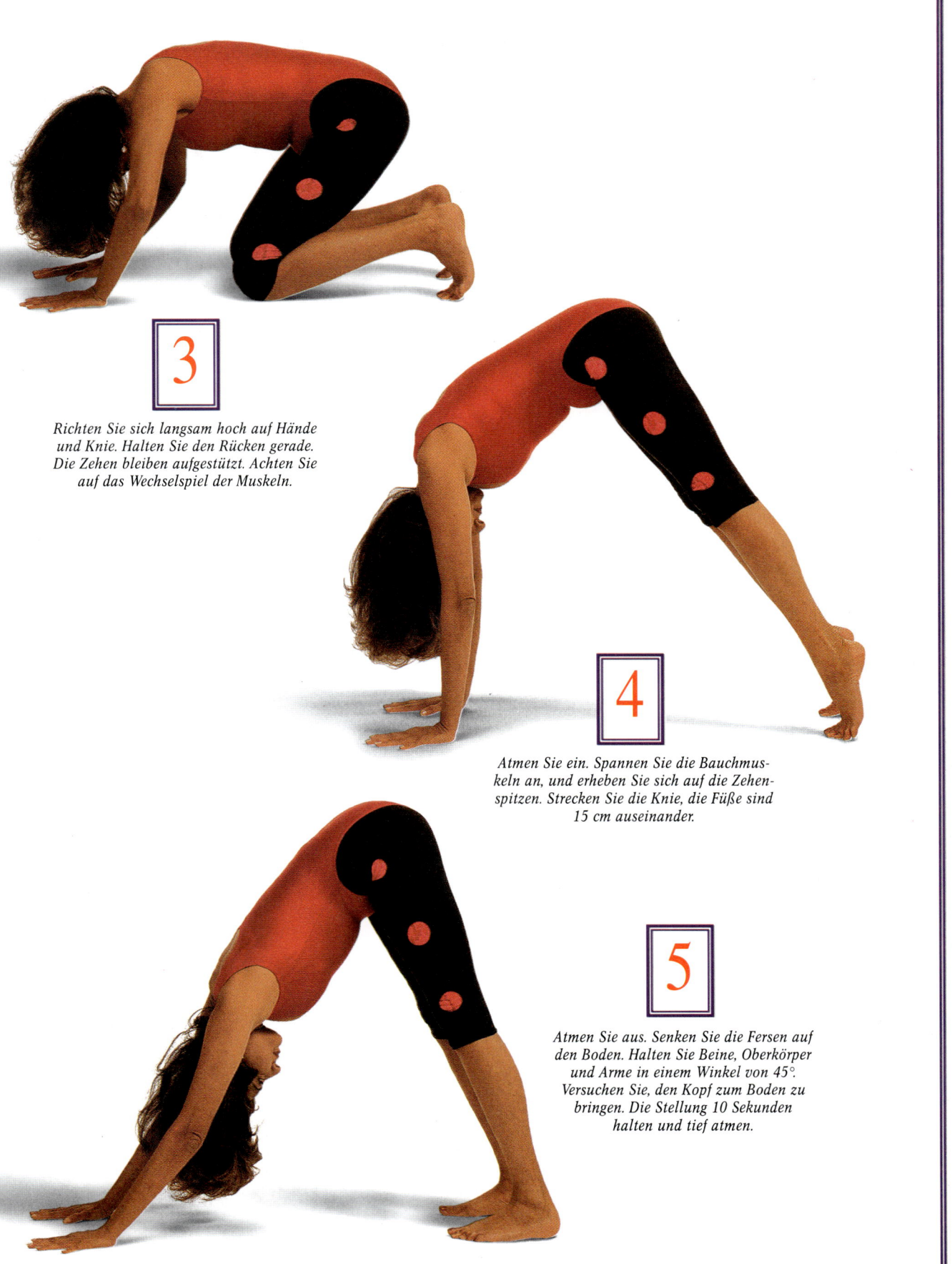

3

Richten Sie sich langsam hoch auf Hände und Knie. Halten Sie den Rücken gerade. Die Zehen bleiben aufgestützt. Achten Sie auf das Wechselspiel der Muskeln.

4

Atmen Sie ein. Spannen Sie die Bauchmuskeln an, und erheben Sie sich auf die Zehenspitzen. Strecken Sie die Knie, die Füße sind 15 cm auseinander.

5

Atmen Sie aus. Senken Sie die Fersen auf den Boden. Halten Sie Beine, Oberkörper und Arme in einem Winkel von 45°. Versuchen Sie, den Kopf zum Boden zu bringen. Die Stellung 10 Sekunden halten und tief atmen.

Gruß an die Sonne

Der Gruß an die Sonne ist eine wunderbar belebende Aufwärmübung des traditionellen Yoga. Durch langsame, sanfte Bewegungen werden alle Muskeln mobilisiert und gestrafft. Ihr Körper gewinnt an Flexibilität, Ausdauer, Grazie und Geschmeidigkeit. Lassen Sie die Energie fließen, wenn Sie sich von einer Stellung zur nächsten bewegen. Achten Sie besonders auf die richtige Atmung, da sie zur Steigerung von Energie und Vitalität besonders wichtig ist. Mit häufigerem Üben sollten Sie sich zum Ziel setzen, die ganze Abfolge zehnmal auf jeder Seite zu wiederholen.

1

Atmen Sie normal. Stehen Sie aufrecht, den Blick geradeaus, die Handflächen aneinandergelegt, die Schultern gesenkt.

2

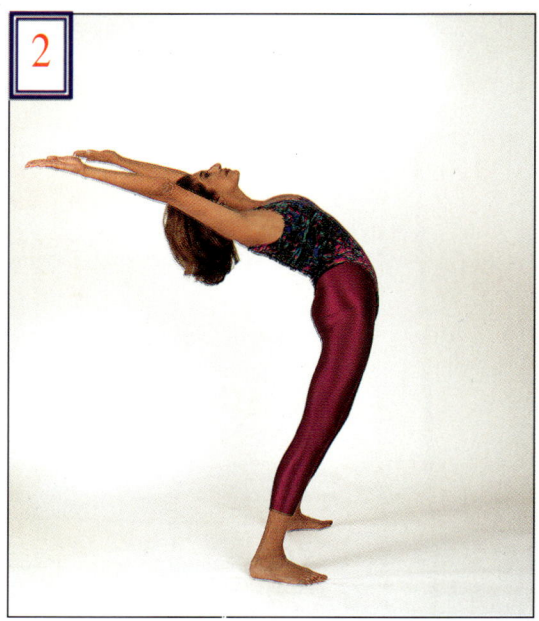

Atmen Sie ein. Machen Sie einen Schritt nach rechts. Heben Sie die Arme über den Kopf, und beugen Sie sich nach hinten.

3

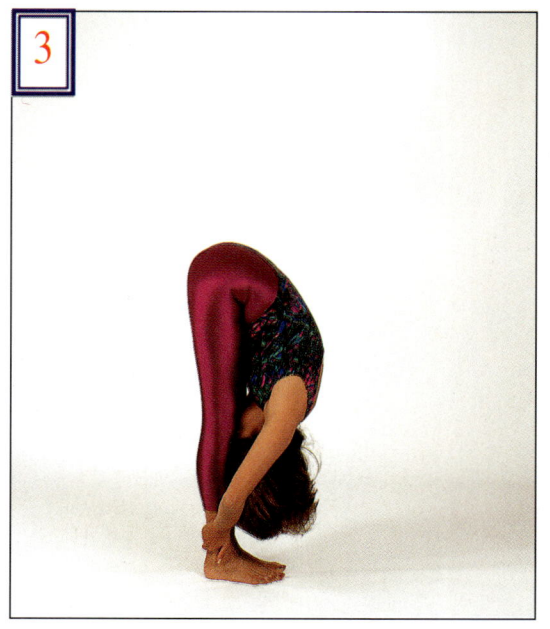

Atmen Sie aus. Schließen Sie die Füße, beugen Sie den Oberkörper nach unten. Umfassen Sie die Knöchel, und führen Sie die Stirn an die Knie. Eventuell leicht die Knie beugen.

4

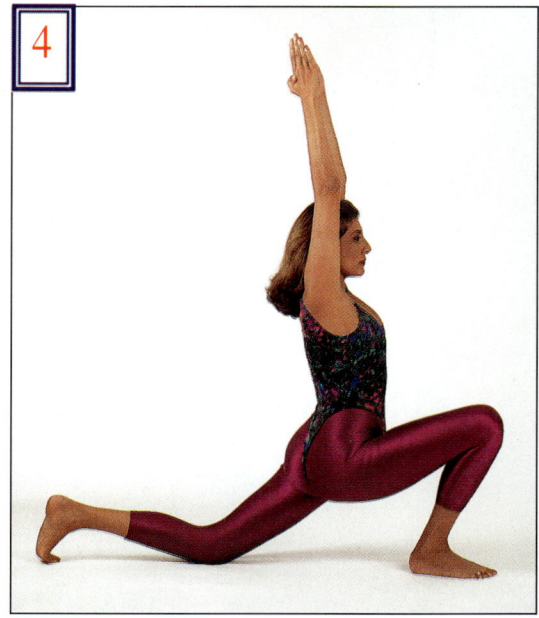

Atmen Sie ein. Das linke Bein nach hinten führen, Knie und Zehen aufsetzen, dann senken wie in Schritt 11. Die Arme heben, die Handflächen aneinander. Normal atmen.

Der Gruß an die Sonne sollte in einer gleichmäßig fließenden Abfolge ausgeführt werden. Ihre Bewegungen werden mit zunehmender Übung flüssiger und sicherer. Nach einiger Zeit werden Sie wie ein guter Tänzer von einer Stellung in die nächste gleiten können.

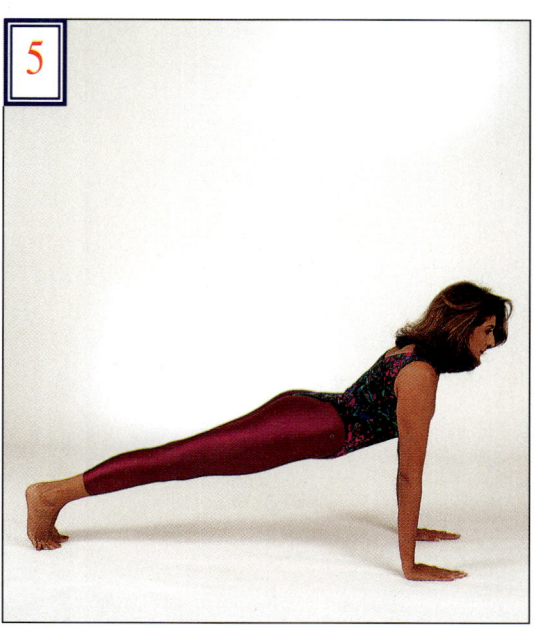

Strecken Sie beide Beine nach hinten. Heben Sie sich auf Hände und Füße in die Liegestützhaltung. Die Arme sind gestreckt.

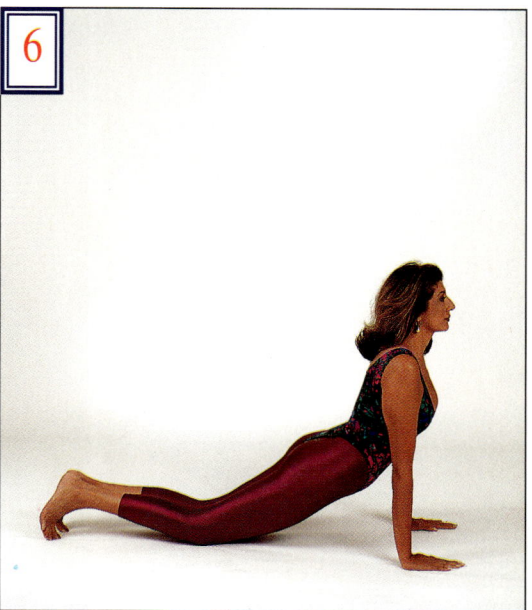

Senken Sie die Knie, und blicken Sie geradeaus. Vermeiden Sie unnötige Bewegungen.

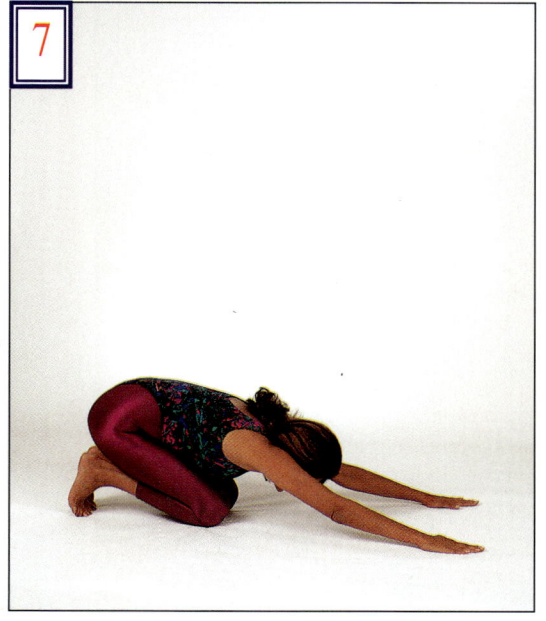

Setzen Sie sich zurück auf die Fersen. Strecken Sie die Arme nach vorn, und entspannen Sie die Wirbelsäule.

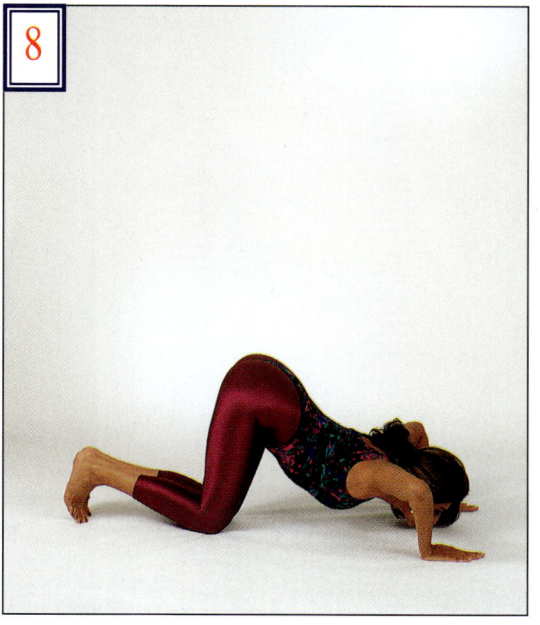

Atmen Sie ein. Bewegen Sie sich wie eine Schlange nach vorn, mit dem Kinn über dem Boden. Beugen Sie die Ellbogen.

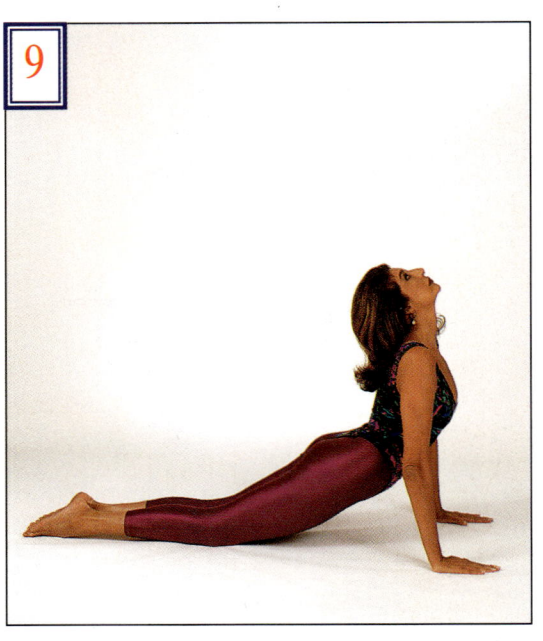

Weiter einatmend strecken Sie die Arme. Führen Sie die Hüften nach vorn, und drücken Sie die Wirbelsäule durch. Blicken Sie nach oben.

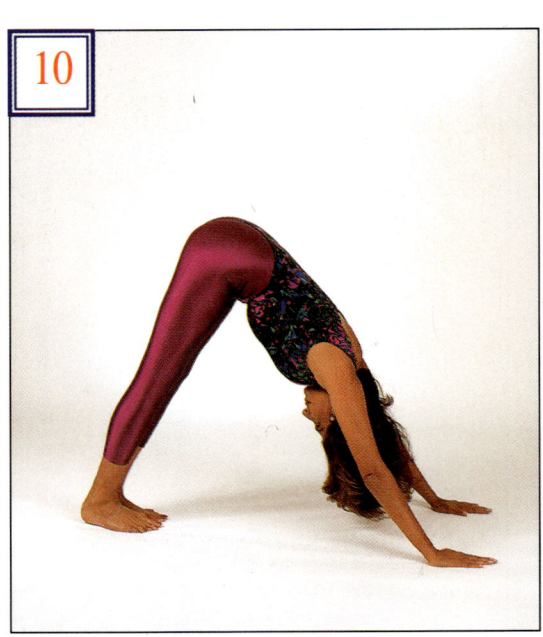

Atmen Sie aus. Heben Sie das Gesäß, pressen Sie Zehen und Fersen auf den Boden, und bilden Sie ein »Zelt«. Strecken Sie die Wirbelsäule.

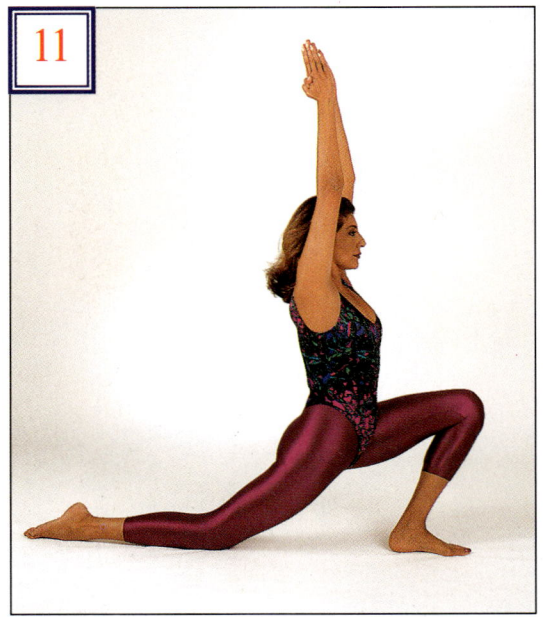

Atmen Sie ein. Beugen Sie das linke Bein nach vorn, und strecken Sie das rechte Bein nach hinten. Die Arme heben, die Handflächen aneinanderlegen. Normal atmen.

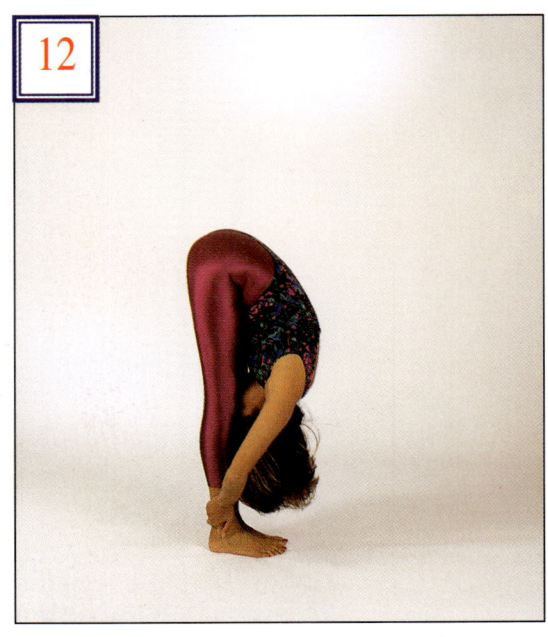

Atmen Sie aus. Gehen Sie zurück in die Stellung von Schritt 3. Oberkörper nach unten, Füße schließen, Knöchel umfassen, Knie strecken.

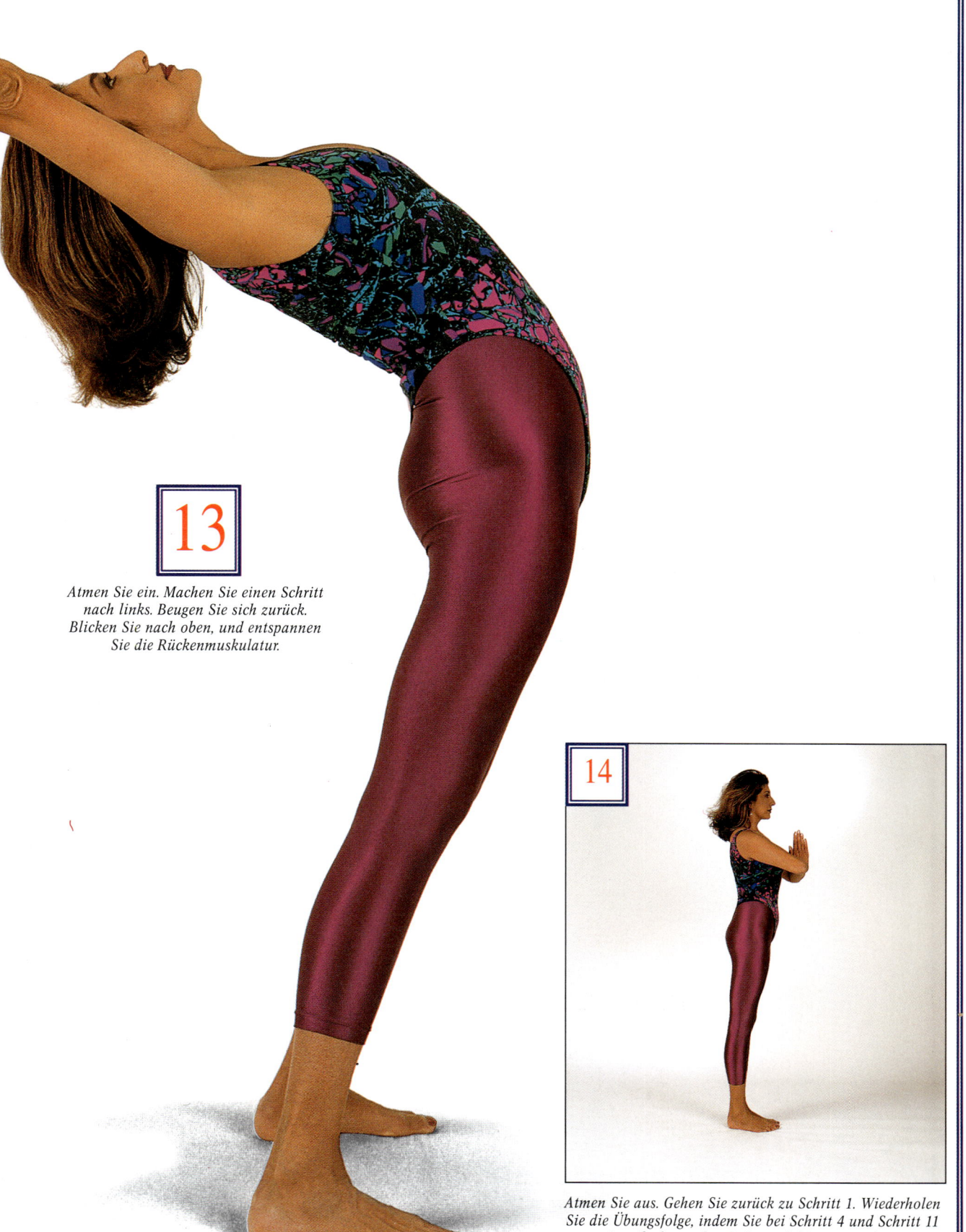

13

Atmen Sie ein. Machen Sie einen Schritt
nach links. Beugen Sie sich zurück.
Blicken Sie nach oben, und entspannen
Sie die Rückenmuskulatur.

14

Atmen Sie aus. Gehen Sie zurück zu Schritt 1. Wiederholen
Sie die Übungsfolge, indem Sie bei Schritt 4 und Schritt 11
jeweils das andere Bein nach hinten strecken.

Energiespender

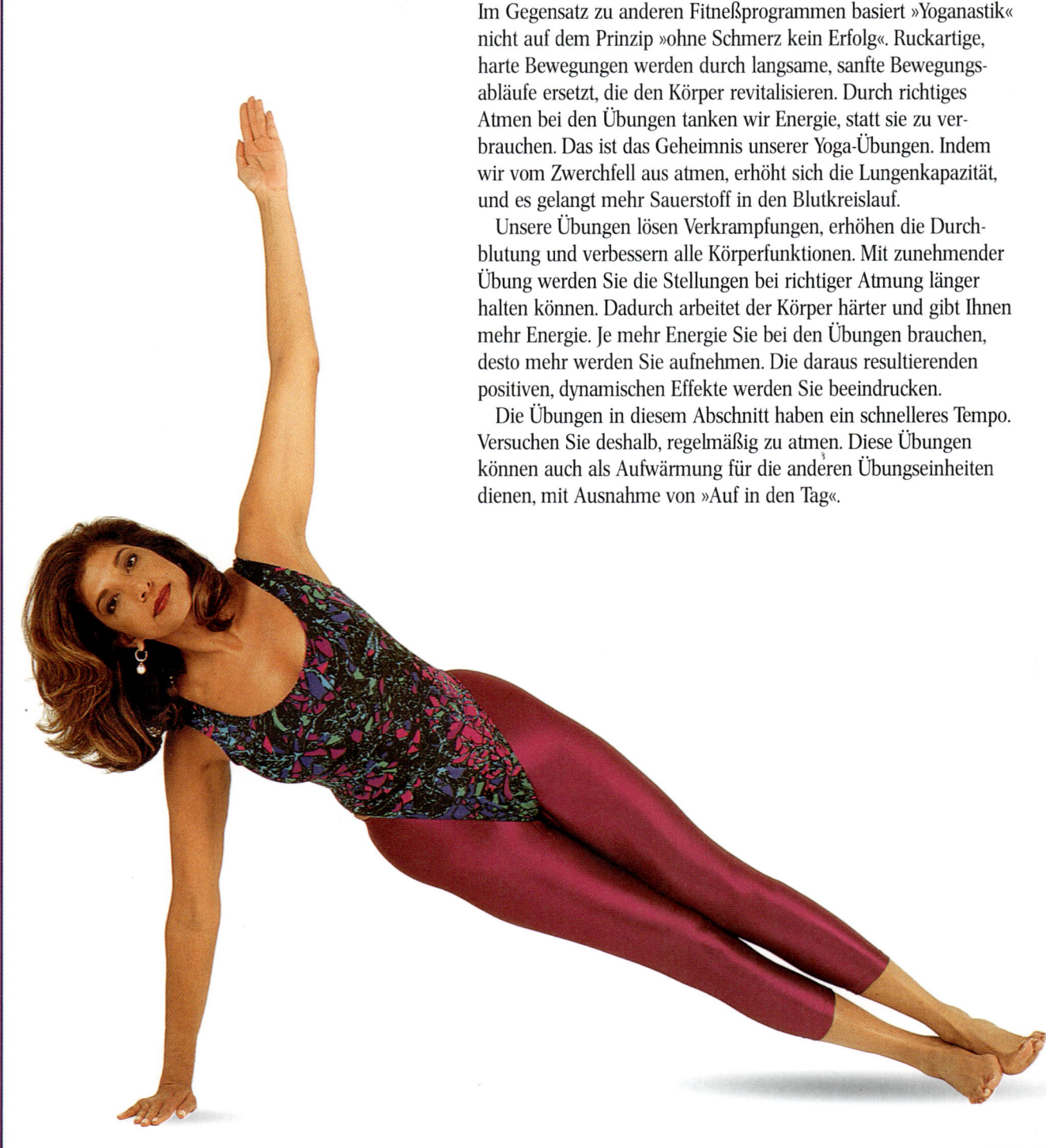

Im Gegensatz zu anderen Fitneßprogrammen basiert »Yoganastik« nicht auf dem Prinzip »ohne Schmerz kein Erfolg«. Ruckartige, harte Bewegungen werden durch langsame, sanfte Bewegungsabläufe ersetzt, die den Körper revitalisieren. Durch richtiges Atmen bei den Übungen tanken wir Energie, statt sie zu verbrauchen. Das ist das Geheimnis unserer Yoga-Übungen. Indem wir vom Zwerchfell aus atmen, erhöht sich die Lungenkapazität, und es gelangt mehr Sauerstoff in den Blutkreislauf.

Unsere Übungen lösen Verkrampfungen, erhöhen die Durchblutung und verbessern alle Körperfunktionen. Mit zunehmender Übung werden Sie die Stellungen bei richtiger Atmung länger halten können. Dadurch arbeitet der Körper härter und gibt Ihnen mehr Energie. Je mehr Energie Sie bei den Übungen brauchen, desto mehr werden Sie aufnehmen. Die daraus resultierenden positiven, dynamischen Effekte werden Sie beeindrucken.

Die Übungen in diesem Abschnitt haben ein schnelleres Tempo. Versuchen Sie deshalb, regelmäßig zu atmen. Diese Übungen können auch als Aufwärmung für die anderen Übungseinheiten dienen, mit Ausnahme von »Auf in den Tag«.

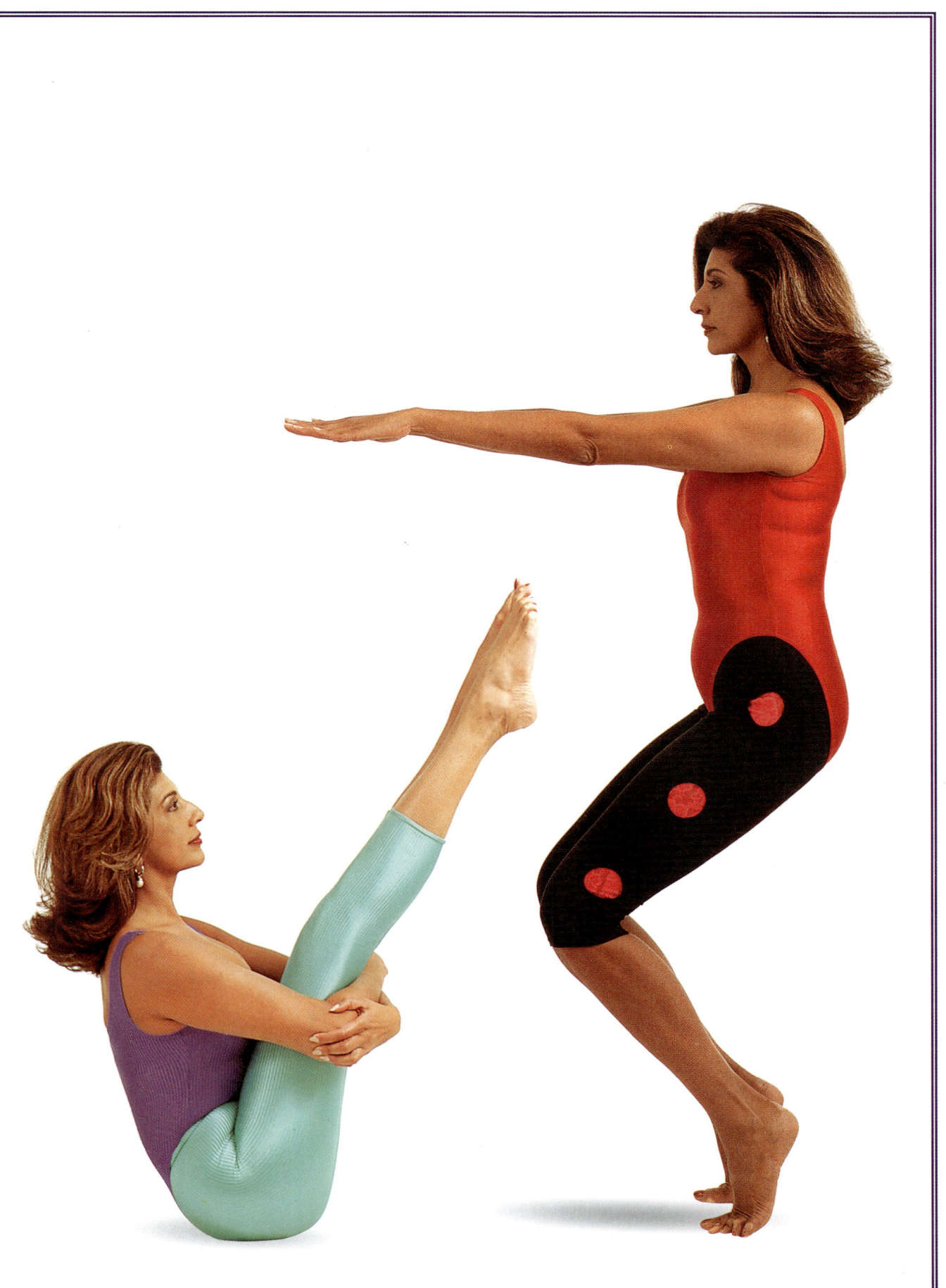

Der Sprung

Der Sprung stärkt und belebt den ganzen Körper. Er erhöht den Pulsschlag sowie die Durchblutung, und Sie fühlen sich jung und vital. Diese Übung ist etwas anstrengend. Achten Sie deshalb darauf, regelmäßig und immer durch die Nase zu atmen.

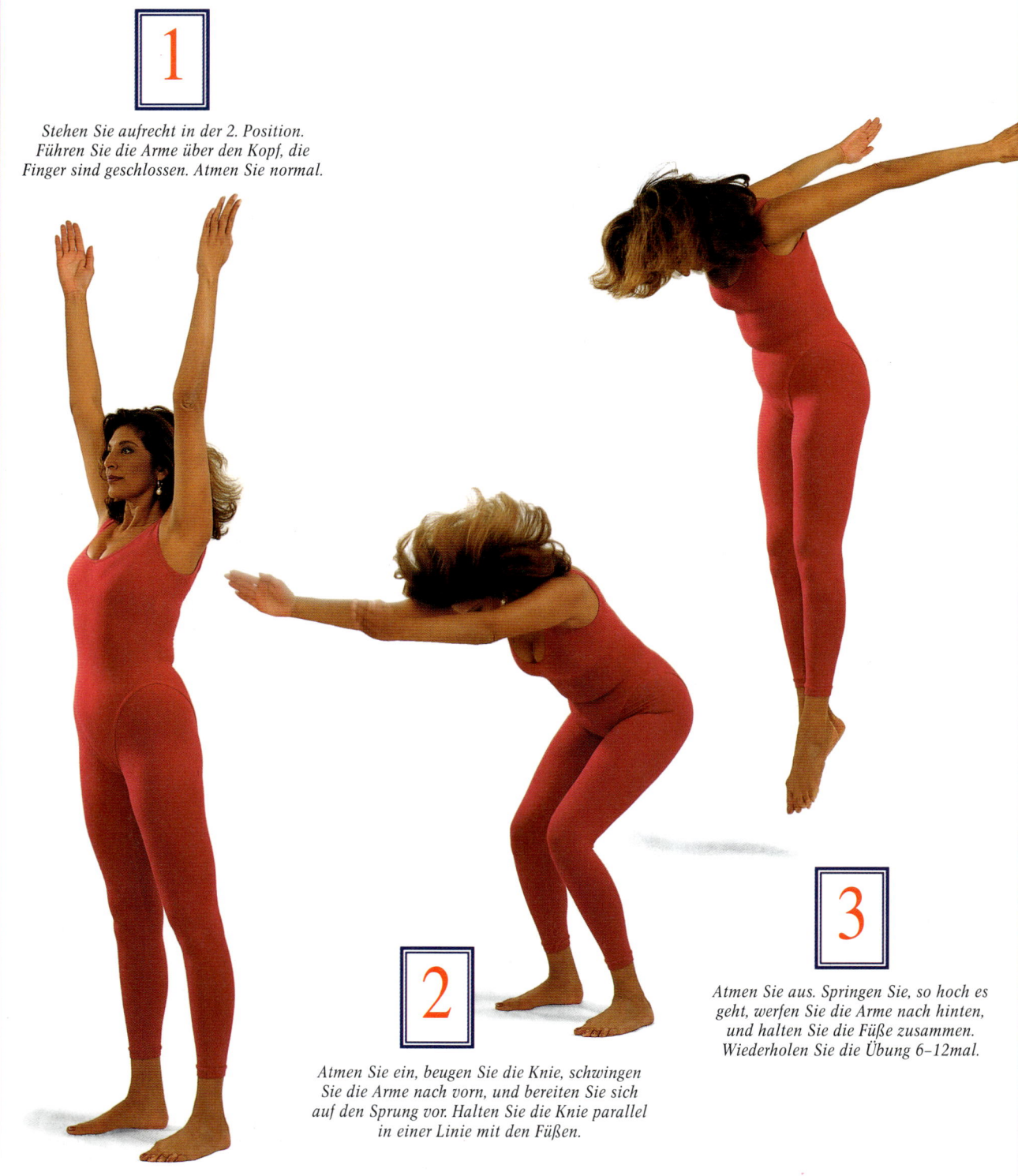

1

Stehen Sie aufrecht in der 2. Position. Führen Sie die Arme über den Kopf, die Finger sind geschlossen. Atmen Sie normal.

2

Atmen Sie ein, beugen Sie die Knie, schwingen Sie die Arme nach vorn, und bereiten Sie sich auf den Sprung vor. Halten Sie die Knie parallel in einer Linie mit den Füßen.

3

Atmen Sie aus. Springen Sie, so hoch es geht, werfen Sie die Arme nach hinten, und halten Sie die Füße zusammen. Wiederholen Sie die Übung 6–12mal.

Energieschub

Durch die Sprungkombinationen ist diese Übung etwas schwieriger. Eine gute Koordination ist dabei besonders wichtig. Es hilft Ihnen vielleicht, wenn Sie sich die endgültige Stellung vorstellen, bevor Sie beginnen. Die verschiedenen Positionen sollten fließend miteinander verbunden werden. Ihr Pulsschlag wird sich sofort erhöhen. Sie fühlen sich frisch und voller Energie.

Stehen Sie aufrecht. Heben Sie die Ellbogen leicht über Schulterhöhe. Die Füße stehen nebeneinander, die Knie sind gebeugt.

Atmen Sie ein. Erheben Sie sich auf die Zehen, und bereiten Sie sich auf den Sprung vor. Arme sind seitwärts und leicht nach hinten geführt.

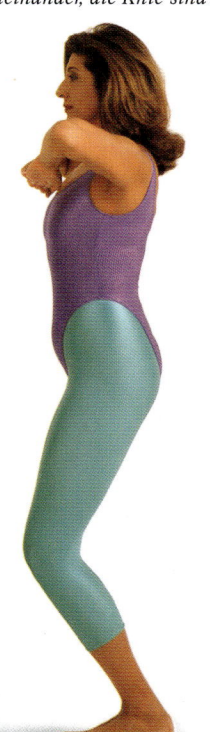

Springen Sie, so hoch es geht. Schwingen Sie dabei die Arme über den Kopf, und werfen Sie das rechte Bein zurück.

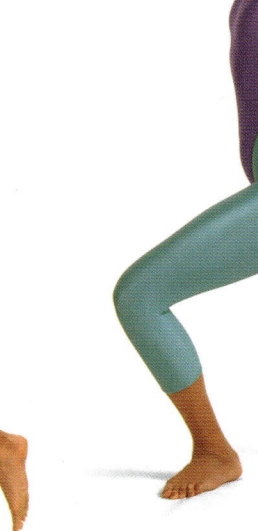

Atmen Sie aus. Abschließend das rechte Bein strecken, das linke Knie beugen und die linke Ferse auf den Boden setzen. 6–12mal wiederholen, Beine wechseln.

Kniebeuge 1

Die Kniebeuge stärkt die untere Wirbelsäule sowie die Bein-, Oberschenkel-, Waden-, Hüft- und Oberarmmuskeln. Sie verbessert die Durchblutung und lindert rheumatische und arthritische Beschwerden in den Beinen.
Bei dieser Übung müssen Sie fest auf dem Boden stehen. Sie lernen dadurch Entschlossenheit und Geduld, und die alltäglichen Probleme werden Sie leichter bewältigen können.

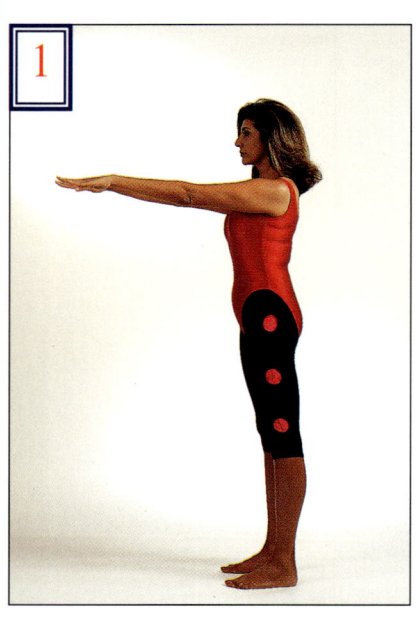

1

Stehen Sie kerzengerade. Heben Sie die Arme in Schulterhöhe. Fixieren Sie einen Punkt vor sich.

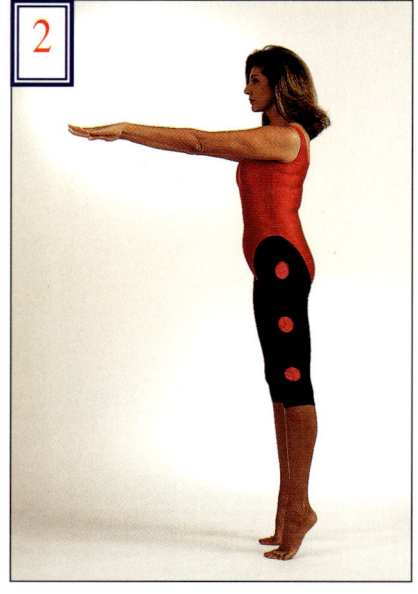

2

Balancieren Sie auf den Zehenspitzen, ohne zu schwanken. Achten Sie darauf, daß die kleine Zehe auf den Boden gepreßt wird.

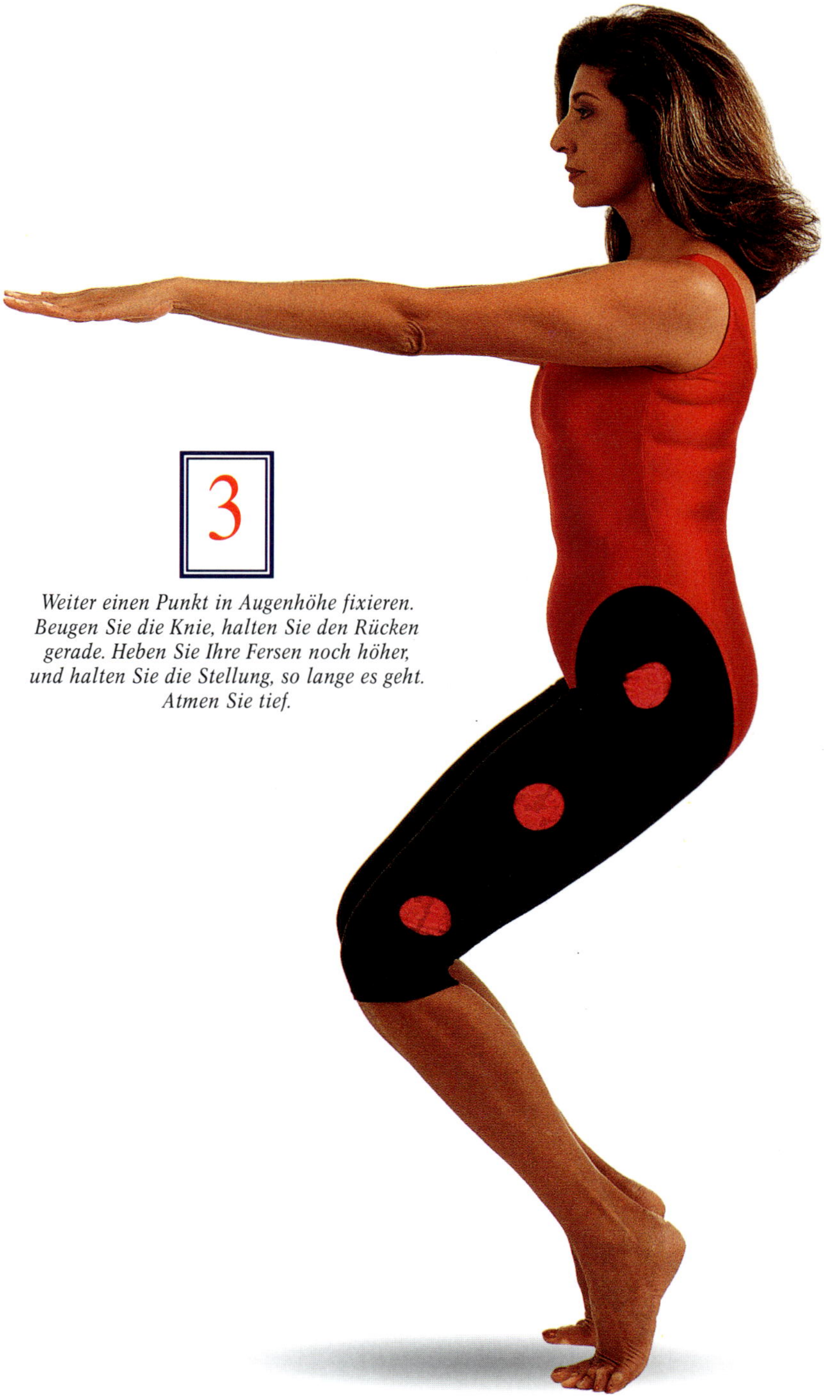

3

Weiter einen Punkt in Augenhöhe fixieren. Beugen Sie die Knie, halten Sie den Rücken gerade. Heben Sie Ihre Fersen noch höher, und halten Sie die Stellung, so lange es geht. Atmen Sie tief.

Kniebeuge 2

Diese Übung vergrößert Ihre Atemkapazität und vitalisiert den Körper. Sie stärkt die Bandscheiben im Bereich der Lendenwirbelsäule und lindert Ischiasbeschwerden. In der Schlußposition wird das Nervensystem beruhigt. Für Schritt 2 brauchen Sie viel Kraft. Es hilft Ihnen vielleicht, wenn Sie sich vorstellen, daß ein Stuhl hinter Ihnen steht, und Sie Ihr Steißbein so halten, als ob Sie sich draufsetzen.

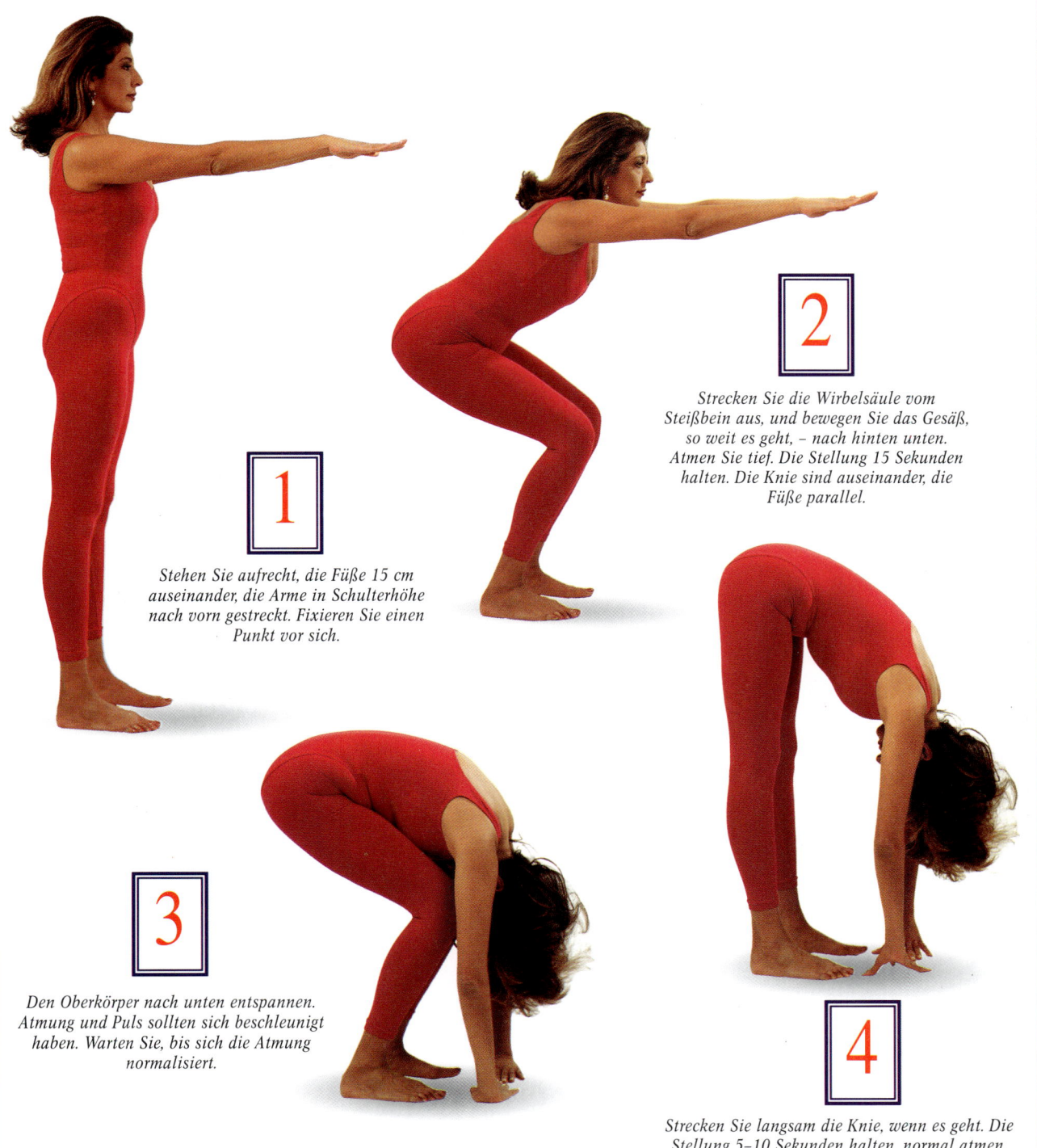

1

Stehen Sie aufrecht, die Füße 15 cm auseinander, die Arme in Schulterhöhe nach vorn gestreckt. Fixieren Sie einen Punkt vor sich.

2

Strecken Sie die Wirbelsäule vom Steißbein aus, und bewegen Sie das Gesäß, so weit es geht, – nach hinten unten. Atmen Sie tief. Die Stellung 15 Sekunden halten. Die Knie sind auseinander, die Füße parallel.

3

Den Oberkörper nach unten entspannen. Atmung und Puls sollten sich beschleunigt haben. Warten Sie, bis sich die Atmung normalisiert.

4

Strecken Sie langsam die Knie, wenn es geht. Die Stellung 5–10 Sekunden halten, normal atmen. Einatmen und langsam zu Schritt 1 zurückgehen.

Kniebeuge 3

Diese Übung erfordert viel Kraft und Ausdauer. Beginnen Sie erst damit, wenn Sie die Kniebeugen 1 und 2 beherrschen. Ein eventuelles Zittern in den Oberschenkeln spricht für schwache Muskeln. Die Übung wirkt gegen Cellulitis, verbessert die Durchblutung in den Beinen und ist eine gute Vorbereitung für den Ski- oder Wasserskisport.

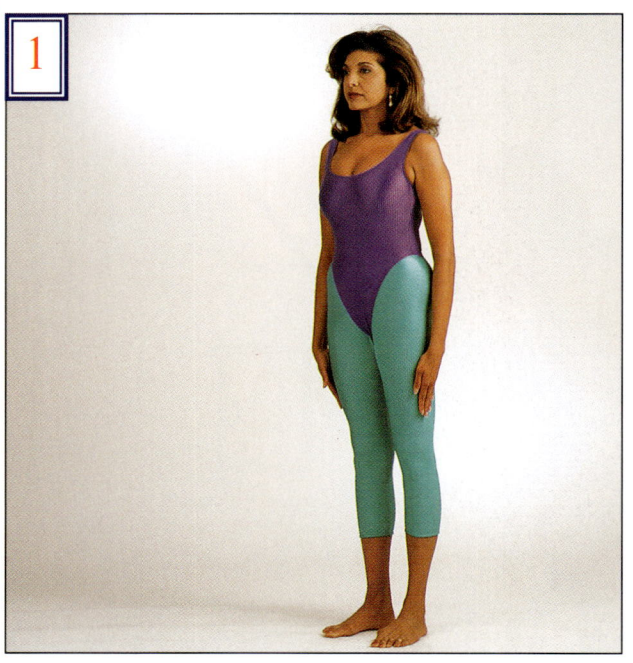

Sie stehen in der 2. Position, die Füße 15 cm auseinander, die Arme seitwärts nach unten. Fixieren Sie einen Punkt vor sich.

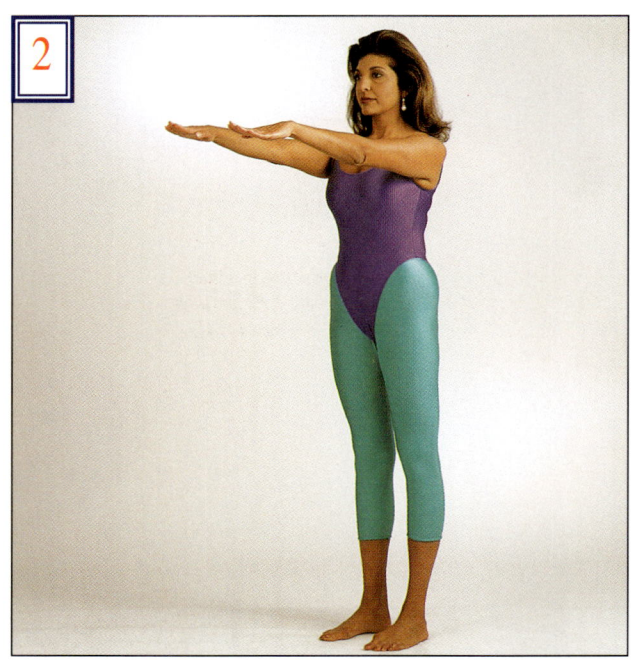

Heben Sie die Arme auf Schulterhöhe. Spannen Sie Bauch- und Gesäßmuskeln sowie die Muskeln oberhalb der Knie an.

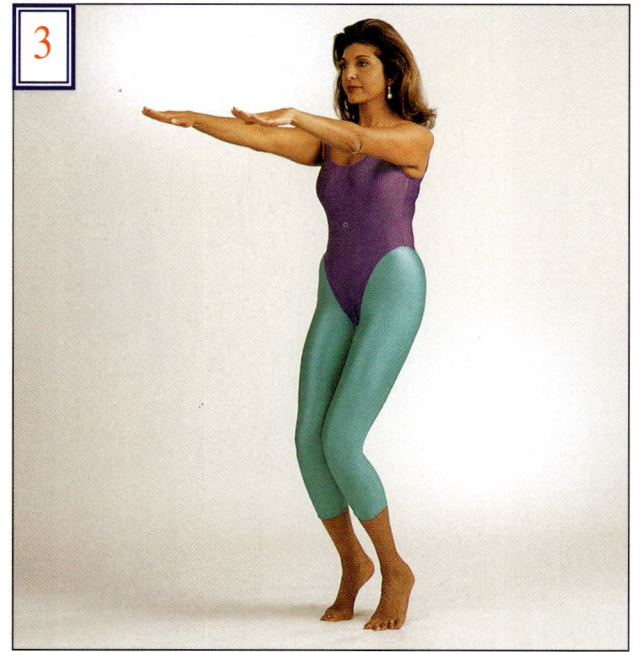

Die Knie schließen und die Fersen vom Boden heben. Ausbalancieren, ohne zu schwanken. Die Stellung 5 Sekunden halten.

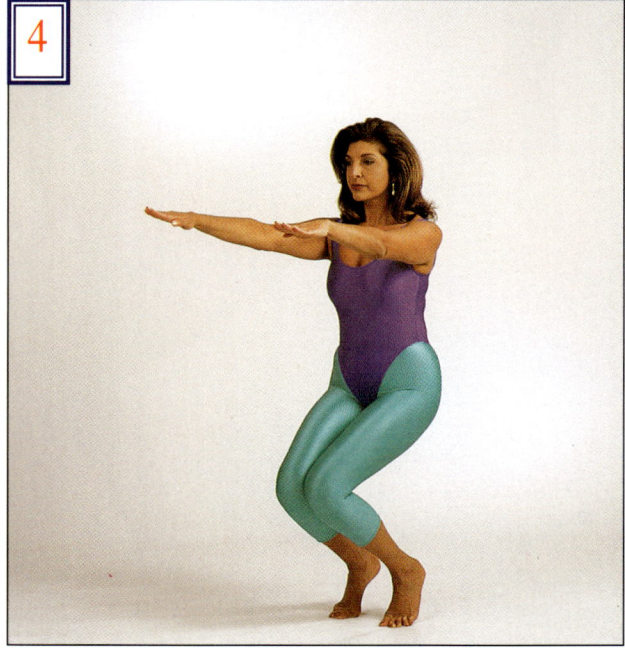

Halten Sie die Wirbelsäule gerade, beugen Sie die Knie, fixieren Sie weiter einen Punkt vor sich. Nur die Knie bewegen.

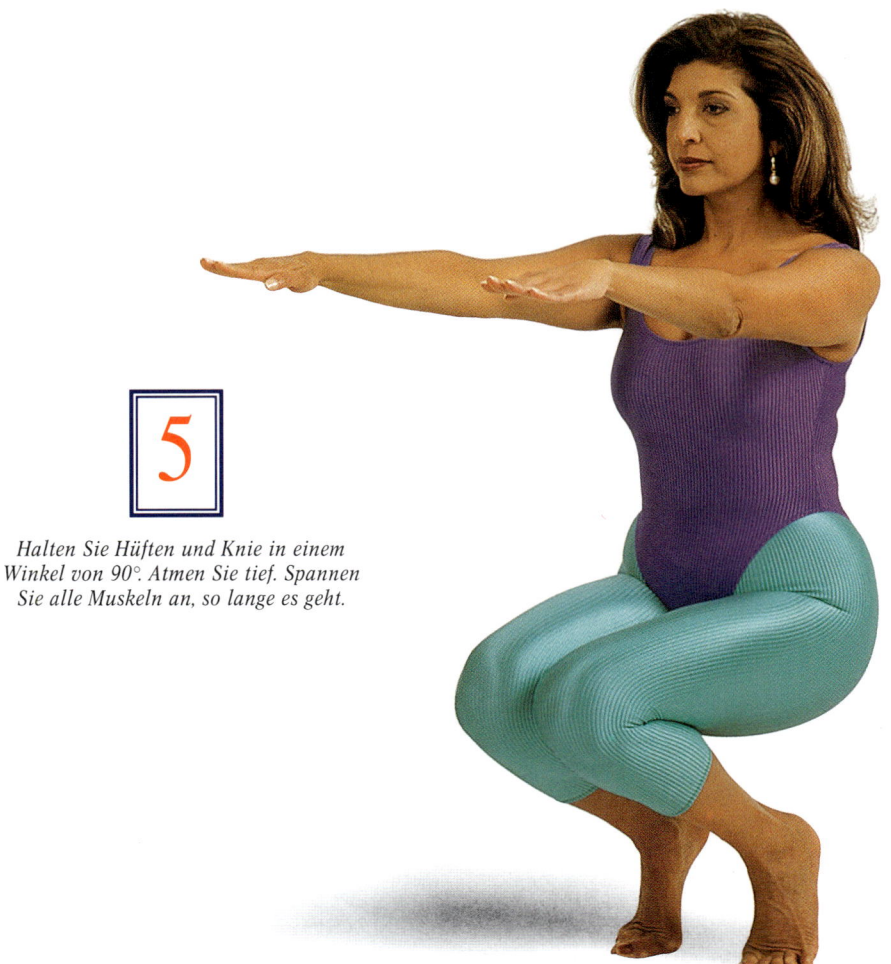

5

Halten Sie Hüften und Knie in einem Winkel von 90°. Atmen Sie tief. Spannen Sie alle Muskeln an, so lange es geht.

6

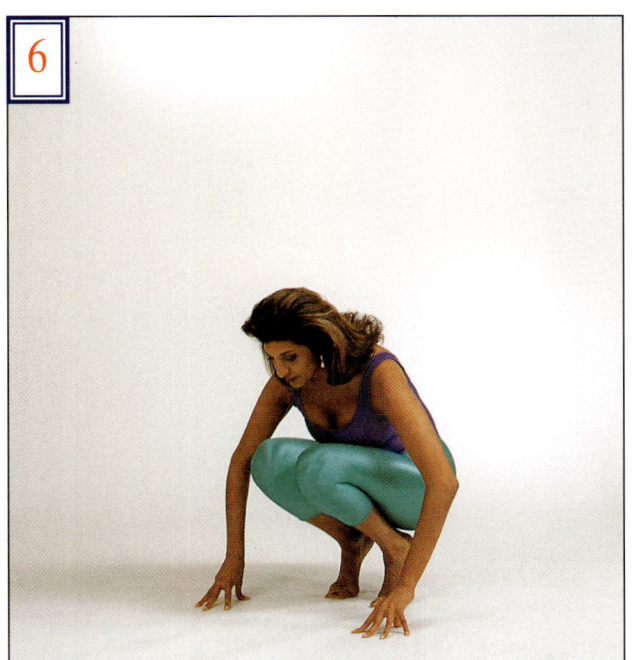

Entspannen Sie nach unten, bis sich die Atmung normalisiert hat. Die Energie sollte schnell durch den Körper fließen.

7

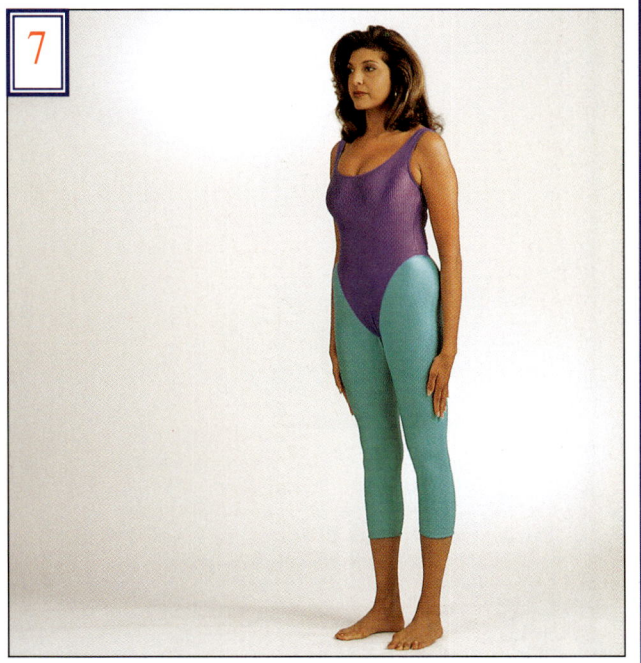

Richten Sie sich langsam Wirbel für Wirbel auf, dann zurück zu Schritt 1. Den Körper zentrieren und die Stellung 5 Sekunden halten.

Der Baum

Balance erfordert Konzentration. Diese Übung mag einfach erscheinen. Sie werden jedoch nur stillstehen können, wenn Sie sich ganz intensiv darauf konzentrieren. Stellen Sie sich vor, Sie seien eine Statue. Das Standbein bleibt durchgestreckt. Die Zehen werden fest auf den Boden gedrückt. Das Knie wird durch Anspannung des Muskels oberhalb der Kniescheibe angehoben. Achten Sie darauf, daß Sie nicht verkrampfen.

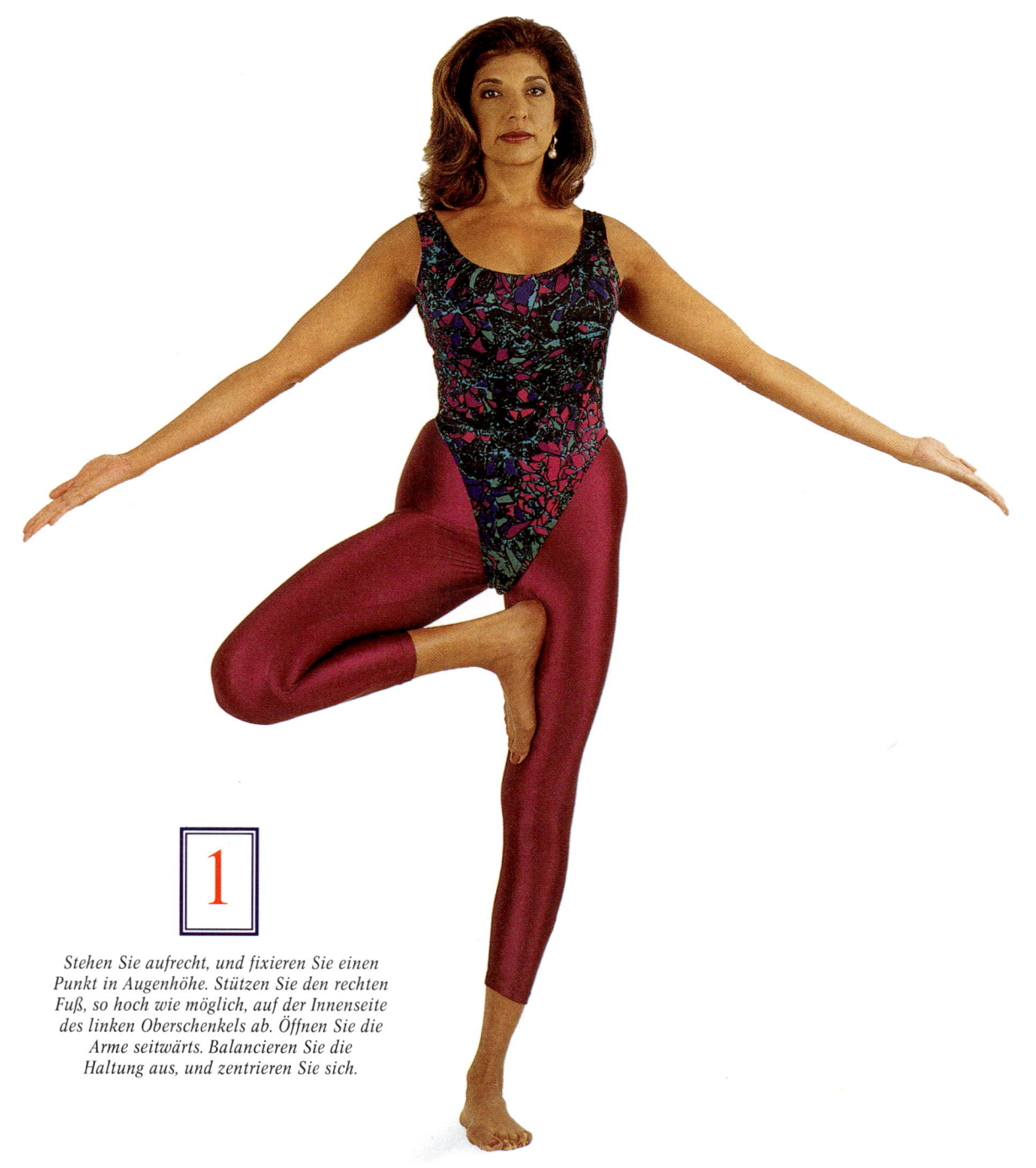

1

Stehen Sie aufrecht, und fixieren Sie einen Punkt in Augenhöhe. Stützen Sie den rechten Fuß, so hoch wie möglich, auf der Innenseite des linken Oberschenkels ab. Öffnen Sie die Arme seitwärts. Balancieren Sie die Haltung aus, und zentrieren Sie sich.

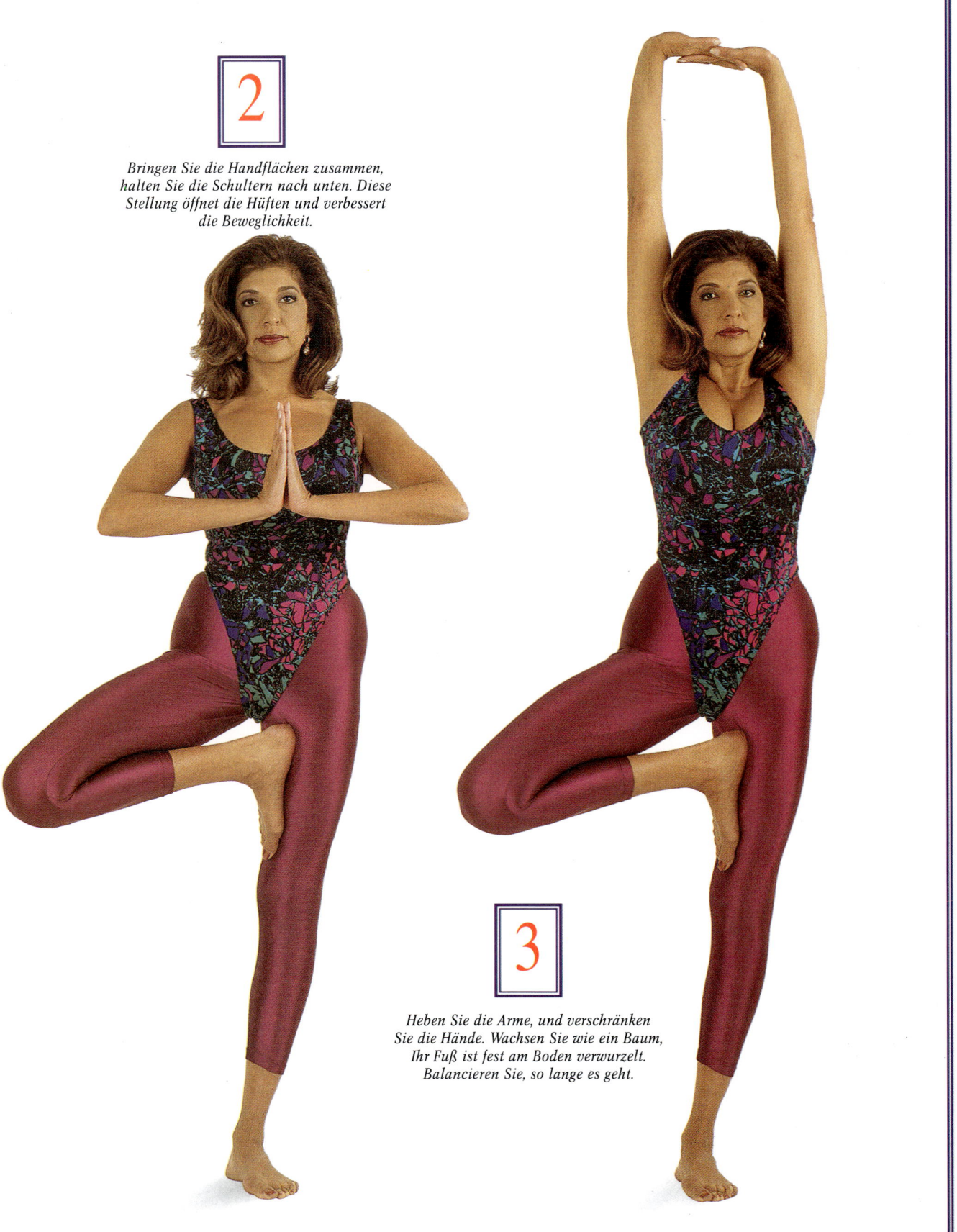

2

Bringen Sie die Handflächen zusammen, halten Sie die Schultern nach unten. Diese Stellung öffnet die Hüften und verbessert die Beweglichkeit.

3

Heben Sie die Arme, und verschränken Sie die Hände. Wachsen Sie wie ein Baum, Ihr Fuß ist fest am Boden verwurzelt. Balancieren Sie, so lange es geht.

Der Buchstabe T

Das ist die einzige Stellung, die nicht länger als 10 Sekunden gehalten werden sollte. Diese kraftvolle, dynamische Dehnung erhöht Puls- und Herzschlag, stärkt die Herzmuskeln und erhöht die Lungenkapazität. Die verbesserte Durchblutung hat eine belebende Wirkung auf den ganzen Körper.

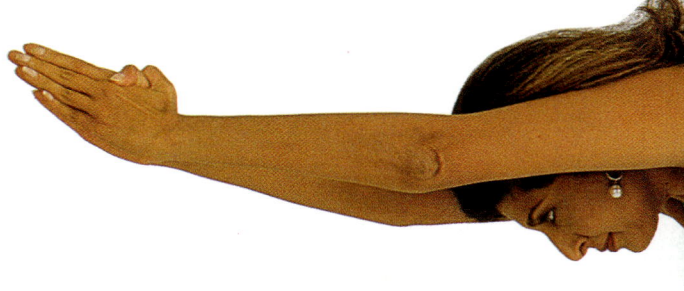

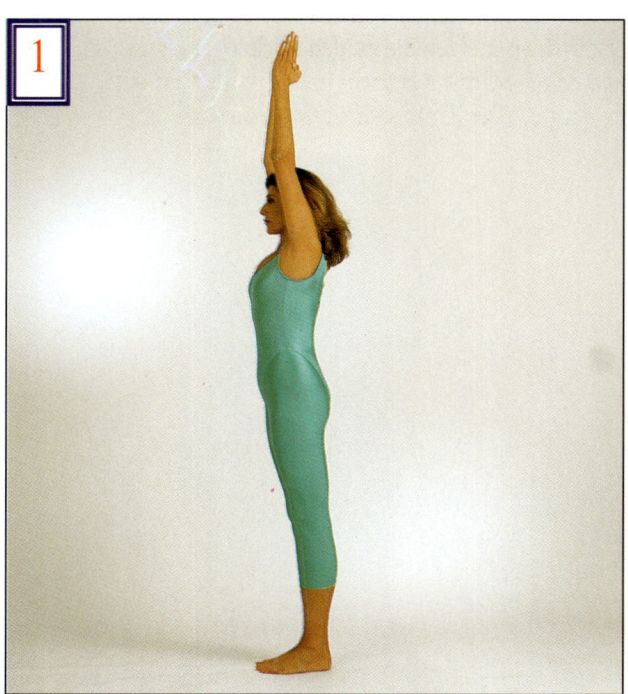

Stehen Sie aufrecht, die Füße nebeneinander. Die Arme dicht an den Ohren über den Kopf strecken. Pressen Sie die Handflächen zusammen, und kreuzen Sie die Daumen.

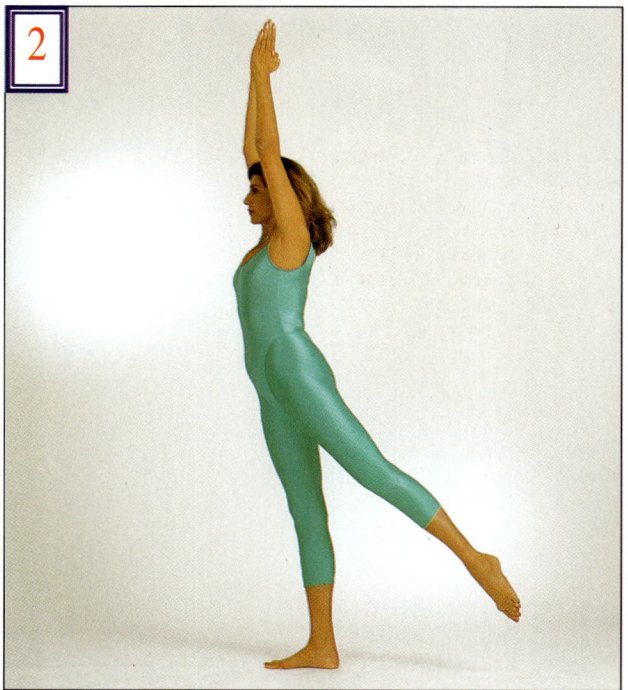

Strecken Sie das linke Bein nach hinten, halten Sie das Knie gerade. Fixieren Sie einen Punkt in Augenhöhe.

Die T-Stellung verhilft Ihnen zu einer optimalen Körperbeherrschung und verbessert Ihre geistigen Fähigkeiten.

Diese Übung strafft Hüften, Gesäß und Oberschenkel. Der Muskeltonus in den Schultern und Oberarmen wird durch die gestreckten Arme und Ellbogen verbessert.

Wenn Sie Ihren Körper nach vorn bewegen, stellen Sie sich vor, Sie würden sich emporrecken. Dadurch vermeiden Sie es, den Rücken zu beugen. Sobald Sie Schritt 3 erreicht haben, sollten Sie sich weiter mit aller Kraft nach vorn strecken.

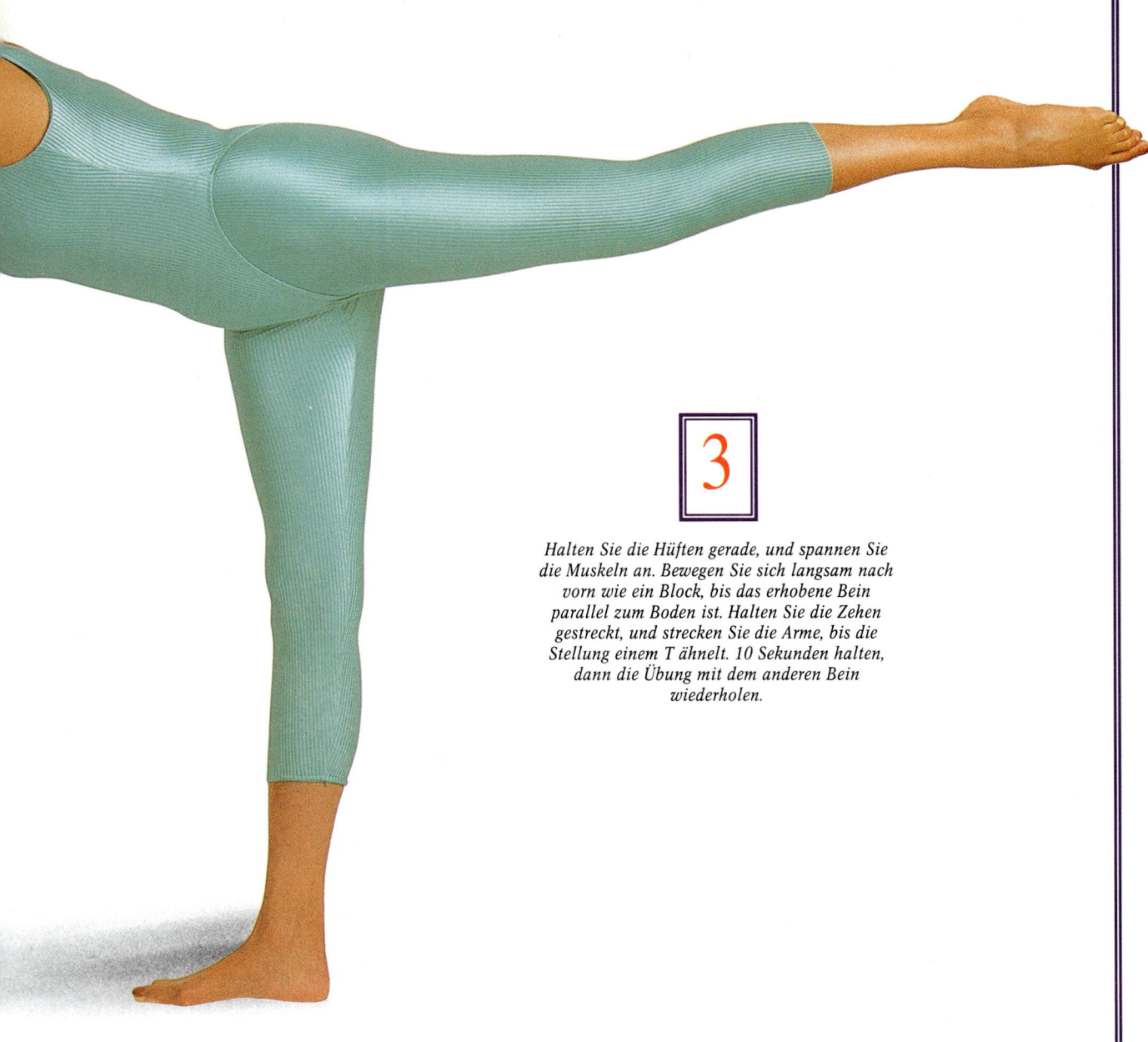

3

Halten Sie die Hüften gerade, und spannen Sie die Muskeln an. Bewegen Sie sich langsam nach vorn wie ein Block, bis das erhobene Bein parallel zum Boden ist. Halten Sie die Zehen gestreckt, und strecken Sie die Arme, bis die Stellung einem T ähnelt. 10 Sekunden halten, dann die Übung mit dem anderen Bein wiederholen.

Beinheben

Diese Übung stärkt die Bauchmuskeln und verbessert die Beweglichkeit der Hüften und der Kniesehnen. Konzentrieren Sie sich auf die Atmung, um auch Ihre Konzentrationsfähigkeit zu verbessern. Führen Sie die Stellungswechsel mit präzisen Bewegungen durch, und halten Sie Körper und Geist so ruhig wie möglich. Erzwingen Sie nichts, wenn es Ihnen schwerfällt, den Kopf zum Knie zu bringen. Mit zunehmender Übung werden Ihre Kniesehnen und Ihre Beine beweglicher werden.

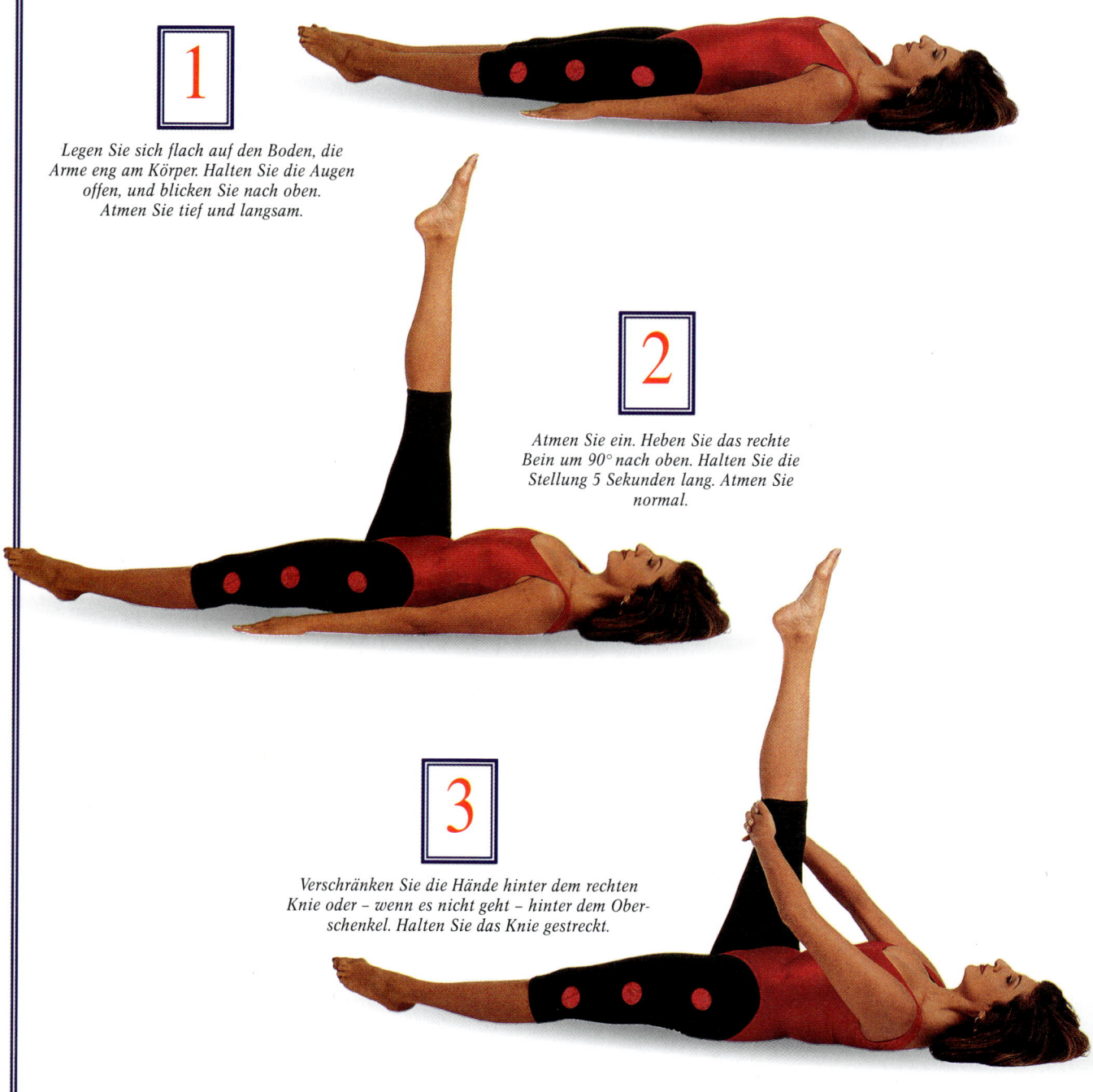

1

Legen Sie sich flach auf den Boden, die Arme eng am Körper. Halten Sie die Augen offen, und blicken Sie nach oben. Atmen Sie tief und langsam.

2

Atmen Sie ein. Heben Sie das rechte Bein um 90° nach oben. Halten Sie die Stellung 5 Sekunden lang. Atmen Sie normal.

3

Verschränken Sie die Hände hinter dem rechten Knie oder – wenn es nicht geht – hinter dem Oberschenkel. Halten Sie das Knie gestreckt.

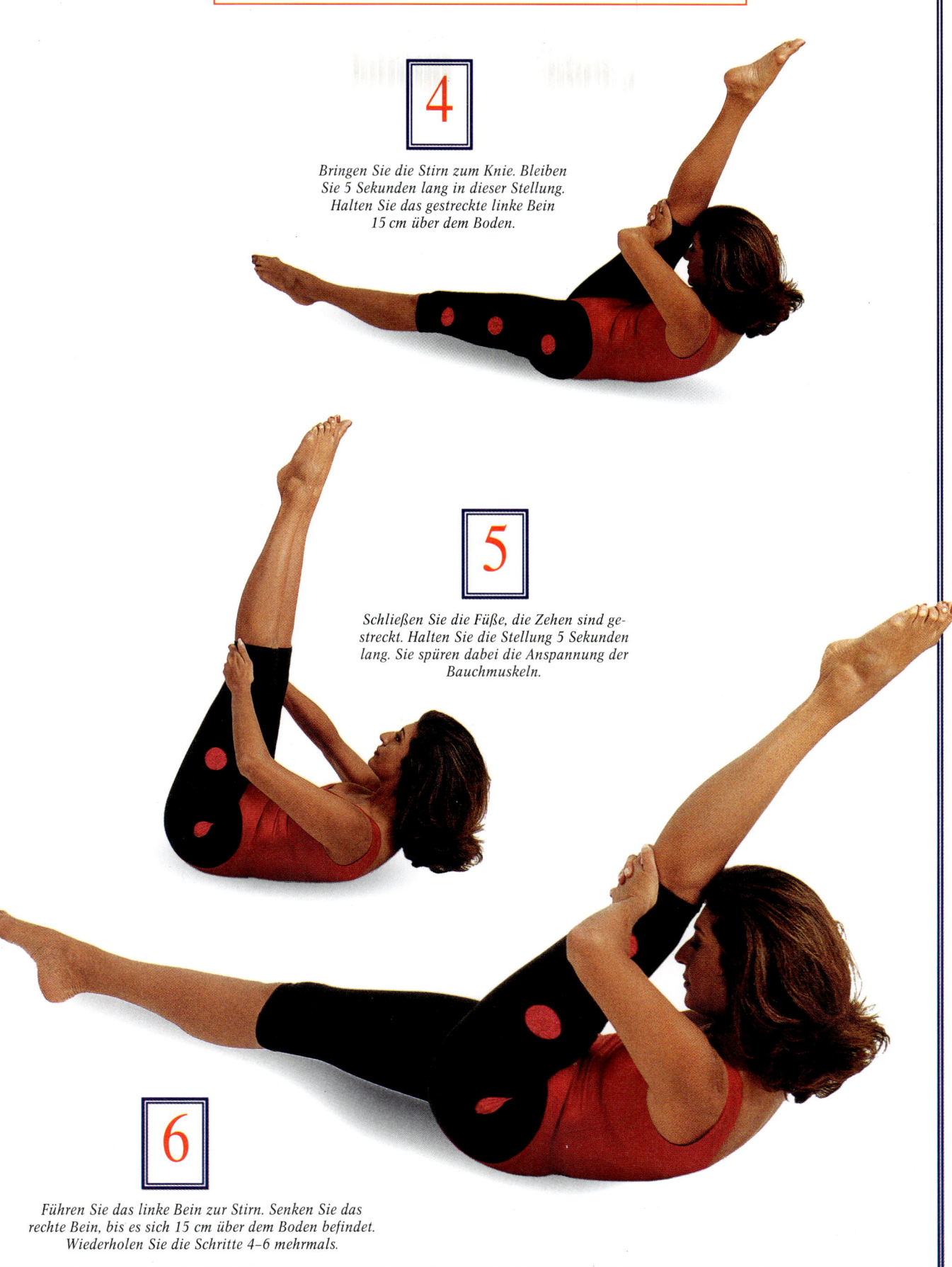

4

Bringen Sie die Stirn zum Knie. Bleiben Sie 5 Sekunden lang in dieser Stellung. Halten Sie das gestreckte linke Bein 15 cm über dem Boden.

5

Schließen Sie die Füße, die Zehen sind gestreckt. Halten Sie die Stellung 5 Sekunden lang. Sie spüren dabei die Anspannung der Bauchmuskeln.

6

Führen Sie das linke Bein zur Stirn. Senken Sie das rechte Bein, bis es sich 15 cm über dem Boden befindet. Wiederholen Sie die Schritte 4–6 mehrmals.

Beinheben aus der Bauchlage

Das Beinheben aus der Bauchlage ist eine gute Übung für die Gesäßmuskeln. Mit zunehmendem Alter erschlaffen die Gesäßmuskeln, und viele Menschen finden es schwierig, diesen Körperabschnitt gezielt zu trainieren. Durch die meisten Übungen in dem vorliegenden Buch werden die Gesäßmuskeln gestrafft, da bei diesem Fitneßkonzept großer Wert auf eine gute Körperhaltung gelegt wird, d.h., das Steißbein wird immer eingezogen und das Gesäß angespannt. Das Beinheben aus der Bauchlage stärkt außerdem die unteren Rückenmuskeln und strafft die Bauch- und Beinmuskeln. Beschwerden wie Ischias und Hexenschuß werden gelindert. Es handelt sich um eine anstrengende Übung. Achten Sie deshalb auf eine tiefe, gleichmäßige Atmung.

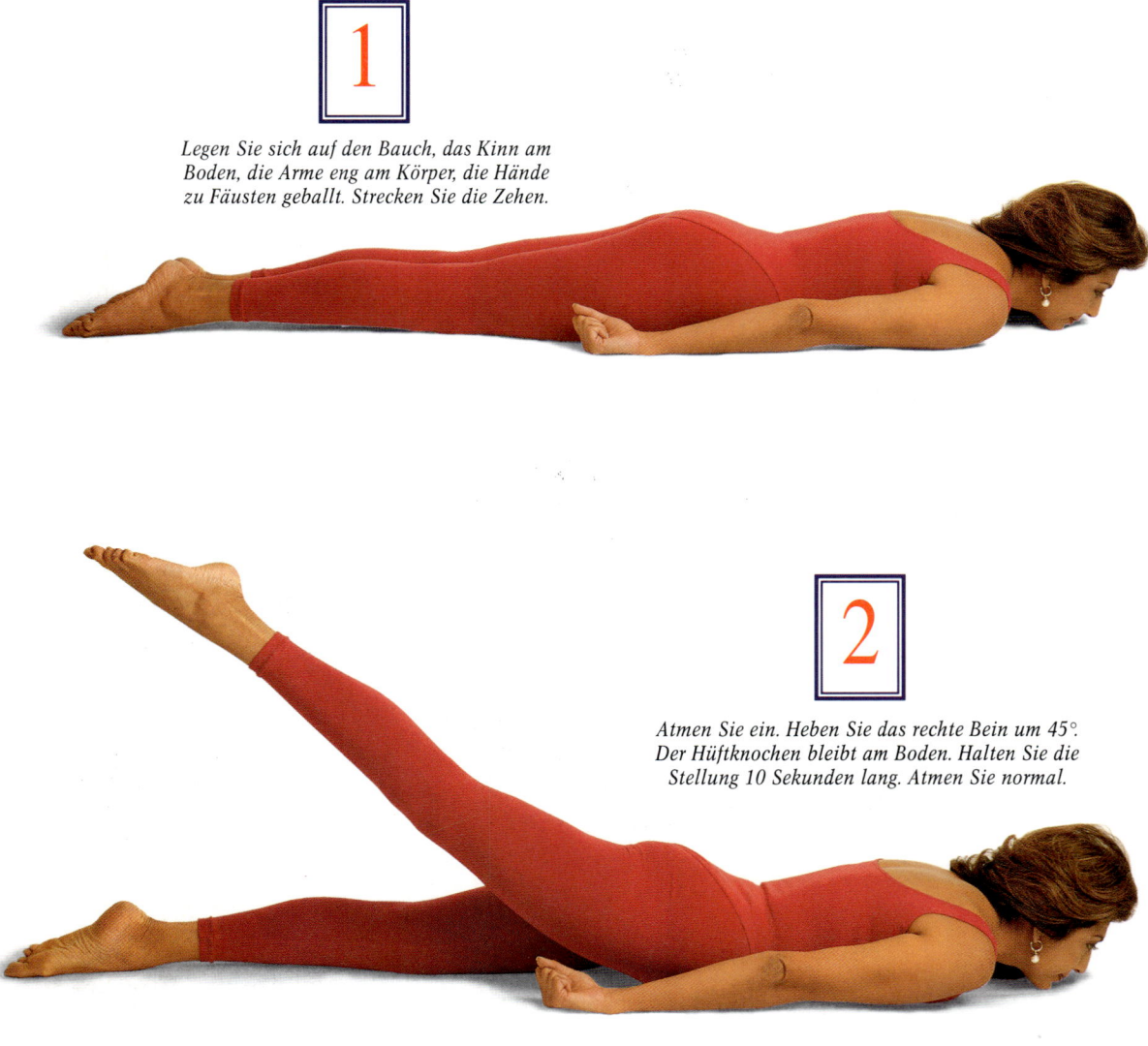

1

Legen Sie sich auf den Bauch, das Kinn am Boden, die Arme eng am Körper, die Hände zu Fäusten geballt. Strecken Sie die Zehen.

2

Atmen Sie ein. Heben Sie das rechte Bein um 45°. Der Hüftknochen bleibt am Boden. Halten Sie die Stellung 10 Sekunden lang. Atmen Sie normal.

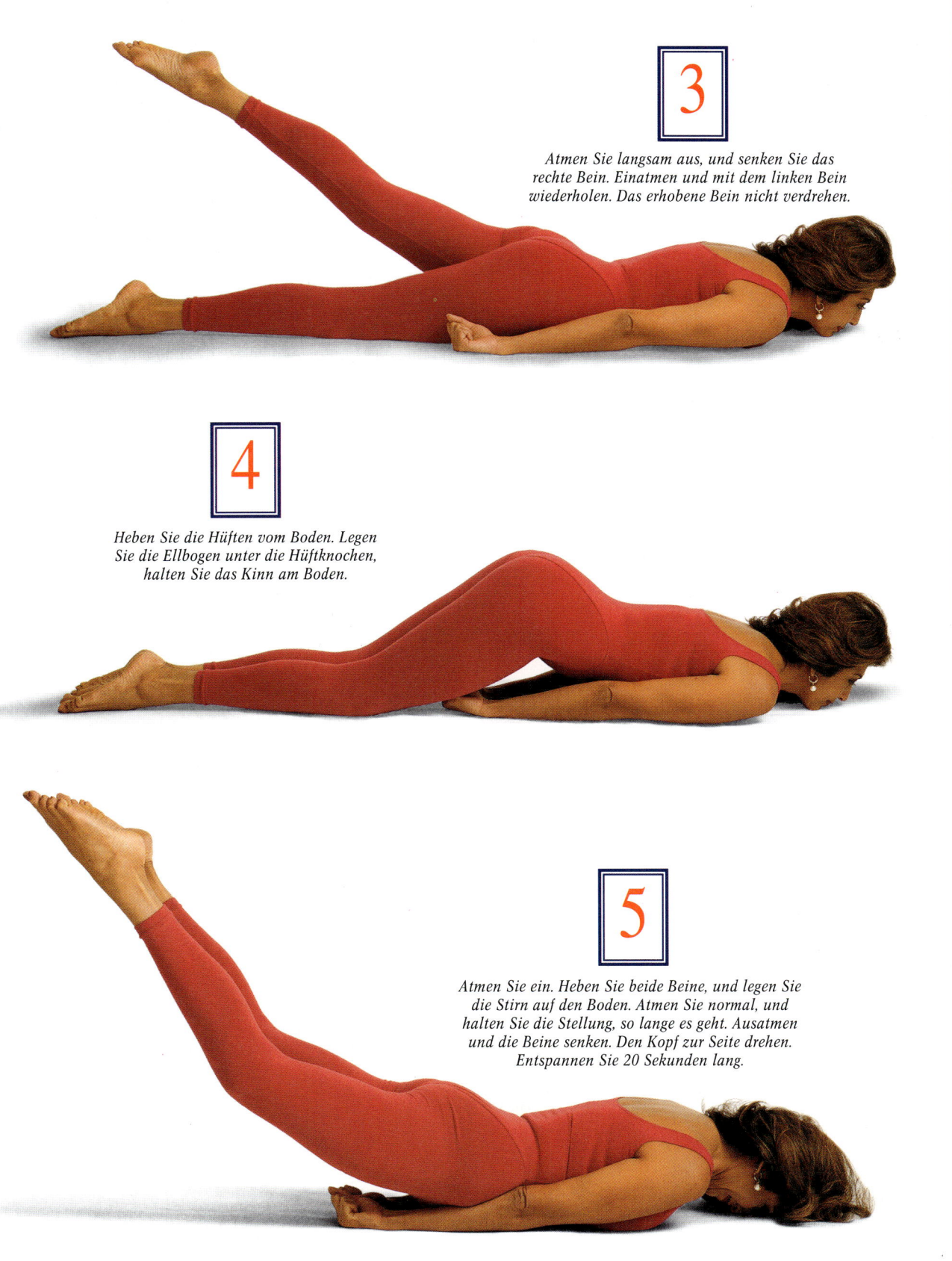

3

Atmen Sie langsam aus, und senken Sie das rechte Bein. Einatmen und mit dem linken Bein wiederholen. Das erhobene Bein nicht verdrehen.

4

Heben Sie die Hüften vom Boden. Legen Sie die Ellbogen unter die Hüftknochen, halten Sie das Kinn am Boden.

5

Atmen Sie ein. Heben Sie beide Beine, und legen Sie die Stirn auf den Boden. Atmen Sie normal, und halten Sie die Stellung, so lange es geht. Ausatmen und die Beine senken. Den Kopf zur Seite drehen. Entspannen Sie 20 Sekunden lang.

Der Jet

Der Jet ist eine dynamische Übung, die den Pulsschlag erhöht sowie Ihre Beweglichkeit und Ausdauer verbessert. Der untere Rückenbereich wird gestärkt, Hüft-, Gesäß- und Oberschenkelmuskeln werden gefestigt. Durch das Balancieren auf den Hüftknochen werden außerdem die Bauchmuskeln gestrafft. Bei Schritt 5 werden Sie sich wie ein startbereites Düsenflugzeug fühlen.

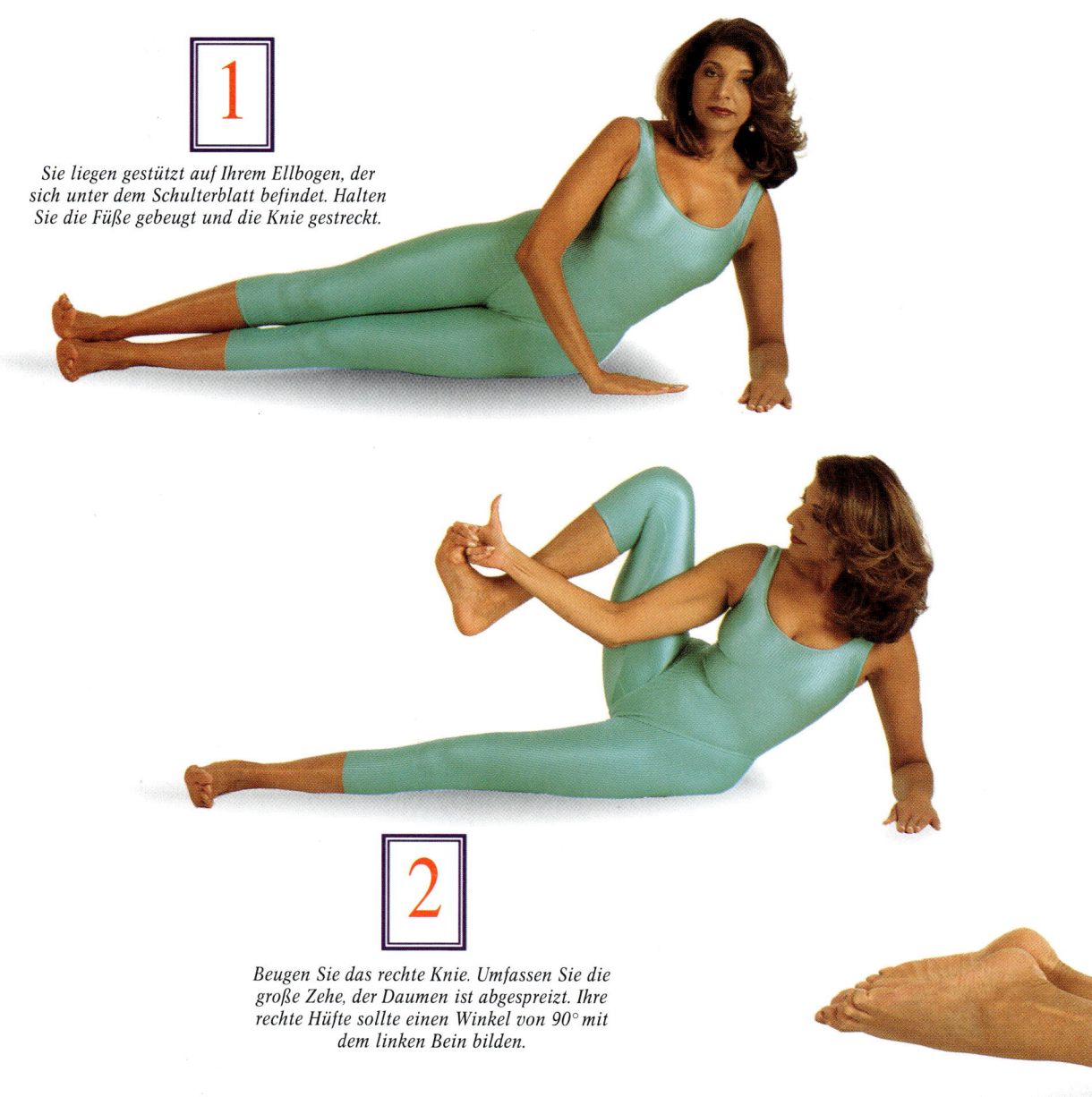

1

Sie liegen gestützt auf Ihrem Ellbogen, der sich unter dem Schulterblatt befindet. Halten Sie die Füße gebeugt und die Knie gestreckt.

2

Beugen Sie das rechte Knie. Umfassen Sie die große Zehe, der Daumen ist abgespreizt. Ihre rechte Hüfte sollte einen Winkel von 90° mit dem linken Bein bilden.

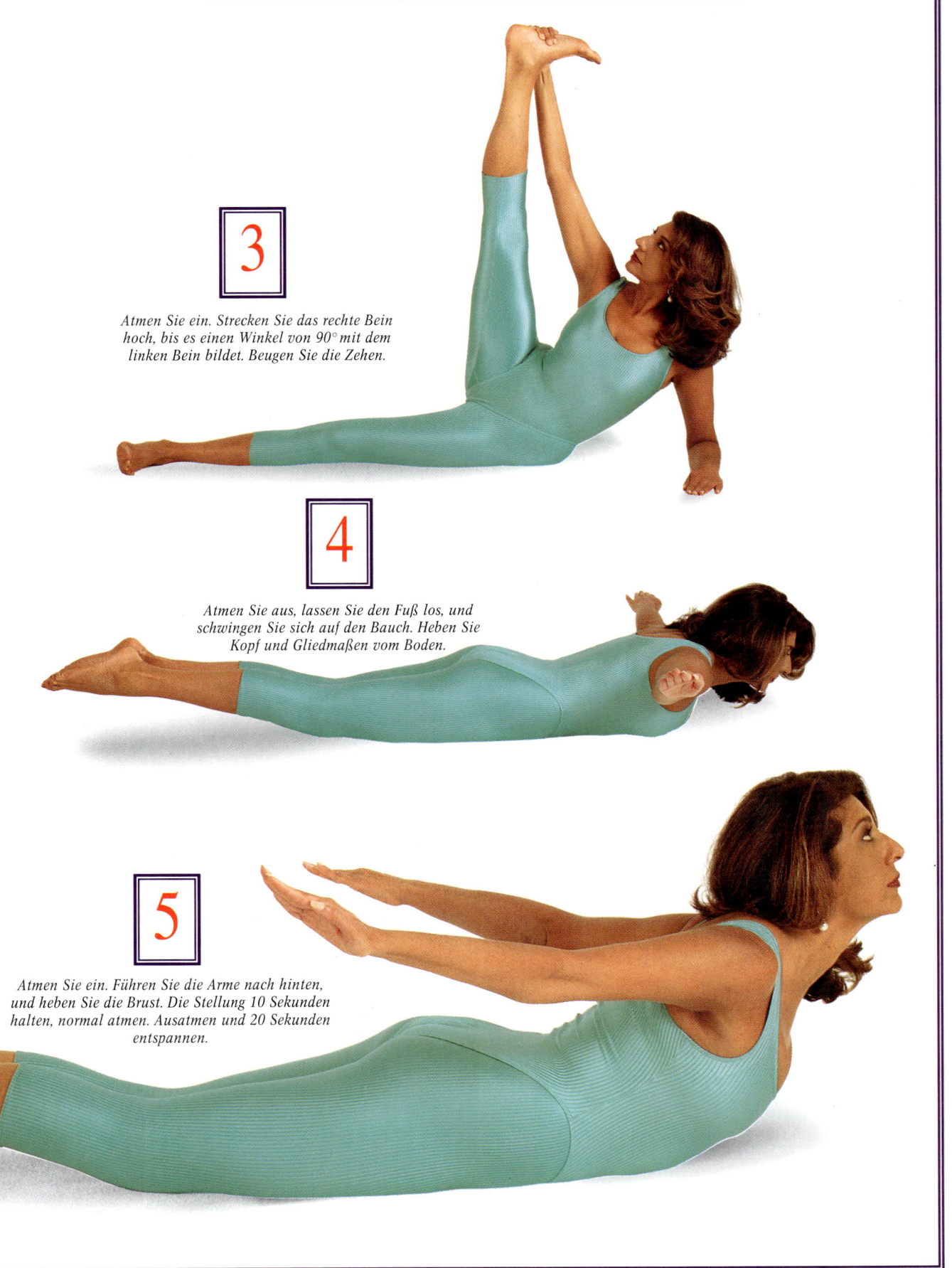

3

Atmen Sie ein. Strecken Sie das rechte Bein hoch, bis es einen Winkel von 90° mit dem linken Bein bildet. Beugen Sie die Zehen.

4

Atmen Sie aus, lassen Sie den Fuß los, und schwingen Sie sich auf den Bauch. Heben Sie Kopf und Gliedmaßen vom Boden.

5

Atmen Sie ein. Führen Sie die Arme nach hinten, und heben Sie die Brust. Die Stellung 10 Sekunden halten, normal atmen. Ausatmen und 20 Sekunden entspannen.

Sitzbalance

Diese Übung stärkt die untere Rückenpartie und strafft die Bauchmuskeln. Sie ist ideal, um einen flachen Bauch zu bekommen, vor allem nach einer Entbindung. Es ist nicht leicht, im Sitzen zu balancieren, da Sie ohne Unterstützung der Beinmuskeln die Wirbelsäule strecken und Ihr Gewicht halten müssen. Nach der Sitzbalance-Übung sollten Sie sich auf den Rücken legen und entspannen (siehe Schritt 1 der tiefen Entspannung auf Seite 125).

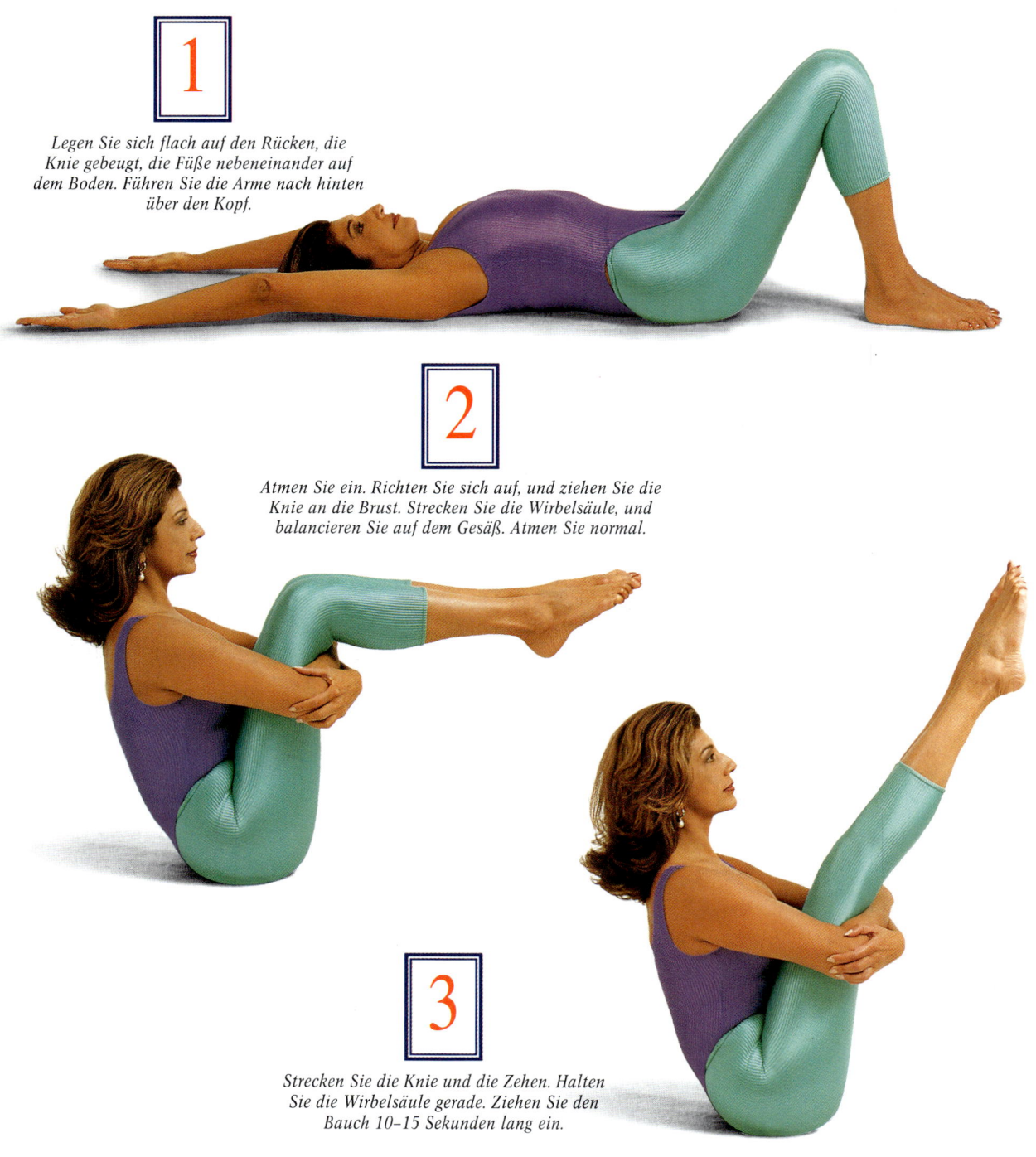

1

Legen Sie sich flach auf den Rücken, die Knie gebeugt, die Füße nebeneinander auf dem Boden. Führen Sie die Arme nach hinten über den Kopf.

2

Atmen Sie ein. Richten Sie sich auf, und ziehen Sie die Knie an die Brust. Strecken Sie die Wirbelsäule, und balancieren Sie auf dem Gesäß. Atmen Sie normal.

3

Strecken Sie die Knie und die Zehen. Halten Sie die Wirbelsäule gerade. Ziehen Sie den Bauch 10–15 Sekunden lang ein.

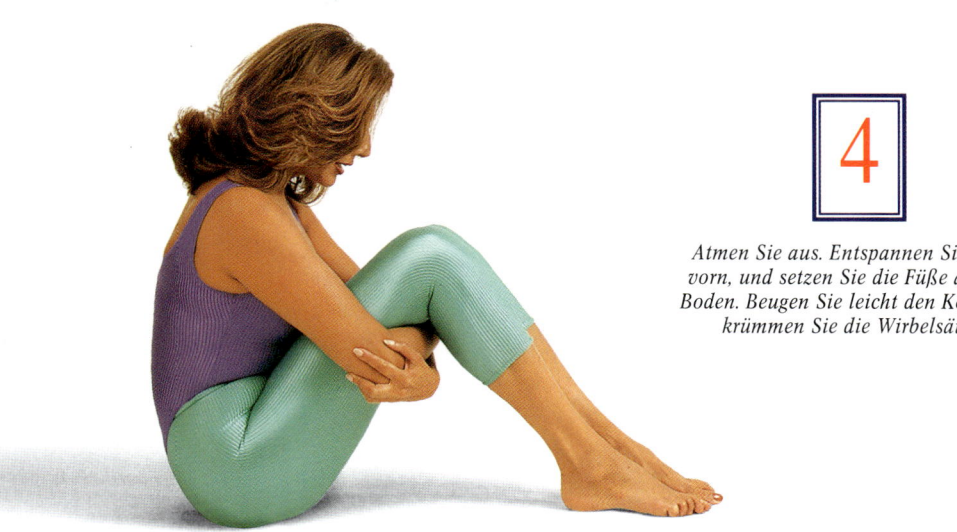

4

Atmen Sie aus. Entspannen Sie nach vorn, und setzen Sie die Füße auf den Boden. Beugen Sie leicht den Kopf, und krümmen Sie die Wirbelsäule.

5

Strecken Sie die Beine. Dehnen Sie vom Steißbein aus. Atmen Sie normal, und strecken Sie das Kinn nach vorn. Umfassen Sie die Großzehen, der Daumen ist abgespreizt.

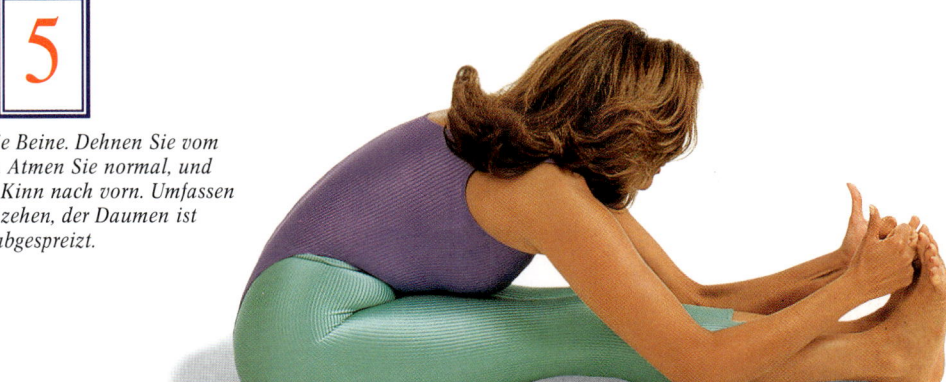

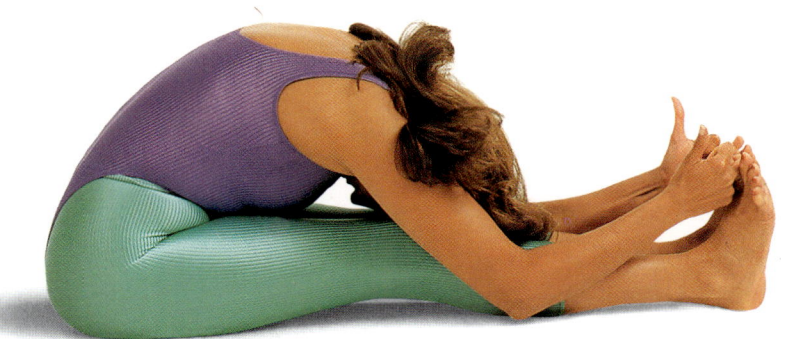

6

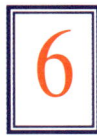

Strecken Sie sich, so weit es geht, nach vorn. Senken Sie die Stirn 20 Sekunden lang auf die Knie. Richten Sie sich auf, und entspannen Sie.

Einarmige Balance

Diese Übung stärkt die Unter- und Oberarme sowie die Schultern. Sie sieht recht schwierig aus. Aber wenn Sie Ihren Körper in die richtige Stellung bringen, werden Sie überrascht sein, wie leicht es Ihnen fällt. Wenn sich Schultern, Hüften und Füße in einer geraden Linie befinden, wird Ihr Körper leicht wie eine Feder, und Sie spüren, wie Sie ihn vollkommen beherrschen.

Die Balance-Stellungen kosten viel Energie, weil Sie eine erhöhte Konzentration erfordern. Je schwieriger die Position wird, desto tiefer sollten Sie atmen. Sie werden spüren, wie sich Ihr Energieniveau dabei erhöht.

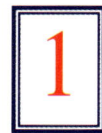

Legen Sie sich auf den Bauch, die Wirbelsäule gestreckt, die Zehen nach unten gepreßt und die Hände unter den Schulterblättern. Blicken Sie geradeaus.

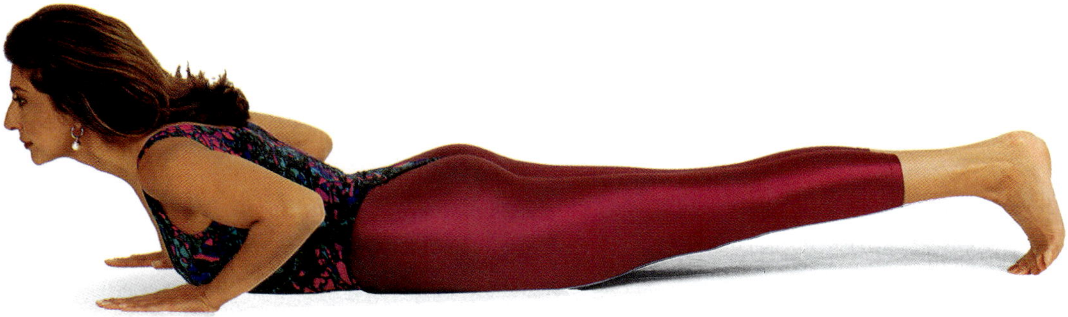

2

Atmen Sie ein. Stemmen Sie sich hoch, und halten Sie die Hüften nach unten. Strecken Sie die Ellbogen, halten Sie die Beine durchgestreckt, und spannen Sie alle Muskeln an.

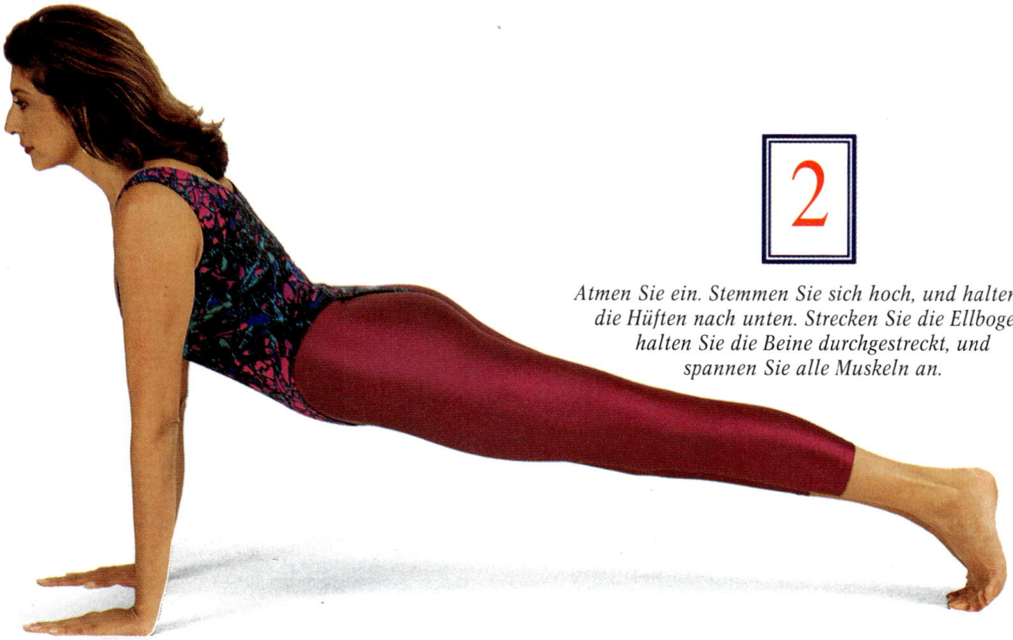

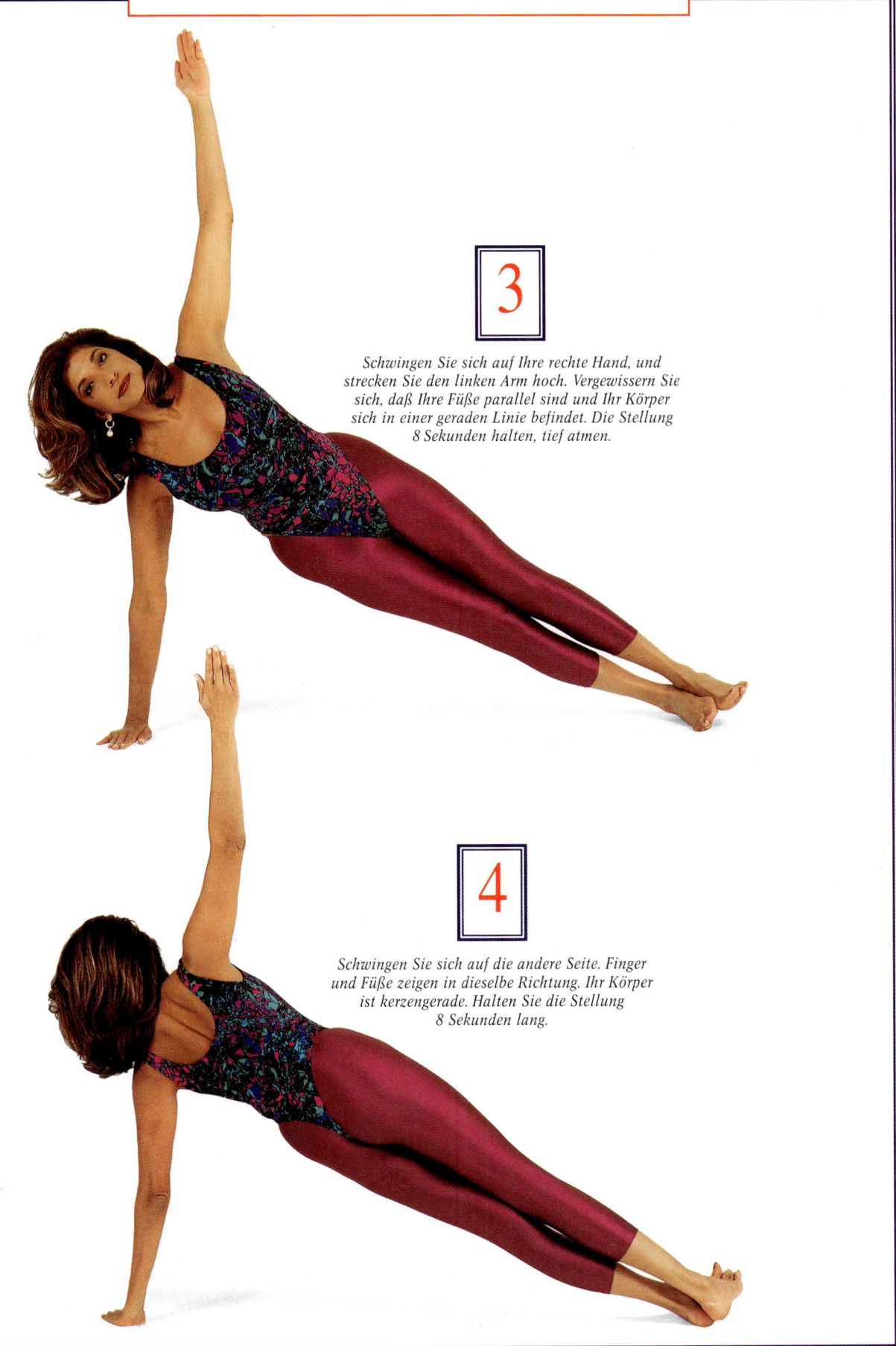

3

Schwingen Sie sich auf Ihre rechte Hand, und strecken Sie den linken Arm hoch. Vergewissern Sie sich, daß Ihre Füße parallel sind und Ihr Körper sich in einer geraden Linie befindet. Die Stellung 8 Sekunden halten, tief atmen.

4

Schwingen Sie sich auf die andere Seite. Finger und Füße zeigen in dieselbe Richtung. Ihr Körper ist kerzengerade. Halten Sie die Stellung 8 Sekunden lang.

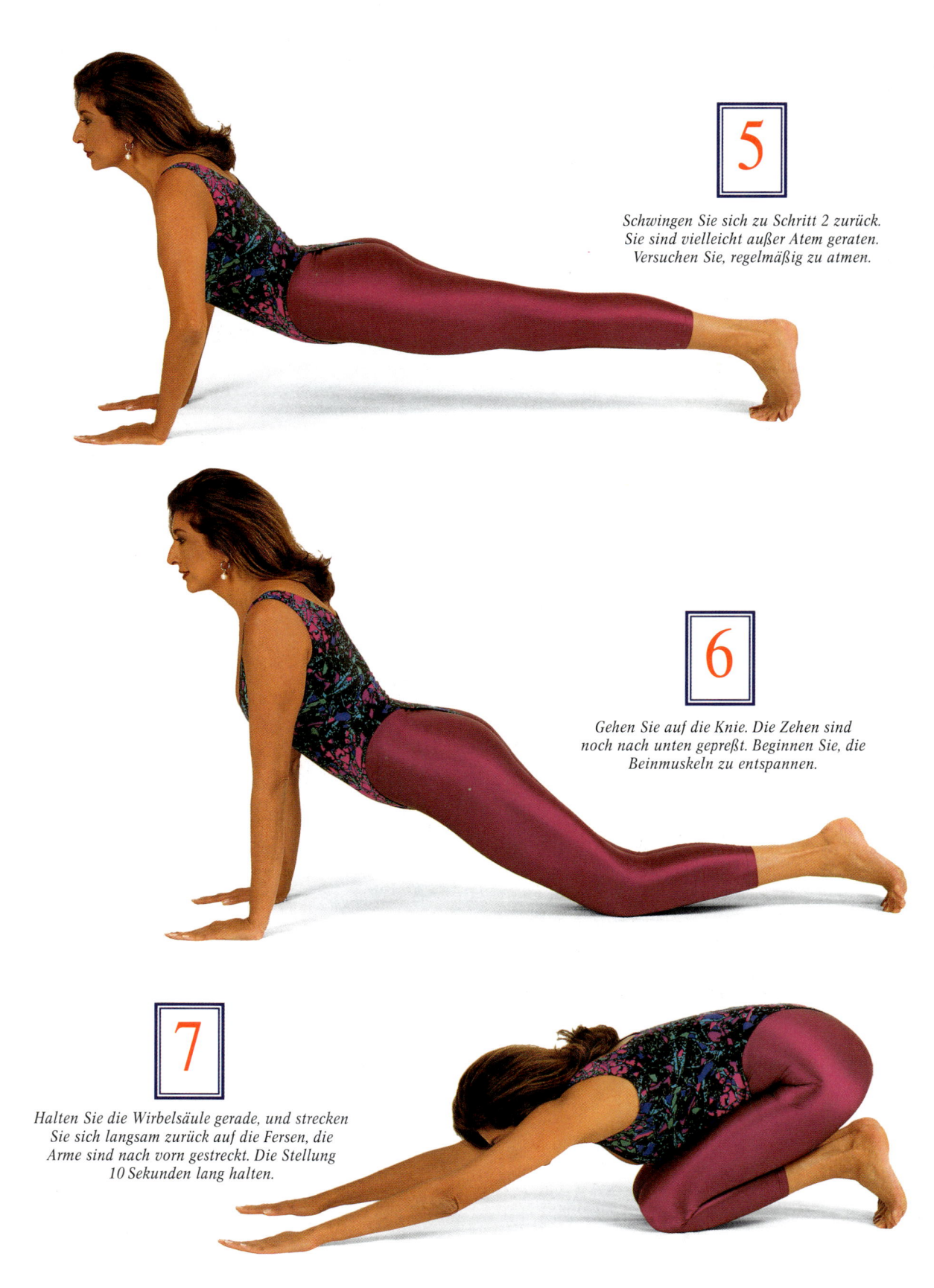

5

Schwingen Sie sich zu Schritt 2 zurück.
Sie sind vielleicht außer Atem geraten.
Versuchen Sie, regelmäßig zu atmen.

6

Gehen Sie auf die Knie. Die Zehen sind
noch nach unten gepreßt. Beginnen Sie, die
Beinmuskeln zu entspannen.

7

Halten Sie die Wirbelsäule gerade, und strecken
Sie sich langsam zurück auf die Fersen, die
Arme sind nach vorn gestreckt. Die Stellung
10 Sekunden lang halten.

Dehnung mit den Händen

Seien Sie nicht entmutigt, wenn Sie diese Übung nicht gleich beherrschen, obwohl sie leicht aussieht. Vielleicht gelingt sie Ihnen zunächst nur auf einer Seite. Mit zunehmender Übung werden Sie merken, wie sich die versteiften Muskeln lockern. Diese Dehnungsübung soll den Brustkorb erweitern und Spannungen im Nacken und in den Schultern lösen. Es ist wichtig, daß Sie die Schultern geradehalten, damit die obere Rückenpartie in einer Linie bleibt.

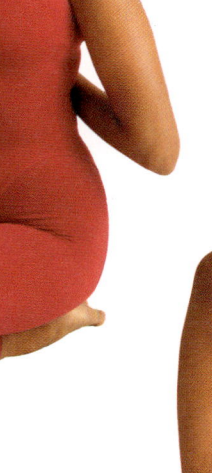

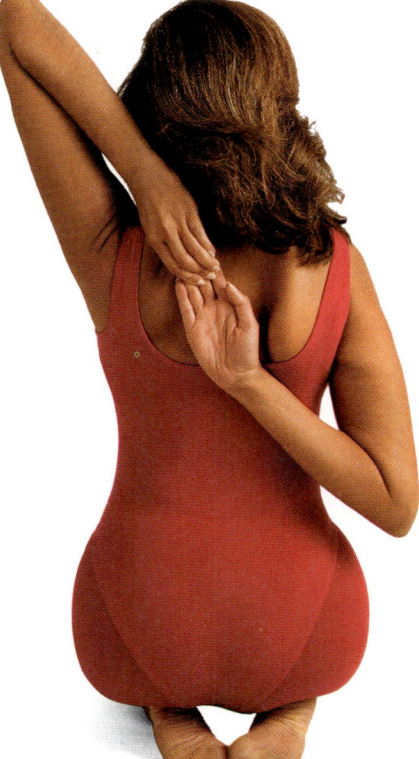

3

Wiederholung auf der anderen Seite. Führen Sie den rechten Arm zum Rücken, und heben Sie den linken Arm über die Schulter.

1

Setzen Sie sich auf die Fersen, die Wirbelsäule ist gestreckt. Führen Sie den linken Arm zum Rücken, die Handfläche zeigt nach außen. Beugen Sie den rechten Ellbogen und heben Sie den Arm über den Kopf.

2

Bewegen Sie die linke Hand zwischen den Schulterblättern, soweit es geht, nach oben. Versuchen Sie, die Fingerspitzen mit der rechten Hand zu ergreifen und 8 Sekunden lang zu halten.

Mit den Armen atmen

Die meisten Menschen benutzen nur 10 Prozent Ihrer Lungenkapazität. Das führt zu Müdigkeit und Energielosigkeit, und Atemprobleme wie Asthma, Lungenemphysem und Kurzatmigkeit werden verstärkt.

All das soll mit dieser Atemübung bekämpft werden. Die Lungenkapazität wird vergrößert und die Durchblutung des Körpers verbessert. Atmen Sie tief und langsam durch die Nase ein, und füllen Sie Ihre Lungen mit Luft. Halten Sie den Atem bei erhobenen Ellbogen einige Sekunden lang an. Fühlen Sie die Spannung im Nacken, in den Schultern und in den Ellbogen. Beim Ausatmen durch den Mund lassen Sie die Luft langsam und gleichmäßig entweichen.

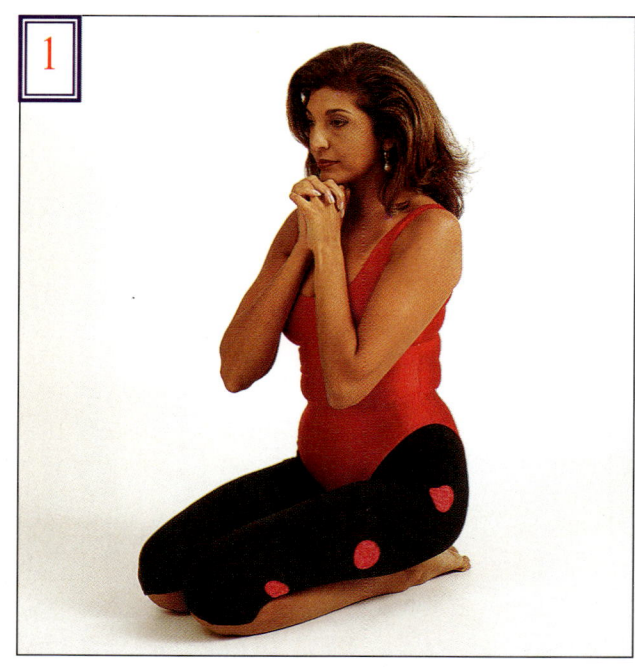

Setzen Sie sich auf die Fersen, die Hände sind unter dem Kinn verschränkt. Halten Sie Ihr Kinn parallel zum Boden.

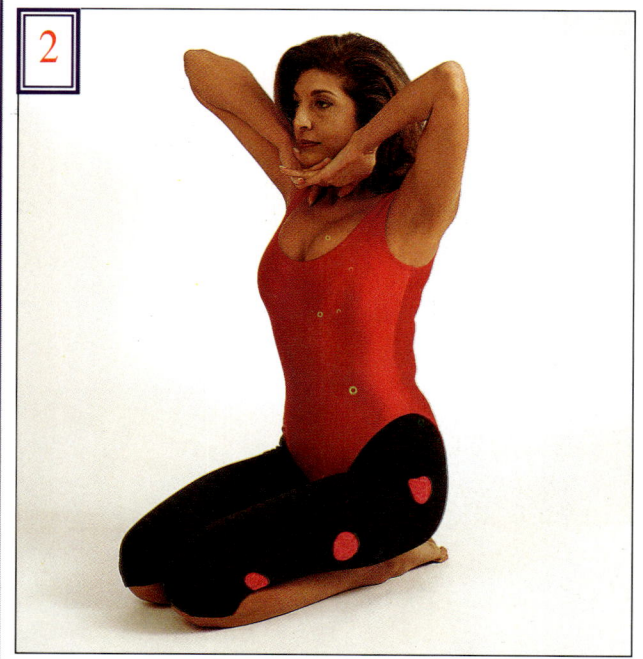

Atmen Sie 6 Sekunden lang ein, und heben Sie die Ellbogen so hoch es geht. Nicht nach vorn beugen. Die Wirbelsäule geradehalten.

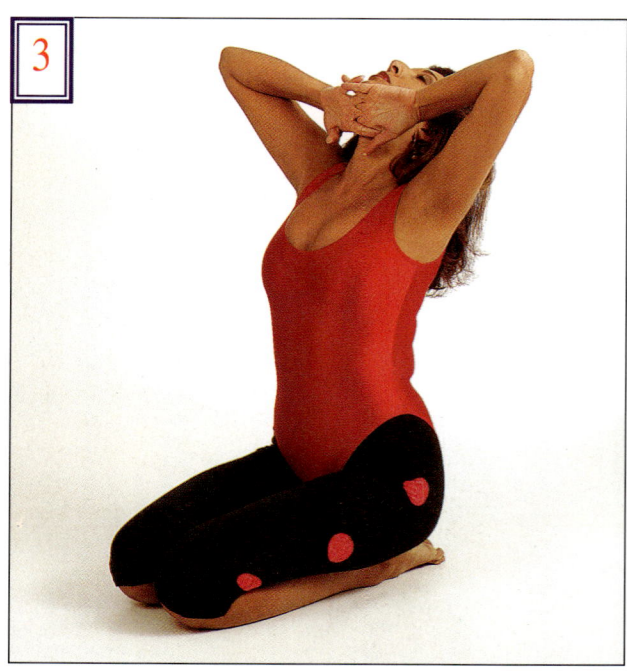

Lassen Sie die Bewegungen fließen. Langsam durch den Mund ausatmen. Nach oben blicken und den Kopf zurückbeugen.

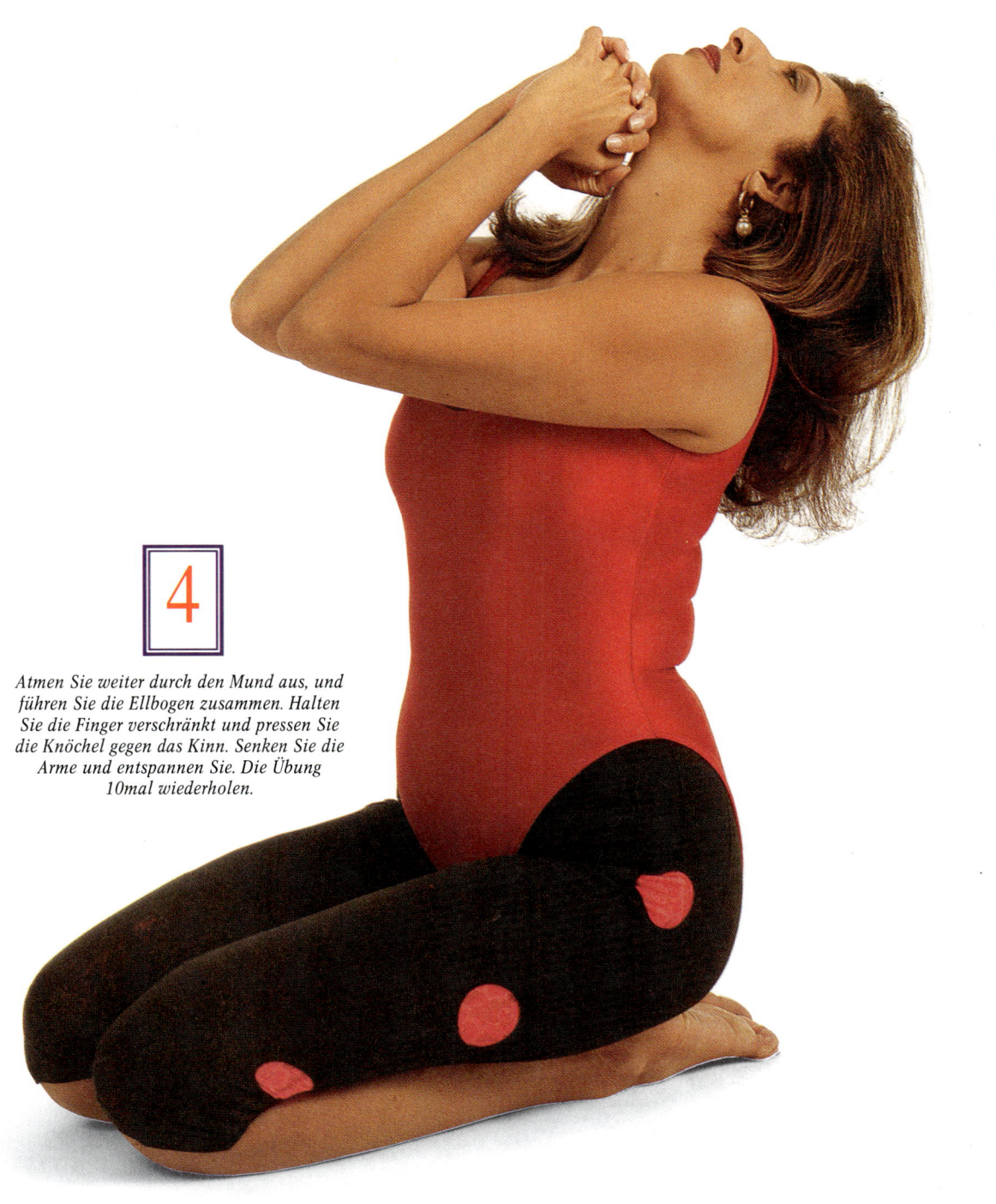

4

Atmen Sie weiter durch den Mund aus, und
führen Sie die Ellbogen zusammen. Halten
Sie die Finger verschränkt und pressen Sie
die Knöchel gegen das Kinn. Senken Sie die
Arme und entspannen Sie. Die Übung
10mal wiederholen.

Maximale Dehnung

Stretching ist der beste Weg, um vom Scheitel bis zur Sohle fit zu werden. Unsere Übungen dehnen verkrampfte Muskeln auf ihre maximale Länge. Das verbessert den Muskeltonus, beseitigt überflüssige Fettpolster, hilft gegen Cellulitis und strafft den Körper.

Stretching wirkt sich günstig auf den ganzen Körper aus. Es verbessert die Durchblutung, beruhigt das Nervensystem und ist die sanfteste Methode, um Muskelverspannungen zu lösen. Dehnungsübungen nach vorn, hinten und zur Seite fördern außerdem eine optimale Körperhaltung.

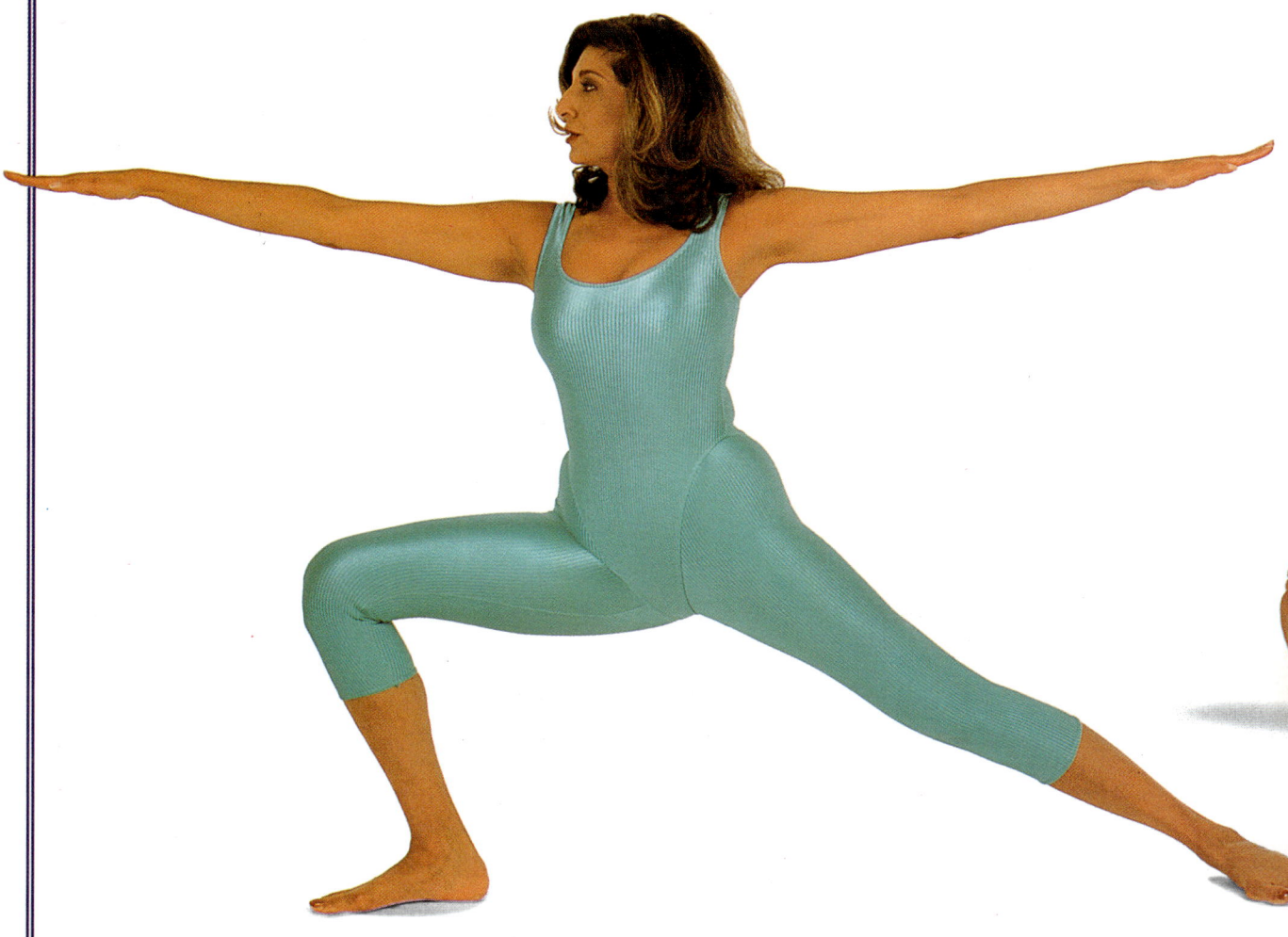

Stretching erhöht Ihre Beweglichkeit und Geschmeidigkeit. Es hilft, den Körper zu entgiften, stärkt das Immunsystem und beugt Krankheiten vor. Stellen Sie sich bei der Durchführung der folgenden Übungen vor, Sie seien ein Gummiband. Dehnen und strecken Sie sich mit aller Kraft. Nach dem Training werden Sie einen starken Energieschub spüren – vergleichbar einem Gummiband, das nach maximaler Dehnung losgelassen wird.

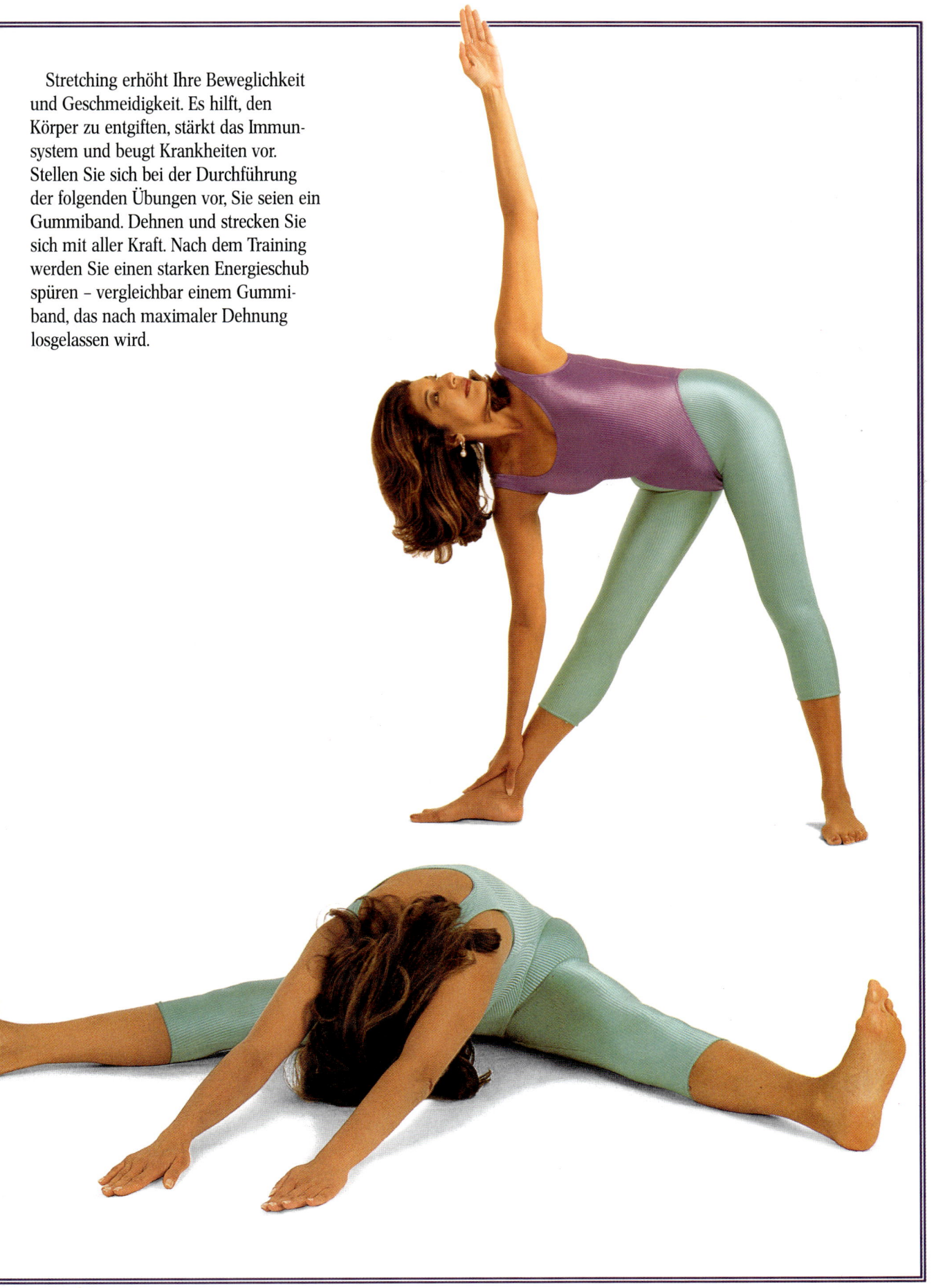

Dehnung nach oben 1

Diese Übung korrigiert eine schlechte Körperhaltung und verleiht Ihnen Grazie und eine gute Balance. Setzen Sie die Füße fest auf den Boden, und stellen Sie sich vor, Sie wachsen nach oben, indem Sie die Muskeln oberhalb der Kniescheiben sowie die Muskeln im Bereich der Oberschenkel, Hüften und Taille anspannen. Heben Sie den Brustkorb, aber halten Sie die Schulterblätter gesenkt. Strecken Sie den Nacken, und halten Sie das Kinn gerade, als ob Sie am Schopf nach oben gezogen werden.

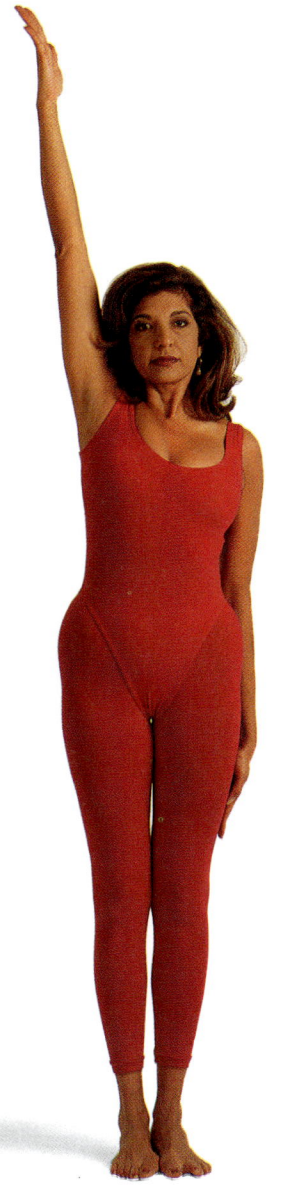

Stehen Sie kerzengerade, und verteilen Sie Ihr Gewicht gleichmäßig auf Fersen und Zehen. Heben Sie den rechten Arm.

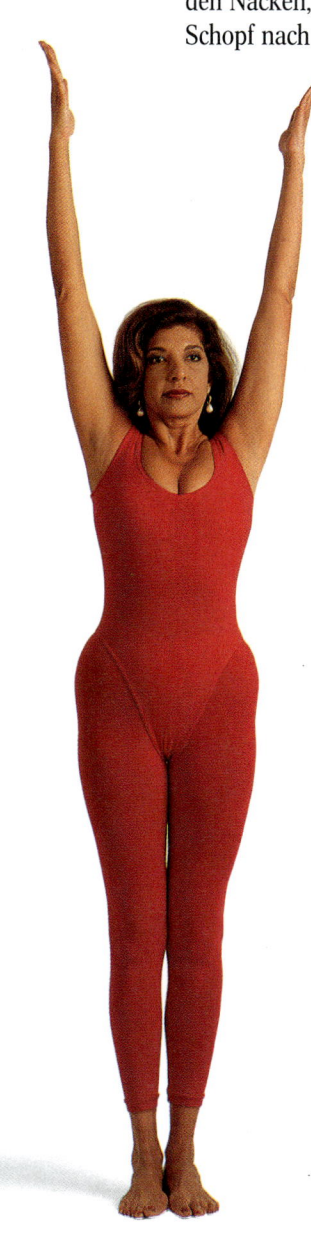

Spreizen Sie die Zehen auf dem Boden, und heben Sie den linken Arm. Recken Sie sich empor, die Schultern sind gesenkt. 5 Sekunden halten.

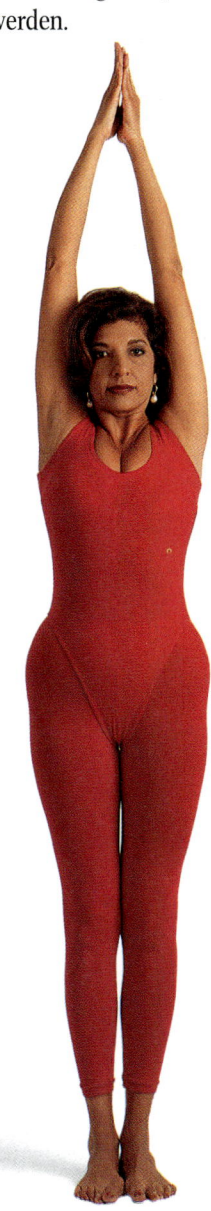

Die Handflächen zusammenführen, Ellbogen sind gestreckt, Arme möglichst eng an den Ohren. Stellung 5 Sekunden halten.

Dehnung nach oben 2

Diese Übung führt Sie noch einen Schritt weiter. Beim Balancieren auf den Zehenspitzen wird Ihre Konzentrationsfähigkeit gefördert. Jeder Muskel im Körper wird gedehnt und gestrafft, während Ihr Geist vollkommen ruhig bleibt. Je länger Sie auf den Zehen stehen, desto besser beherrschen Sie Ihren Körper. Vergewissern Sie sich, daß die Muskeln oberhalb der Kniescheiben während der Dehnung angespannt sind. Das wird Ihnen helfen, Balance zu halten.

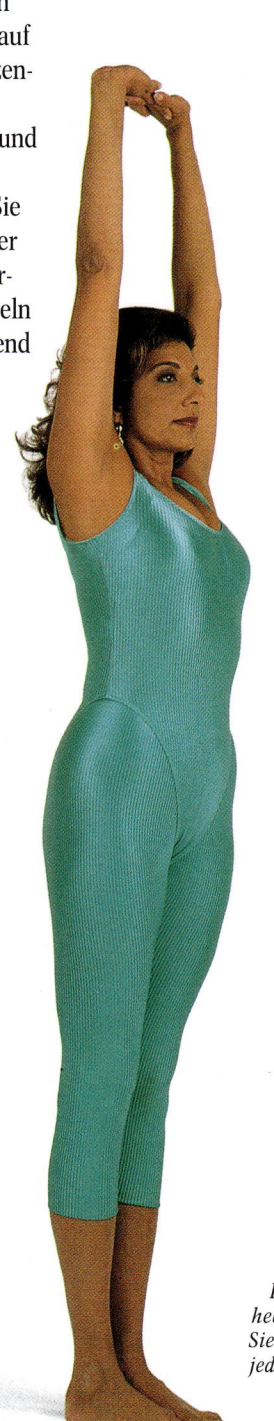

1

Stehen Sie mit geschlossenen Füßen, die Arme sind über den Kopf gestreckt. Verschränken Sie die Finger, und halten Sie die Ellbogen gerade.

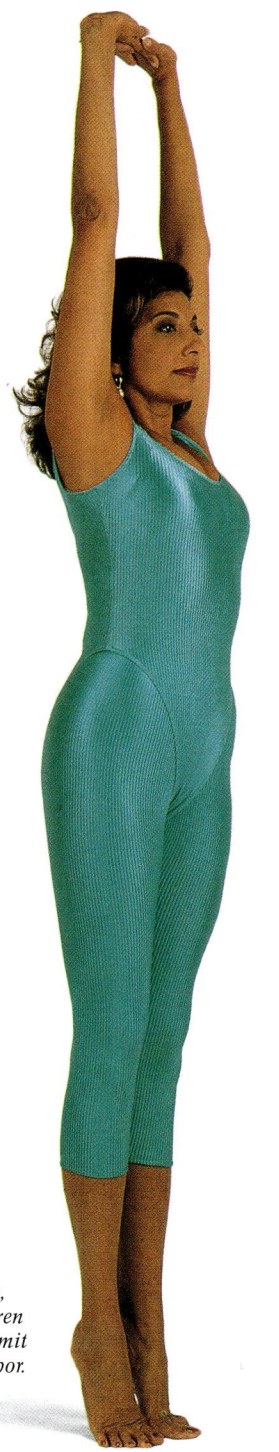

2

Fixieren Sie einen Punkt vor sich, heben Sie die Fersen, und balancieren Sie auf den Zehen. Recken Sie sich mit jeder Muskelfaser Ihres Körpers empor.

Seitwärts-dehnung

Diese Übung verleiht Ihnen Geschmeidigkeit und ein jugendliches Aussehen. Ihre Taille wird schlank, und Sie verlieren überflüssige Fettpolster auf den Hüften und Oberschenkeln. Denken Sie daran, immer von der Hüfte - nicht von der Taille aus - zu dehnen. Die Hüften bleiben gerade, und die Füße stehen fest auf dem Boden. Achten Sie darauf, sich nicht nach vorn zu beugen. Stellen Sie sich vor, daß Sie sich von den Zehen bis zu den Fingerspitzen dehnen.

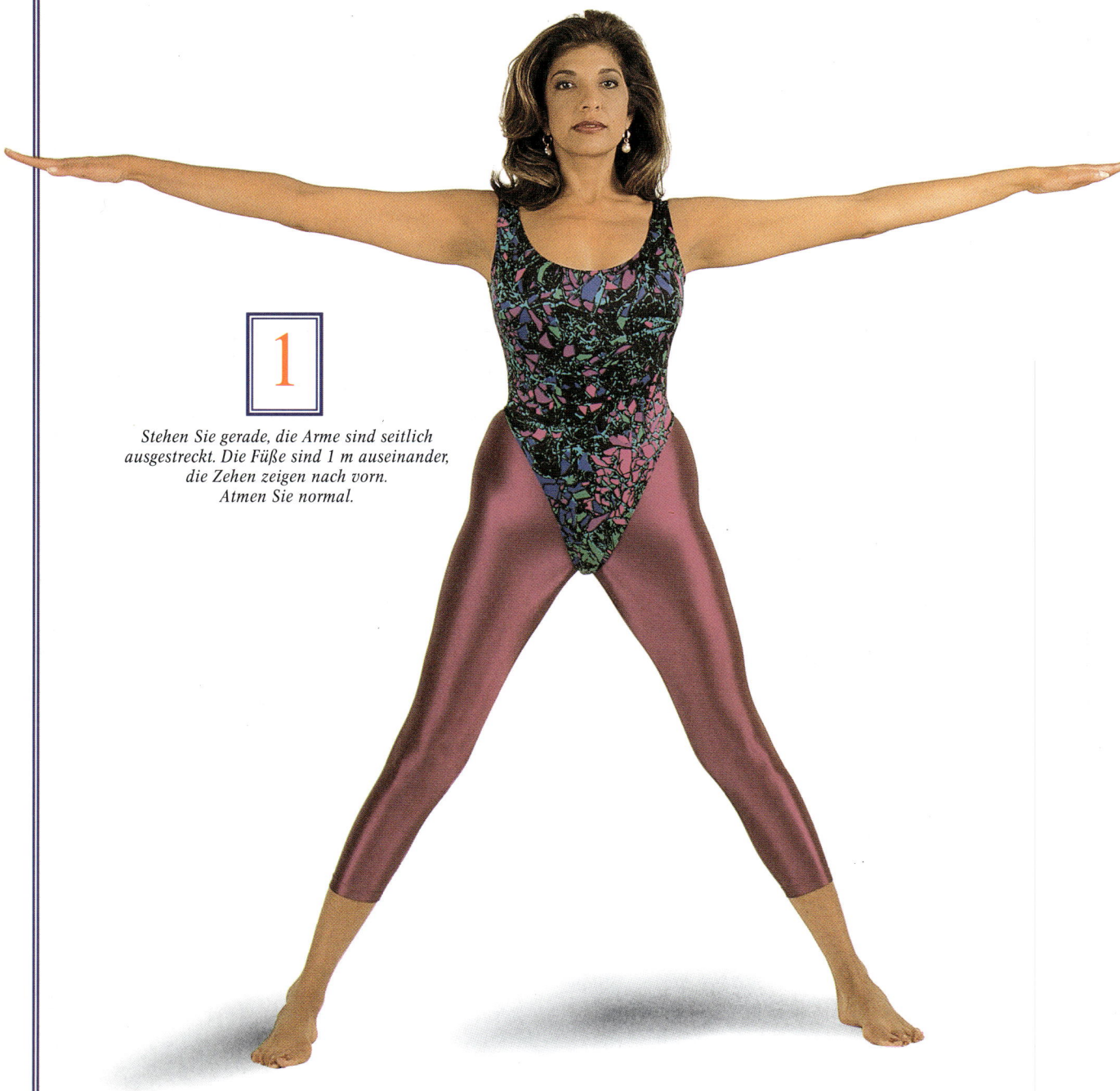

1

Stehen Sie gerade, die Arme sind seitlich ausgestreckt. Die Füße sind 1 m auseinander, die Zehen zeigen nach vorn. Atmen Sie normal.

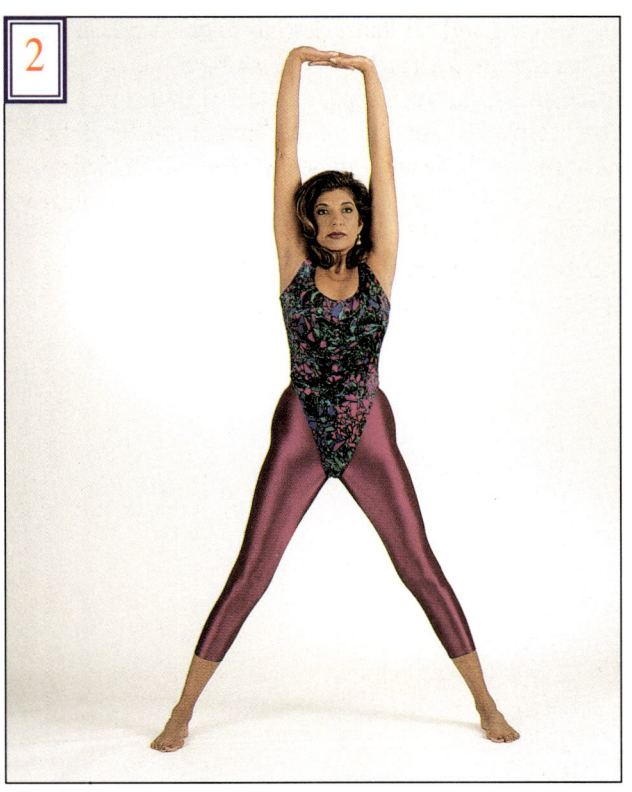

Atmen Sie ein. Strecken Sie die Arme maximal empor, die Finger sind verschränkt, die Handflächen weisen nach oben.

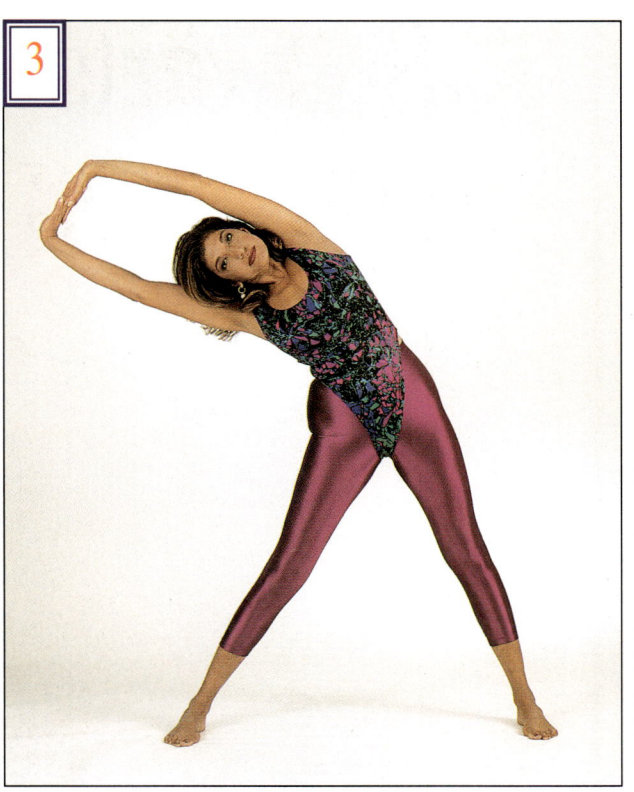

Atmen Sie aus, und dehnen Sie nach rechts. Fersen und Zehen gleichmäßig belasten und nach unten drücken. Normal atmen und 10 Sekunden halten.

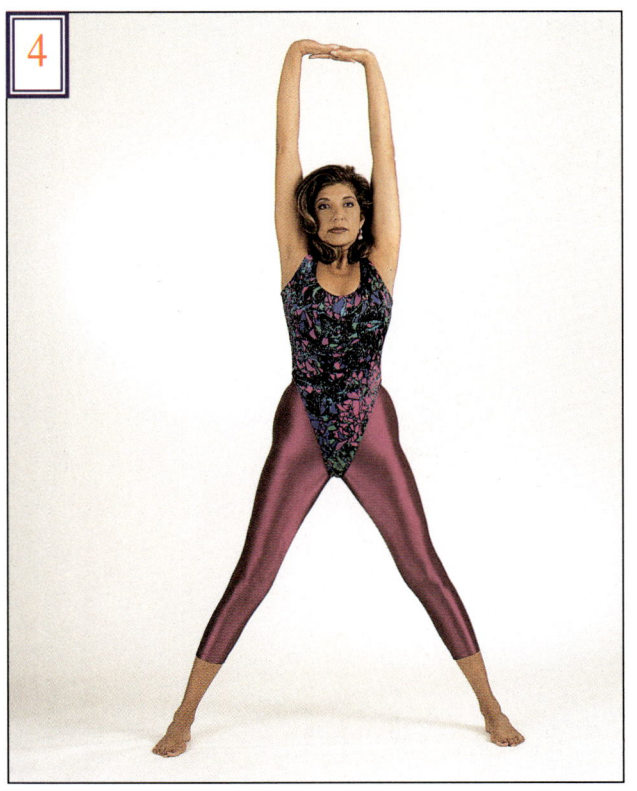

Zurück zu Schritt 2. Strecken Sie die ganze Wirbelsäule vom Steißbein aus.

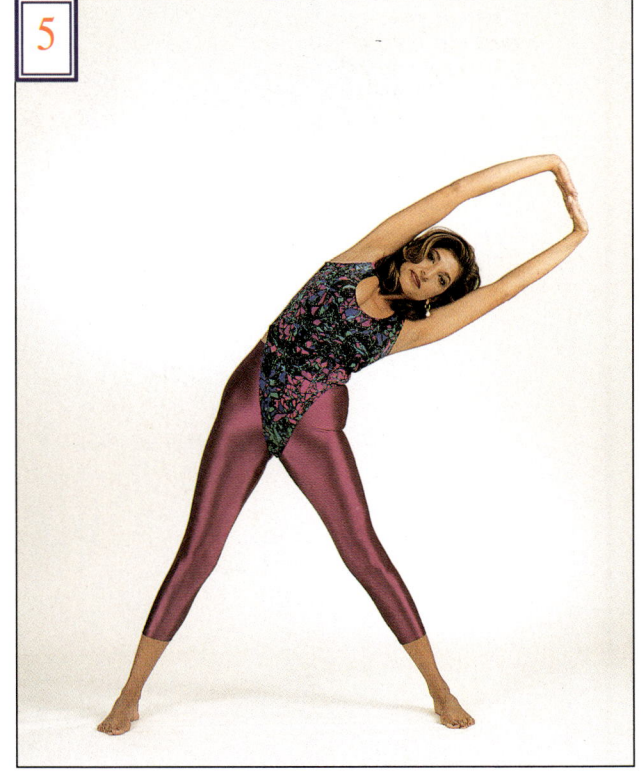

Atmen Sie aus, und dehnen Sie nach links. Atmen Sie normal, und halten Sie die Stellung 10 Sekunden. Zurück zu Schritt 1 und entspannen.

Das Dreieck

Die Dreiecksstellung führt Sie noch einen Schritt weiter als die Seitwärtsdehnung. Ihre Bein- und Hüftmuskeln werden gelockert, die Elastizität der Wirbelsäule verbessert sich, Rückenschmerzen und Verspannungen im Nacken werden gelindert. Durch diese Übung werden auch die Brustmuskeln gestärkt und die Bauchorgane stimuliert. Die Übung sieht zwar einfach aus, aber es ist recht schwierig, den Arm in einer Linie mit dem gestreckten Rücken zu halten, so wie in Schritt 4.

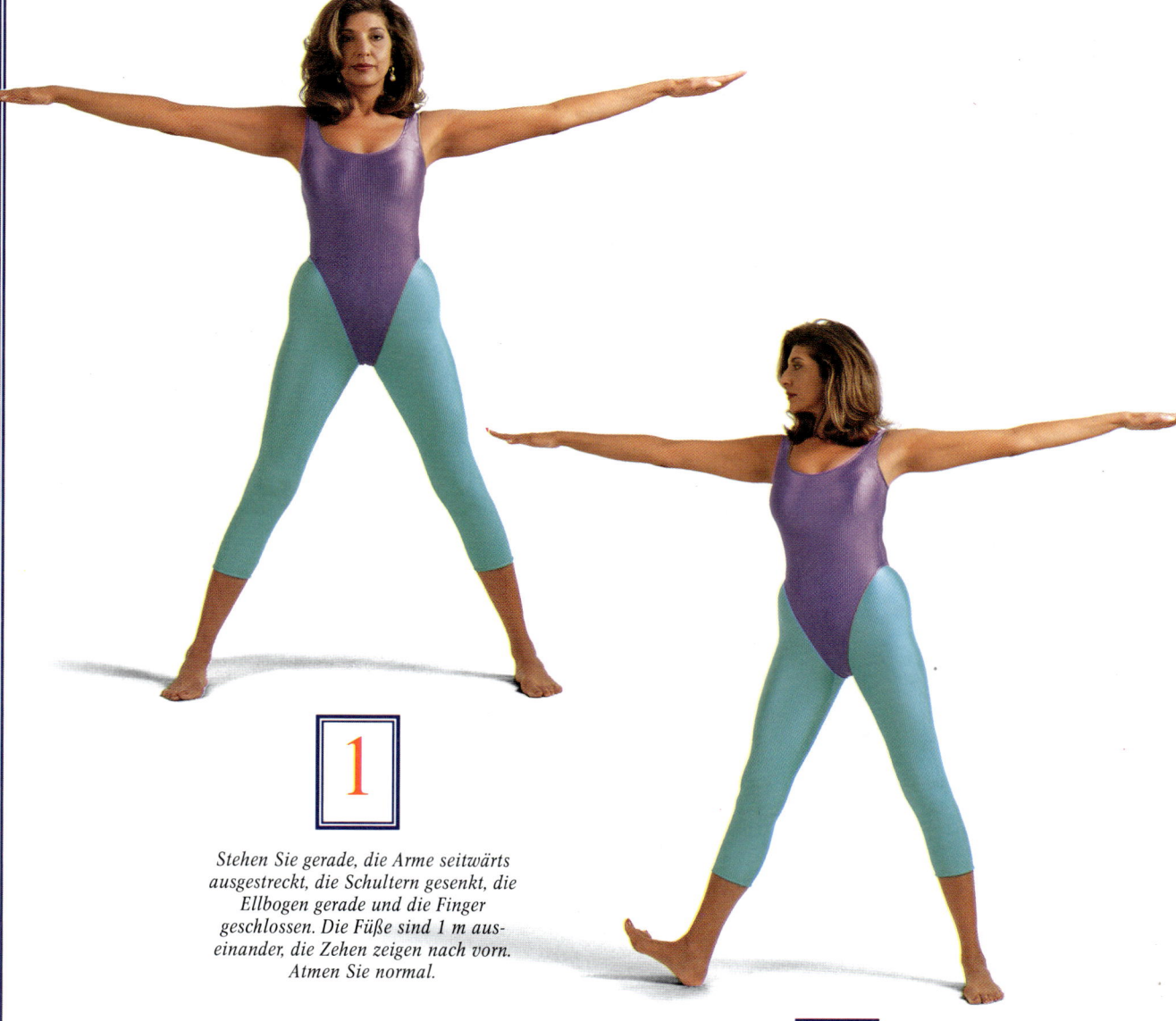

1

Stehen Sie gerade, die Arme seitwärts ausgestreckt, die Schultern gesenkt, die Ellbogen gerade und die Finger geschlossen. Die Füße sind 1 m auseinander, die Zehen zeigen nach vorn. Atmen Sie normal.

2

Drehen Sie den rechten Fuß um 90°, der linke Fuß zeigt leicht nach innen. Beide Fersen befinden sich in einer Linie.

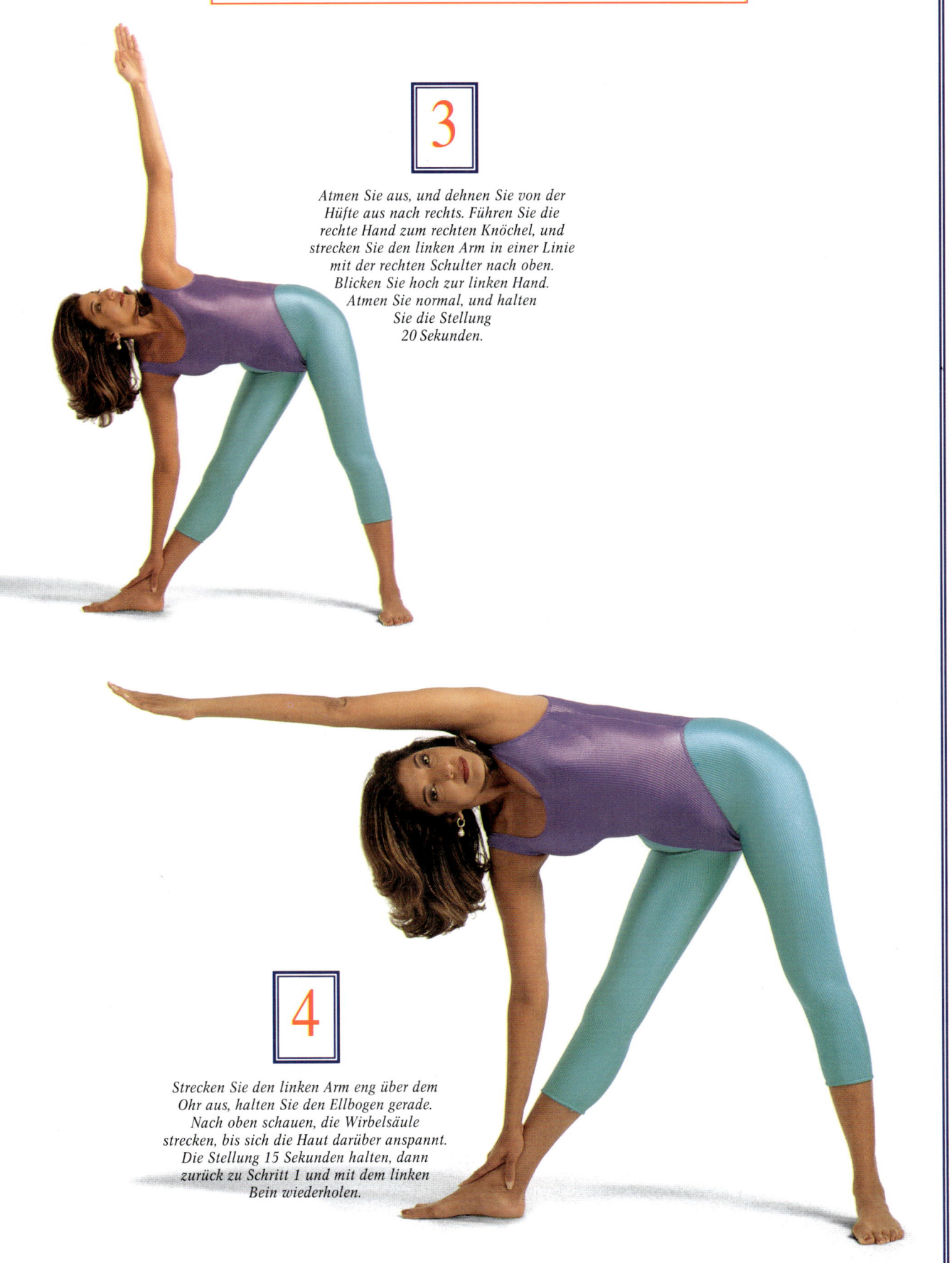

3

Atmen Sie aus, und dehnen Sie von der Hüfte aus nach rechts. Führen Sie die rechte Hand zum rechten Knöchel, und strecken Sie den linken Arm in einer Linie mit der rechten Schulter nach oben. Blicken Sie hoch zur linken Hand. Atmen Sie normal, und halten Sie die Stellung 20 Sekunden.

4

Strecken Sie den linken Arm eng über dem Ohr aus, halten Sie den Ellbogen gerade. Nach oben schauen, die Wirbelsäule strecken, bis sich die Haut darüber anspannt. Die Stellung 15 Sekunden halten, dann zurück zu Schritt 1 und mit dem linken Bein wiederholen.

Seitwärtsdehnungen mit Kopf zum Knie

Diese Übungen stärken die Beinmuskeln, verbessern Ihre Balance und Ihre Konzentrationsfähigkeit. In der Kopf-zum-Knie-Stellung werden die Bauchorgane kontrahiert, durch die verbesserte Sauerstoffzufuhr revitalisiert und entschlackt. Achten Sie bei der Durchführung darauf, daß Hüften und Rumpf seitwärts gerichtet sind. Sie werden eine starke Dehnung an der Rückseite Ihres Knies spüren. Wenn Sie Ihr Knie nicht strecken können, beugen Sie es wie in Schritt 5.

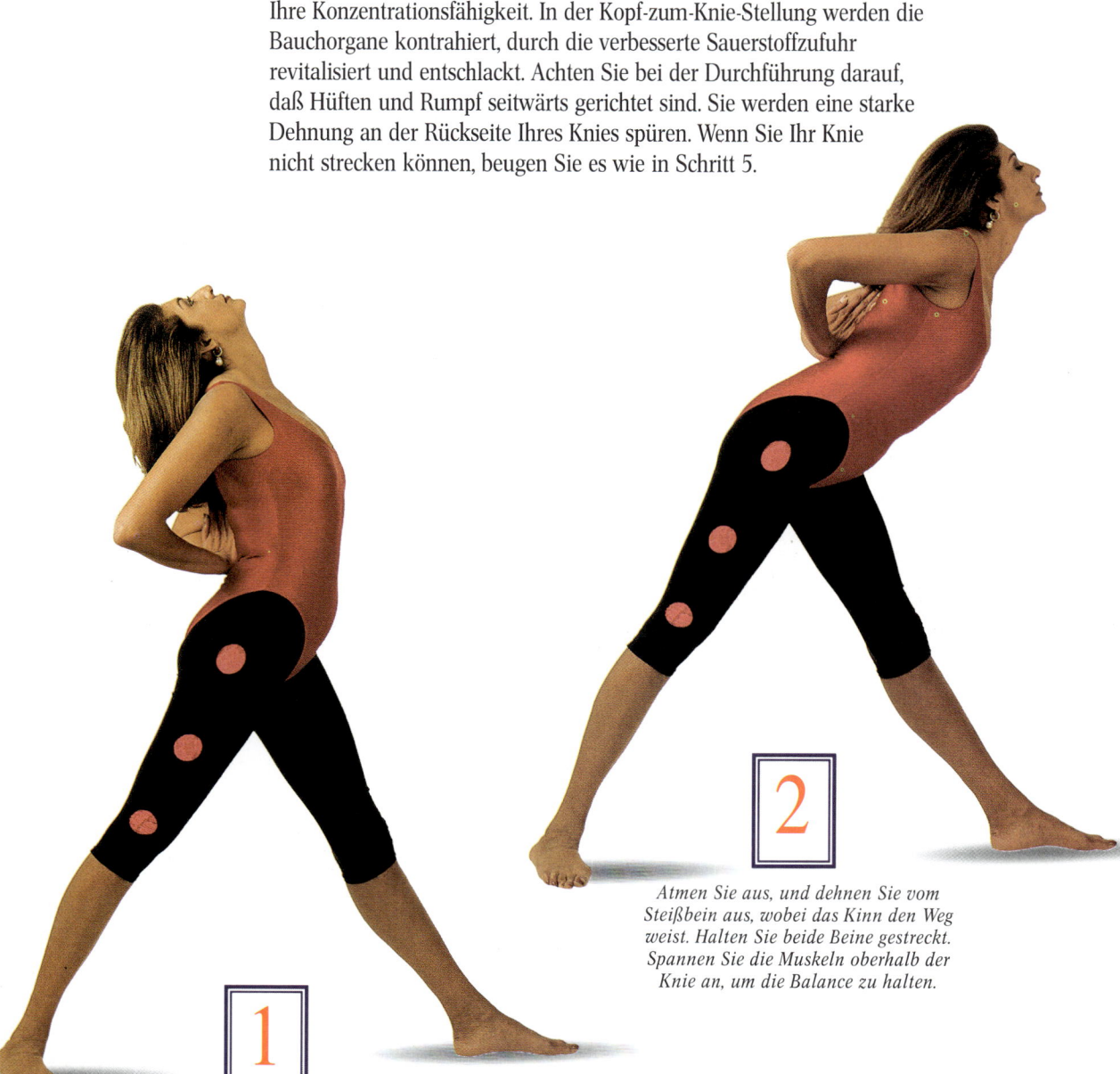

2

Atmen Sie aus, und dehnen Sie vom Steißbein aus, wobei das Kinn den Weg weist. Halten Sie beide Beine gestreckt. Spannen Sie die Muskeln oberhalb der Knie an, um die Balance zu halten.

1

Beginnen Sie mit den Schritten 1 und 2 des Dreiecks (siehe S. 68). Drehen Sie sich zur Seite, verschränken Sie die Hände hinter dem Rücken. Blicken Sie auf, beugen Sie die Wirbelsäule nach hinten, und atmen Sie ein.

MAXIMALE DEHNUNG

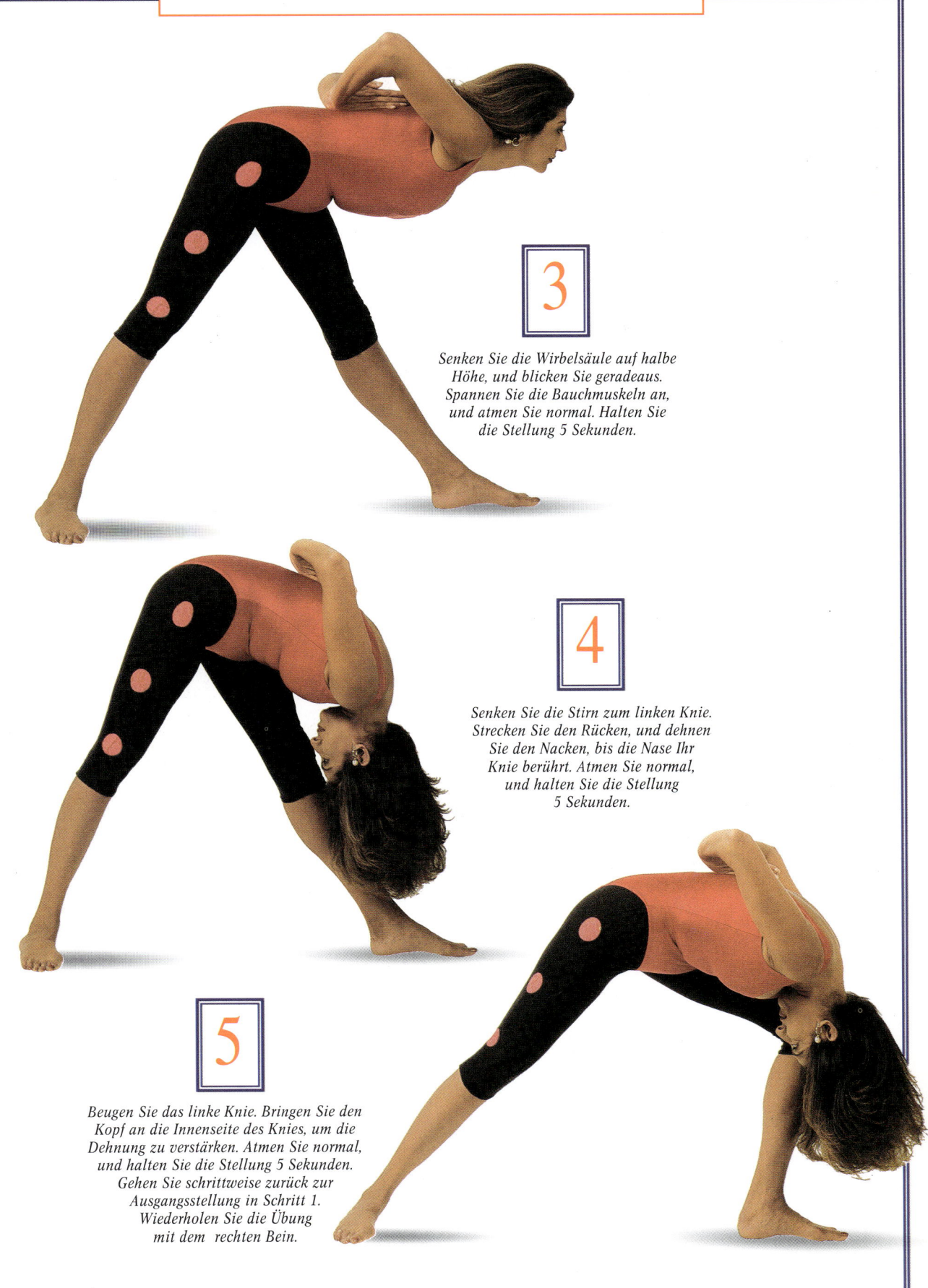

3

Senken Sie die Wirbelsäule auf halbe
Höhe, und blicken Sie geradeaus.
Spannen Sie die Bauchmuskeln an,
und atmen Sie normal. Halten Sie
die Stellung 5 Sekunden.

4

Senken Sie die Stirn zum linken Knie.
Strecken Sie den Rücken, und dehnen
Sie den Nacken, bis die Nase Ihr
Knie berührt. Atmen Sie normal,
und halten Sie die Stellung
5 Sekunden.

5

Beugen Sie das linke Knie. Bringen Sie den
Kopf an die Innenseite des Knies, um die
Dehnung zu verstärken. Atmen Sie normal,
und halten Sie die Stellung 5 Sekunden.
Gehen Sie schrittweise zurück zur
Ausgangsstellung in Schritt 1.
Wiederholen Sie die Übung
mit dem rechten Bein.

Drehung im Stehen

Diese Drehung in der Dreiecksstellung lindert Rückenbeschwerden wie Ischias und Hexenschuß. Sie strafft die Beinmuskeln, stärkt die Bauchorgane und erhöht die Beweglichkeit der Hüftgelenke. Halten Sie die Beine gerade, dehnen Sie vom Steißbein aus nach vorn, und schieben Sie die Hand hinunter zum Knöchel. Umfassen Sie den Knöchel an der Rückseite, und drehen Sie sich dabei maximal nach oben.

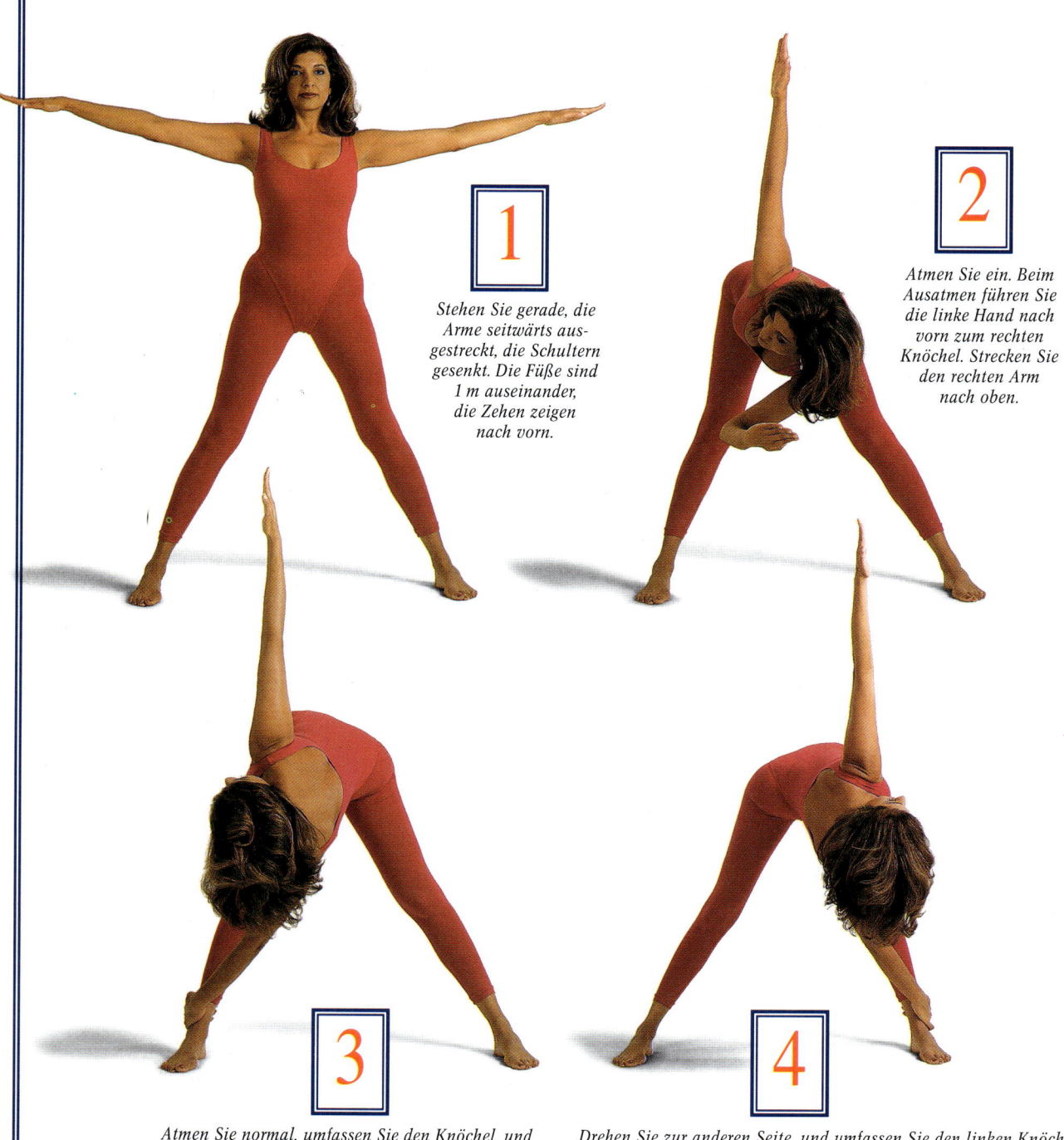

1

Stehen Sie gerade, die Arme seitwärts ausgestreckt, die Schultern gesenkt. Die Füße sind 1 m auseinander, die Zehen zeigen nach vorn.

2

Atmen Sie ein. Beim Ausatmen führen Sie die linke Hand nach vorn zum rechten Knöchel. Strecken Sie den rechten Arm nach oben.

3

Atmen Sie normal, umfassen Sie den Knöchel, und drehen Sie den Körper. Blicken Sie nach oben zum rechten Daumen. Halten Sie die Stellung 10 Sekunden.

4

Drehen Sie zur anderen Seite, und umfassen Sie den linken Knöchel mit der rechten Hand. Halten Sie die Stellung 10 Sekunden. Gehen Sie zurück zu Schritt 1, und entspannen Sie.

Der Held

Der Held ist eine dynamische Streckübung, die Selbstbewußtsein und Gelassenheit vermittelt. Die Übungen mögen leicht aussehen. Es ist jedoch recht schwierig, den Körper in den verschiedenen Stellungen exakt auszurichten. Befolgen Sie die Anleitungen ganz genau. Bei Schritt 3 sollte sich das Knie über dem Fuß befinden. Beugen Sie es nicht weiter nach vorn, da dies das Kniegelenk zu stark belasten würde. Versuchen Sie, Ober- und Unterschenkel in einem Winkel von 90° zu halten.

1

Stehen Sie gerade, die Arme seitwärts ausgestreckt, die Schultern gesenkt und die Finger geschlossen. Die Füße sind 1,2 m auseinander.

2

Drehen Sie den rechten Fuß um 90°, der linke Fuß zeigt leicht nach innen. Beide Fersen befinden sich in einer Linie. Blicken Sie zur rechten Hand.

3

Beugen Sie das rechte Knie, bis sich der rechte Oberschenkel parallel zum Boden befindet. Halten Sie die Wirbelsäule aufrecht. Das linke Bein ist gestreckt, der Fuß flach über dem Boden. Halten Sie die Stellung 10-15 Sekunden. Wiederholen Sie die Übung mit dem linken Bein.

Erweiterte Heldendehnung

Diese Übung bewirkt eine intensive Dehnung aller Muskeln und Sehnen im Körper. Sie strafft Oberschenkel, Hüften und Taille, stärkt die inneren Organe, beruhigt das Nervensystem und hat einen günstigen Einfluß auf viele Drüsen im Körper, wie z.B. die Hirnanhangsdrüse, die Schilddrüse, die Bauchspeicheldrüse und die Keimdrüsen. Dadurch wird der Hormonhaushalt normalisiert und Stimmungsschwankungen vorgebeugt.

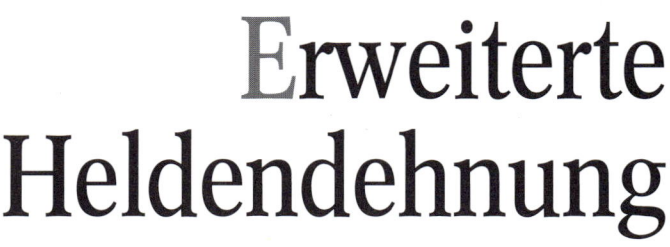

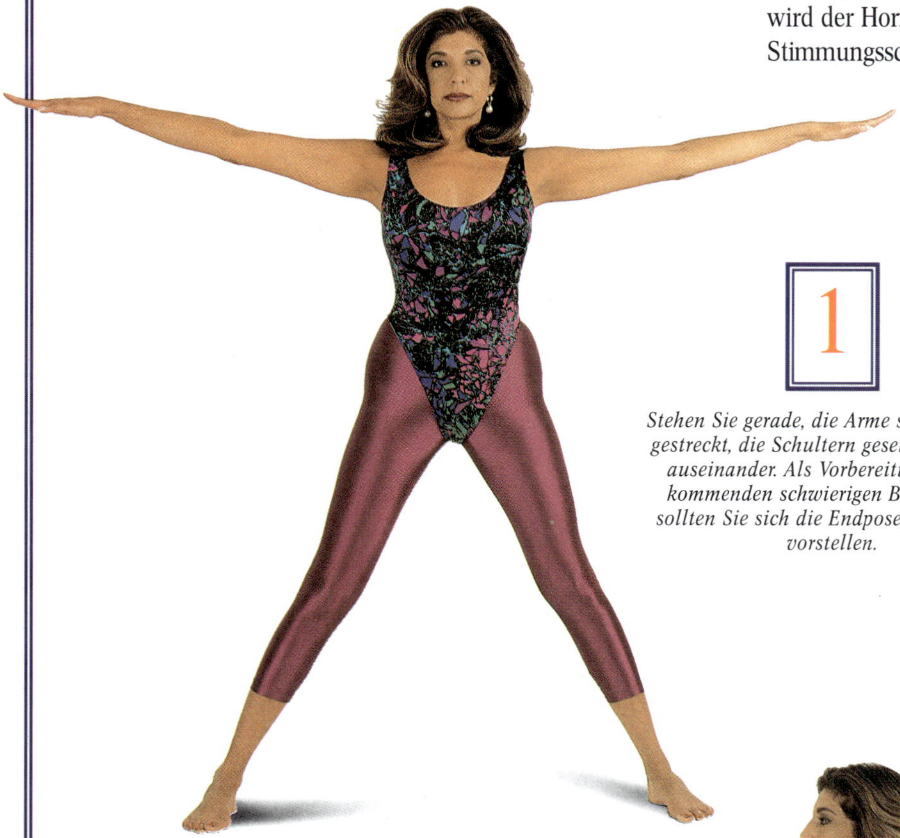

1

Stehen Sie gerade, die Arme seitwärts ausgestreckt, die Schultern gesenkt, die Füße auseinander. Als Vorbereitung auf die kommenden schwierigen Bewegungen sollten Sie sich die Endpose in Schritt 4 vorstellen.

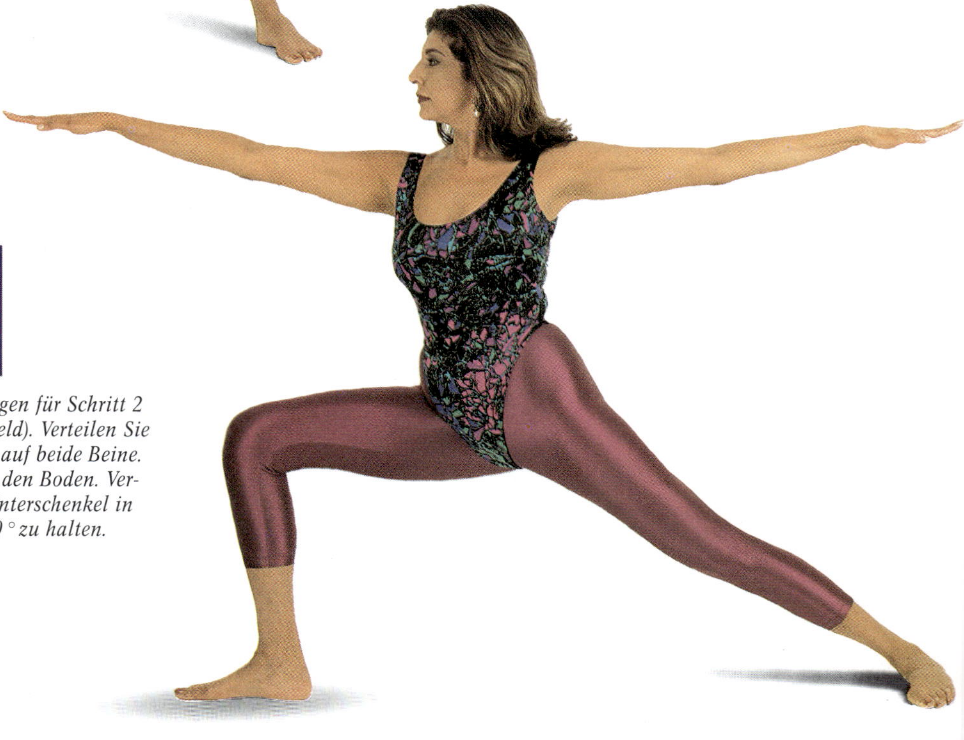

2

Folgen Sie den Anweisungen für Schritt 2 und 3 auf Seite 73 (Der Held). Verteilen Sie Ihr Gewicht gleichmäßig auf beide Beine. Pressen Sie die Füße auf den Boden. Versuchen Sie, Ober- und Unterschenkel in einem Winkel von 90° zu halten.

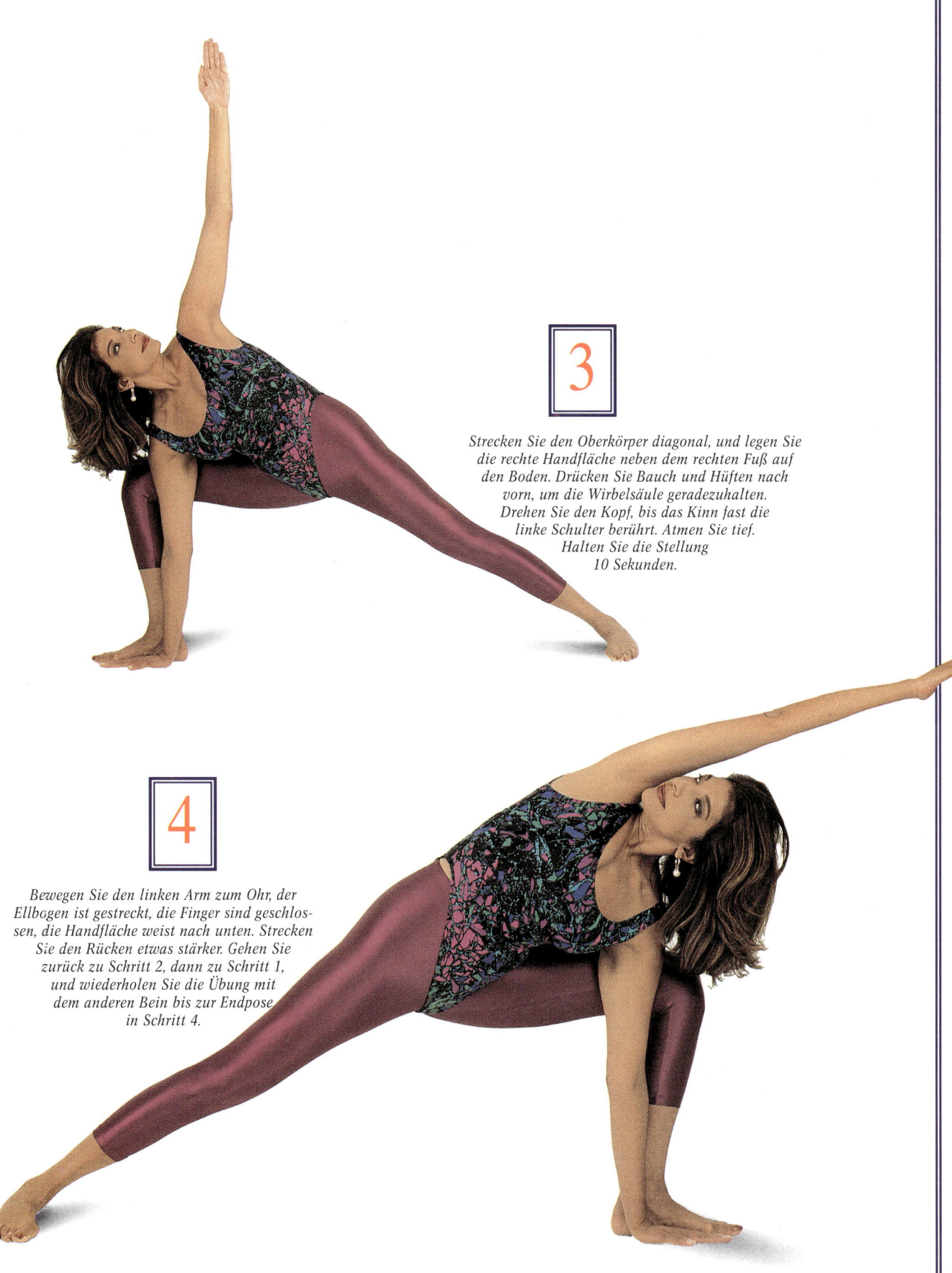

3

Strecken Sie den Oberkörper diagonal, und legen Sie die rechte Handfläche neben dem rechten Fuß auf den Boden. Drücken Sie Bauch und Hüften nach vorn, um die Wirbelsäule geradezuhalten. Drehen Sie den Kopf, bis das Kinn fast die linke Schulter berührt. Atmen Sie tief. Halten Sie die Stellung 10 Sekunden.

4

Bewegen Sie den linken Arm zum Ohr, der Ellbogen ist gestreckt, die Finger sind geschlossen, die Handfläche weist nach unten. Strecken Sie den Rücken etwas stärker. Gehen Sie zurück zu Schritt 2, dann zu Schritt 1, und wiederholen Sie die Übung mit dem anderen Bein bis zur Endpose in Schritt 4.

Kopf-zu-Boden-Dehnung

Diese Übung hat eine beruhigende Wirkung auf das Nervensystem. Die Flexibilität der Kniesehnen und der Hüften wird erhöht. Die Wirbelsäule wird durch die verbesserte Durchblutung gestärkt. Achten Sie darauf, daß Sie vom Steißbein – nicht von der Taille aus – dehnen. Halten Sie den Rücken immer gerade, und dehnen Sie sanft und vorsichtig. Vermeiden Sie abrupte, harte Bewegungen.

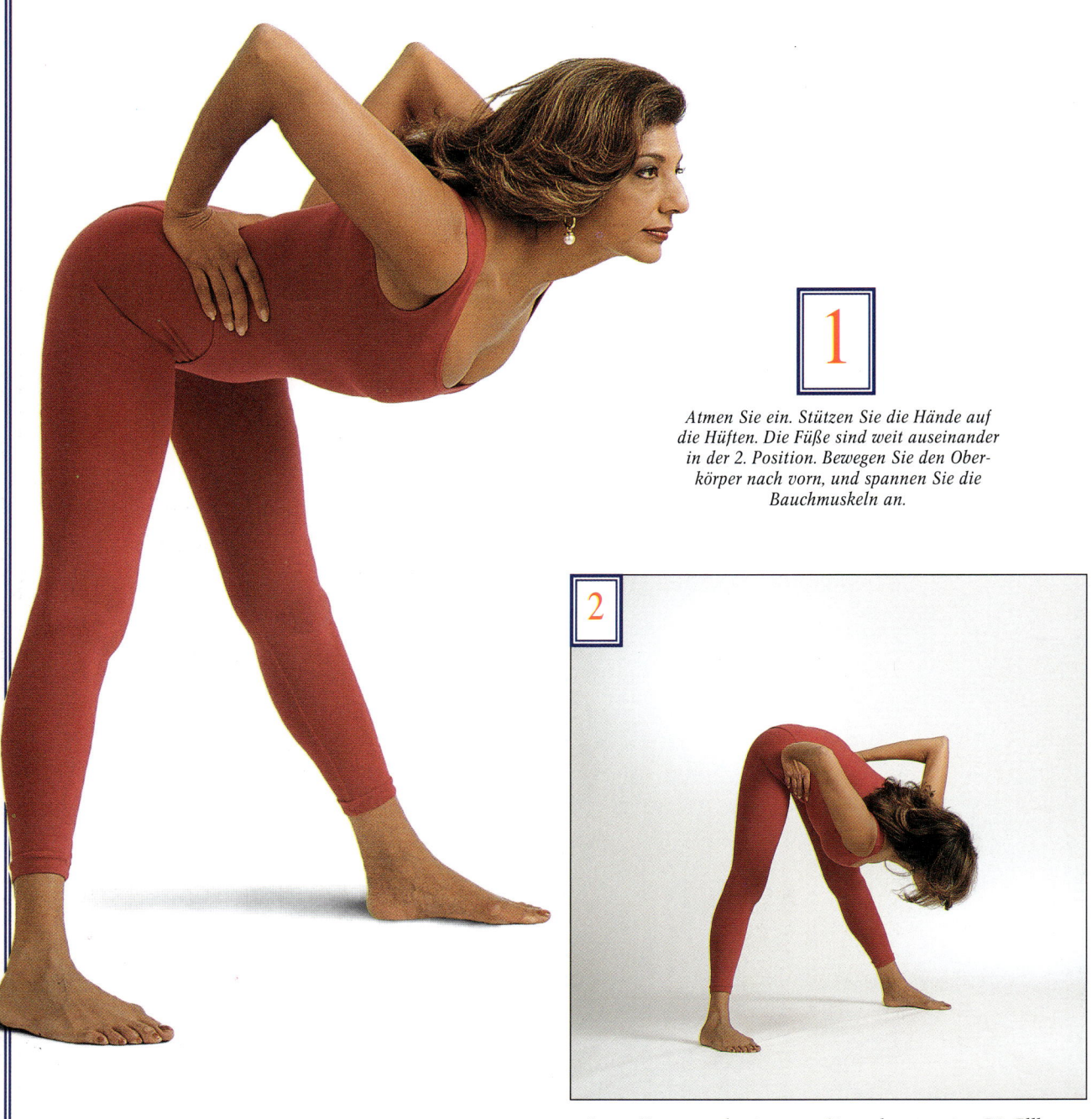

1

Atmen Sie ein. Stützen Sie die Hände auf die Hüften. Die Füße sind weit auseinander in der 2. Position. Bewegen Sie den Oberkörper nach vorn, und spannen Sie die Bauchmuskeln an.

2

Atmen Sie aus, und entspannen Sie nach vorn unten. Die Ellbogen bleiben hinter dem Rücken und helfen Ihnen, den Brustkorb zu dehnen.

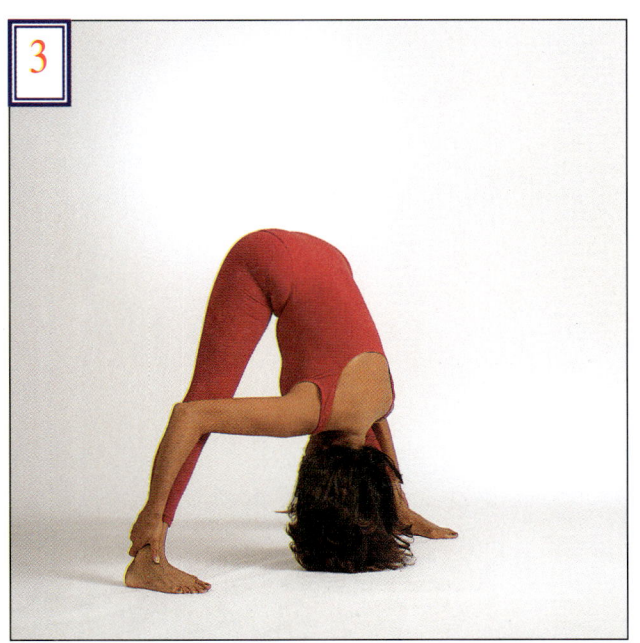

Umfassen Sie die Knöchel, und senken Sie den Oberkörper, so tief Sie können. Die Ellbogen sind gebeugt.

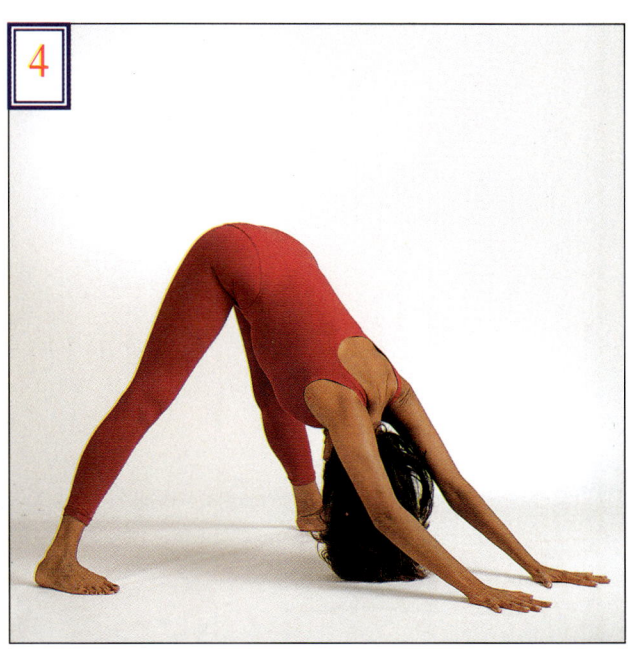

Legen Sie die Handflächen auf den Boden. Marschieren Sie mit den Händen möglichst weit nach vorn, die Wirbelsäule ist gestreckt. Halten Sie die Stellung 30 Sekunden.

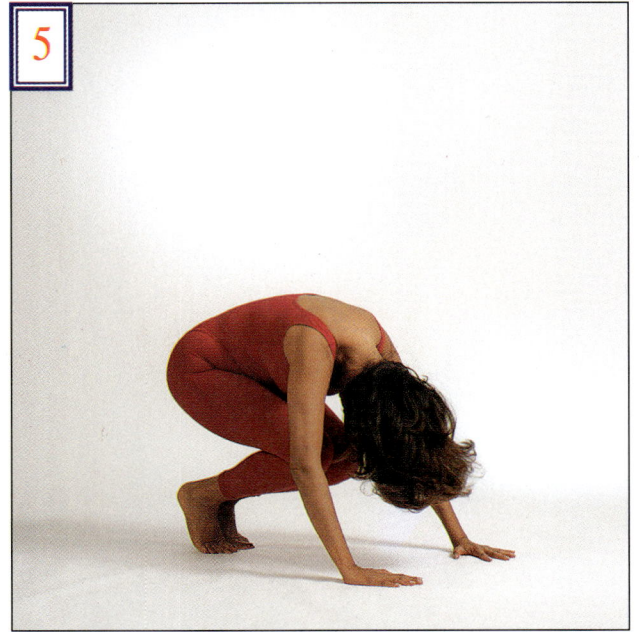

Gehen Sie mit den Händen zurück. Atmen Sie aus. Schließen Sie die Füße mit einem Sprung auf die Zehenspitzen in die 1. Position.

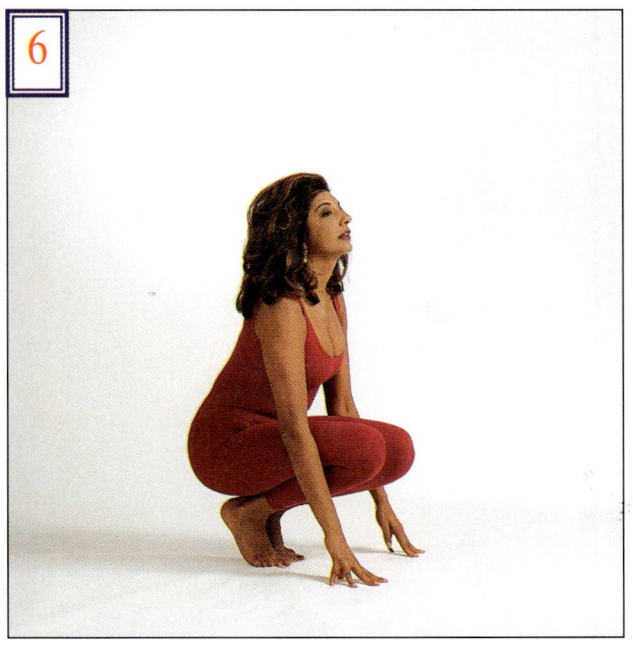

Atmen Sie ein. Strecken Sie den Rücken, und balancieren Sie auf den Zehen. Richten Sie sich langsam – Wirbel für Wirbel – auf.

Seitwärtsdehnung im Sitzen

Es ist wichtig, daß Sie dabei die richtige Technik anwenden. Vermeiden Sie es, in der Taille zusammenzuknicken und mit rundem Rücken zu dehnen, weil dadurch die Bänder gezerrt werden und starker Druck auf die Bandscheiben ausgeübt wird. Sie sollten sich immer vom Steißbein aus strecken. Eine solche Dehnung verbessert die Durchblutung der Nieren, entgiftet den Körper, stimuliert die inneren Organe und strafft die Bauchmuskeln. Rückenbeschwerden werden gelindert, und die Hüftgelenke, die Kniesehnen und die Wirbelsäule werden beweglicher.

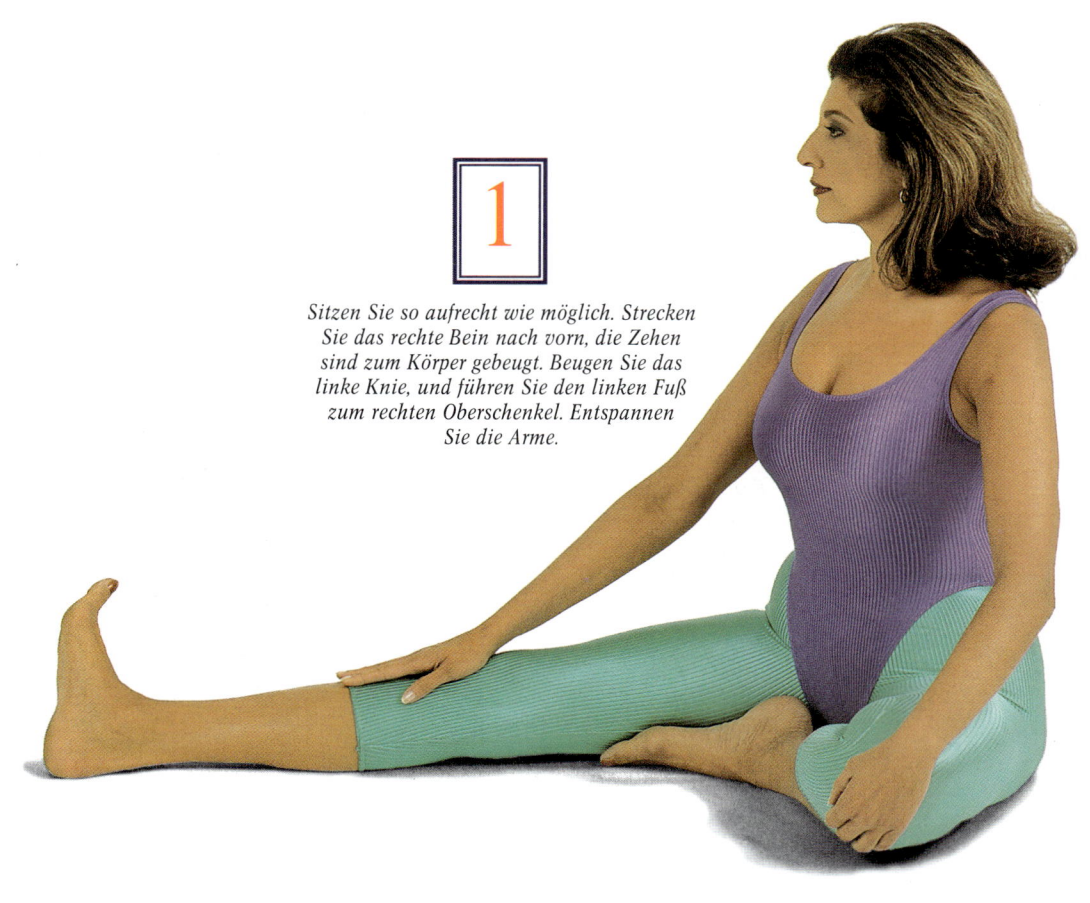

1

Sitzen Sie so aufrecht wie möglich. Strecken Sie das rechte Bein nach vorn, die Zehen sind zum Körper gebeugt. Beugen Sie das linke Knie, und führen Sie den linken Fuß zum rechten Oberschenkel. Entspannen Sie die Arme.

2

Dehnen Sie vom Steißbein aus, beugen Sie den rechten Ellbogen, und ergreifen Sie die Zehen. Halten Sie das linke Knie am Boden. Spannen Sie die Bauchmuskeln an.

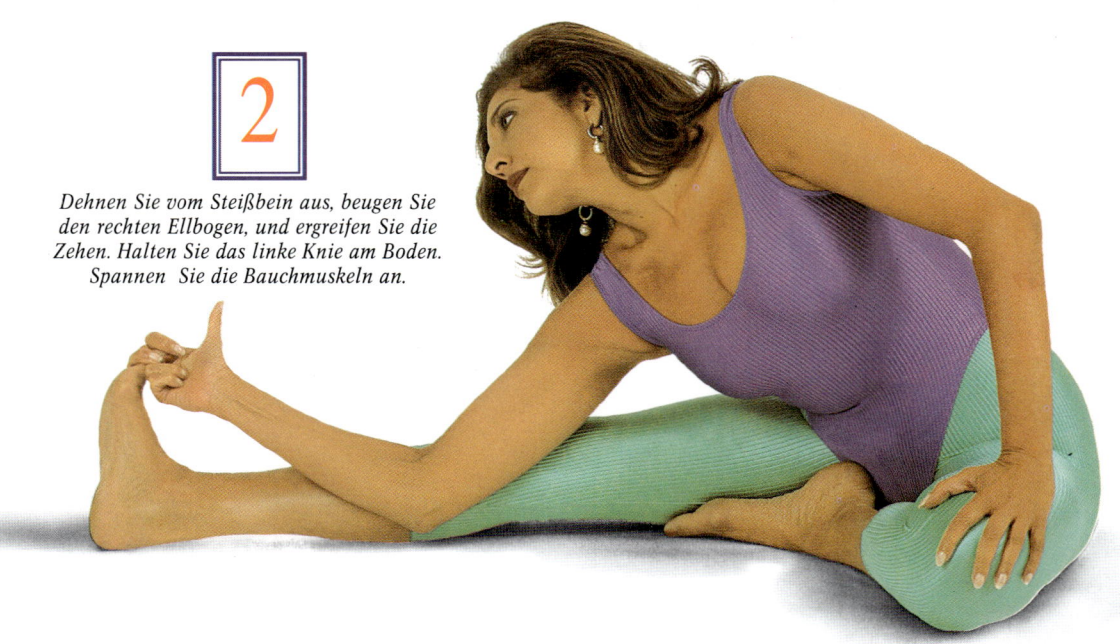

3

Bewegen Sie den linken Arm über den Kopf, und führen Sie die Hände zusammen. Blicken Sie nach oben, um die Dehnung zu verstärken. Atmen Sie normal, und halten Sie die Stellung 20 Sekunden. Kehren Sie zurück zu Schritt 1, und wiederholen Sie die Übung auf der anderen Seite.

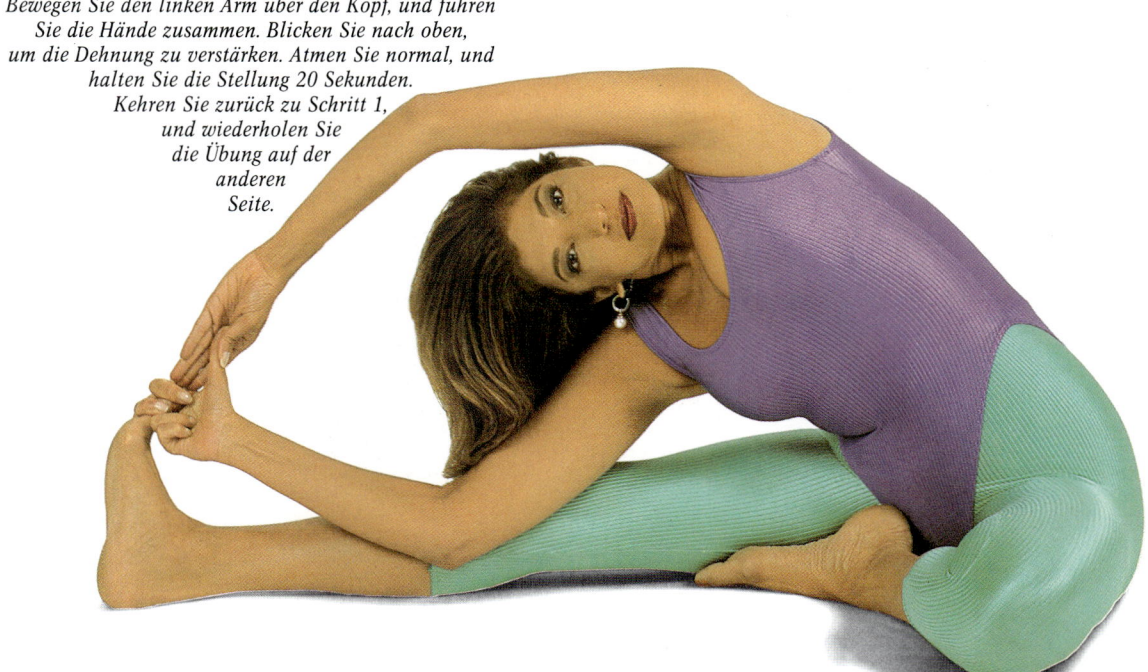

Hüft- und Oberschenkel-seitwärtsdehnung

Vielen Menschen fällt es schwer, mit gespreizten Beinen in der 2. Position geradezusitzen, weil Ihre Bauch- und unteren Rückenmuskeln zu schwach sind. Drücken Sie die Knie während der Übung fest auf den Boden. Wenn Sie die große Zehe in Schritt 2 nicht greifen können, umfassen Sie Ihr Knie mit der rechten Hand, führen Sie den linken Arm über den Kopf.

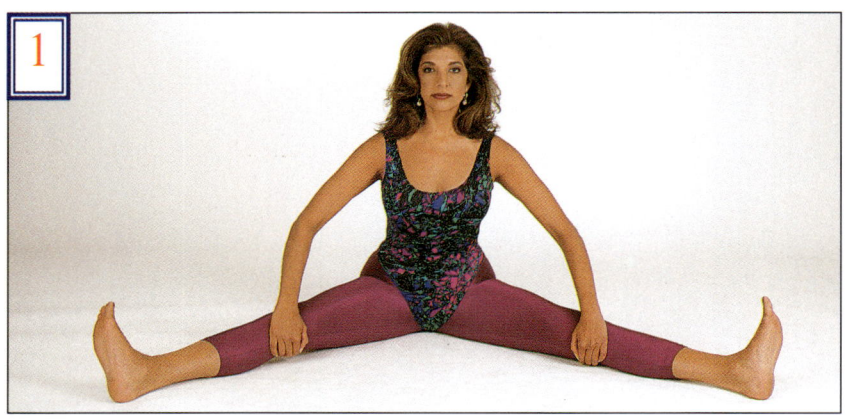

Sitzen Sie aufrecht, das Steißbein fest auf den Boden gedrückt. Spreizen Sie die Beine in die 2. Position. Normal atmen, dann langsam ein- und ausatmen.

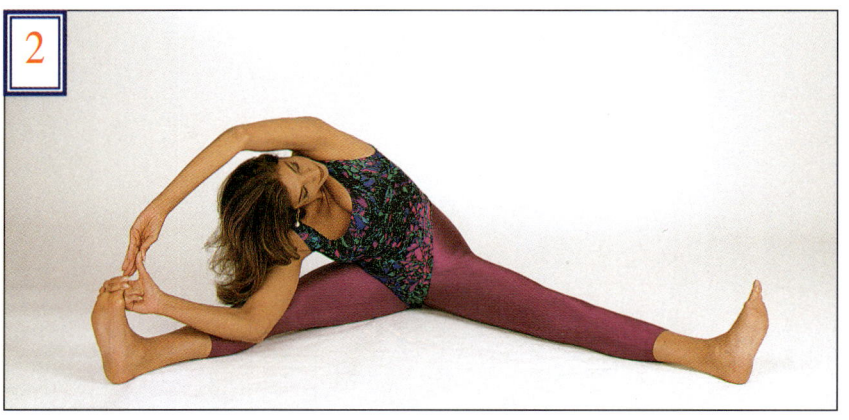

Ausatmen, nach rechts dehnen und den linken Arm über den Kopf führen. Verschränken Sie die Finger, und fassen Sie die große Zehe, falls möglich. 10 Sekunden tief atmen.

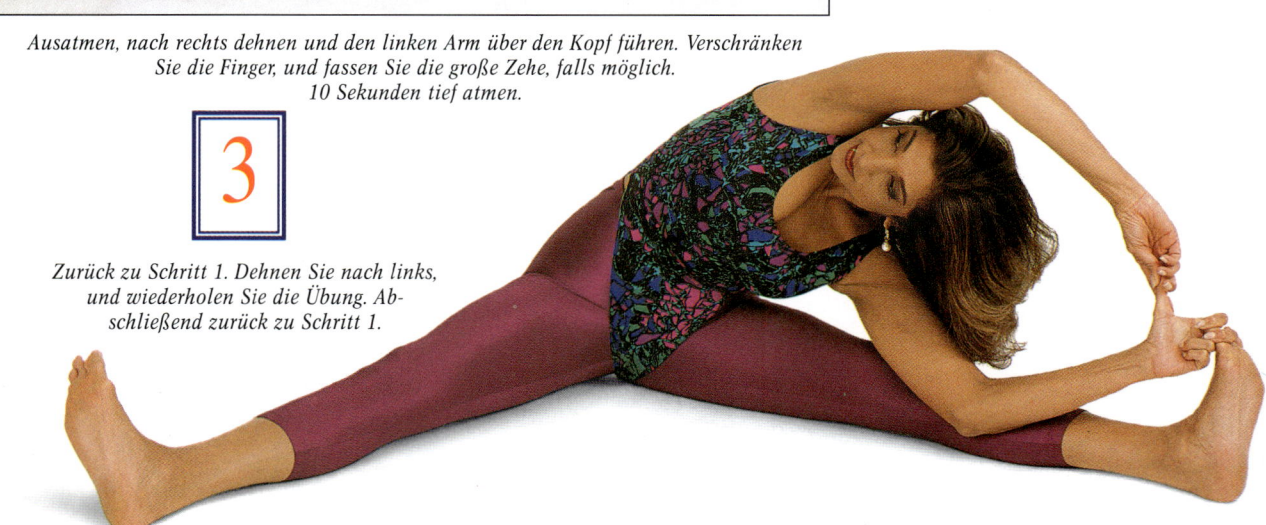

Zurück zu Schritt 1. Dehnen Sie nach links, und wiederholen Sie die Übung. Abschließend zurück zu Schritt 1.

Wirbelsäulen-dehnung nach vorn

Nur durch viel Übung und Ausdauer werden Ihre Ober-schenkel und Hüftgelenke geschmeidig genug, um den Kopf zum Boden zu bringen. Vermeiden Sie ruckartige Bewegungen. Atmen Sie tief, und entspannen Sie bei Schritt 3, um Ihre Beweglichkeit zu erhöhen.

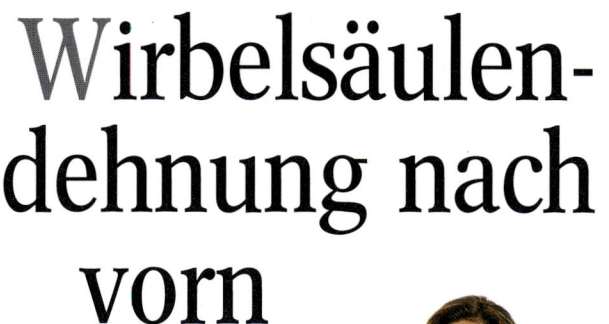

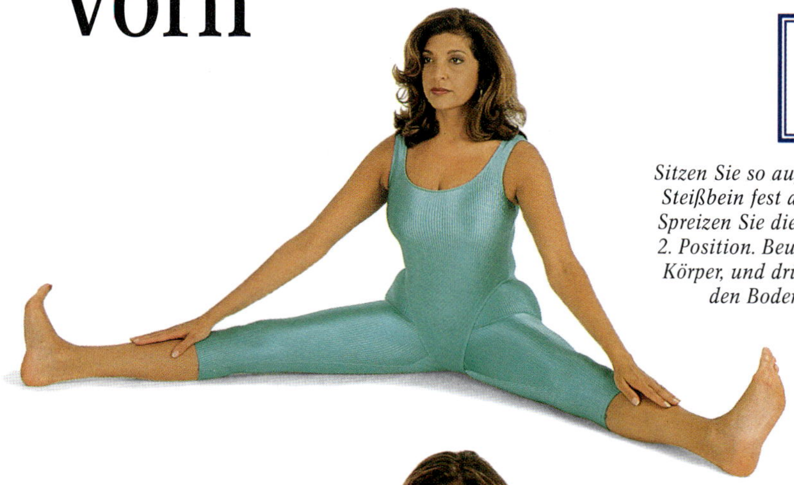

1

Sitzen Sie so aufrecht wie möglich, das Steißbein fest auf den Boden gepreßt. Spreizen Sie die Beine maximal in die 2. Position. Beugen Sie die Zehen zum Körper, und drücken Sie die Knie auf den Boden. Atmen Sie tief.

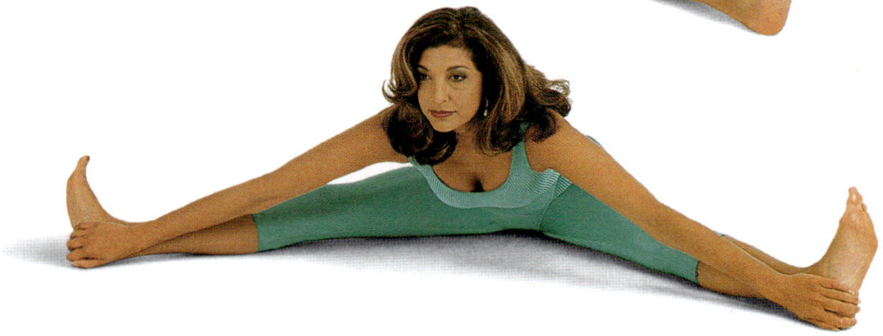

2

Halten Sie die Beine gestreckt. Umfassen Sie mit den Händen die Knie, Knöchel oder – falls möglich – die Fersen.

3

Legen Sie die Hände flach vor sich auf den Boden, und strecken Sie sich maximal nach vorn.

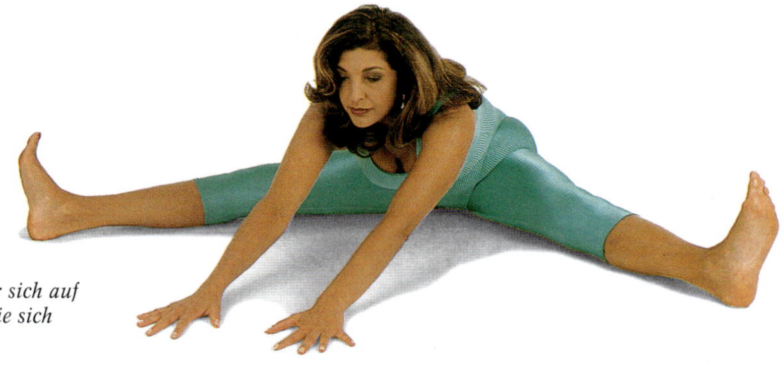

4

Atmen Sie noch tiefer, und entspannen Sie bei den Vorwärtsdehnungen. Spüren Sie, wie die Hüftgelenke lockerer werden. Halten Sie die Position 20 Sekunden.

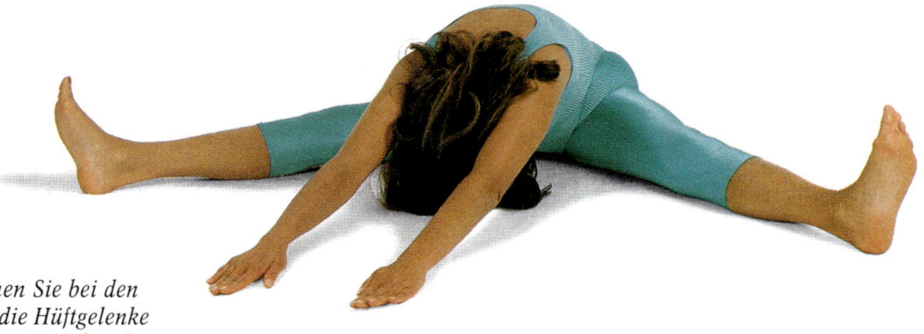

Hüftgelenksöffner

Diese Übung wirkt gezielt auf die Hüftgelenke. Durch das Gewicht des Oberkörpers werden die Hüften und Oberschenkel beim Vorwärtsdehnen sanft geöffnet. Atmen Sie dabei tief vom Zwerchfell aus, um die Muskeln zu lockern und zu entspannen.

1

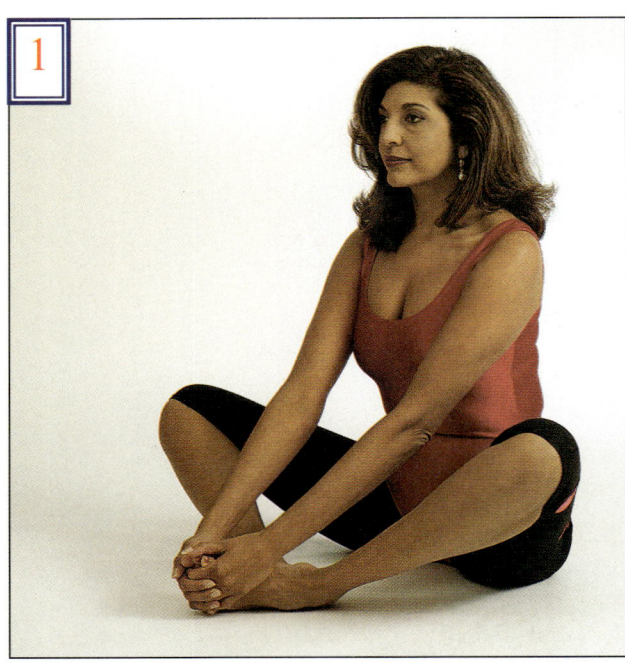

Bringen Sie die Fußsohlen zusammen, und umfassen Sie die Zehen. Atmen Sie normal.

2

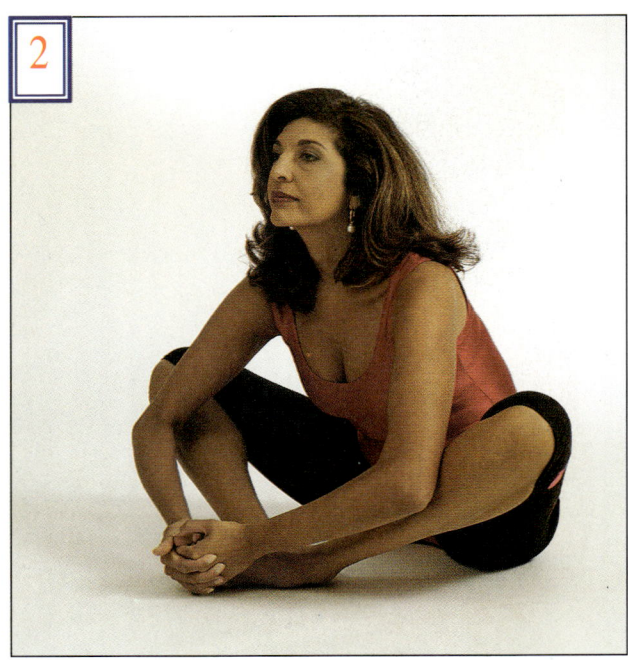

Bewegen Sie sich mit gestrecktem Rücken nach vorn. Heben Sie das Kinn leicht an. Nachdem Sie Ihr Dehnungsmaximum erreicht haben, entspannen Sie nach unten.

3

Senken Sie die Stirn langsam auf die Füße. Versuchen Sie, die Knie sanft auseinanderzudrücken. Halten Sie die Position 10 Sekunden, atmen Sie tief.

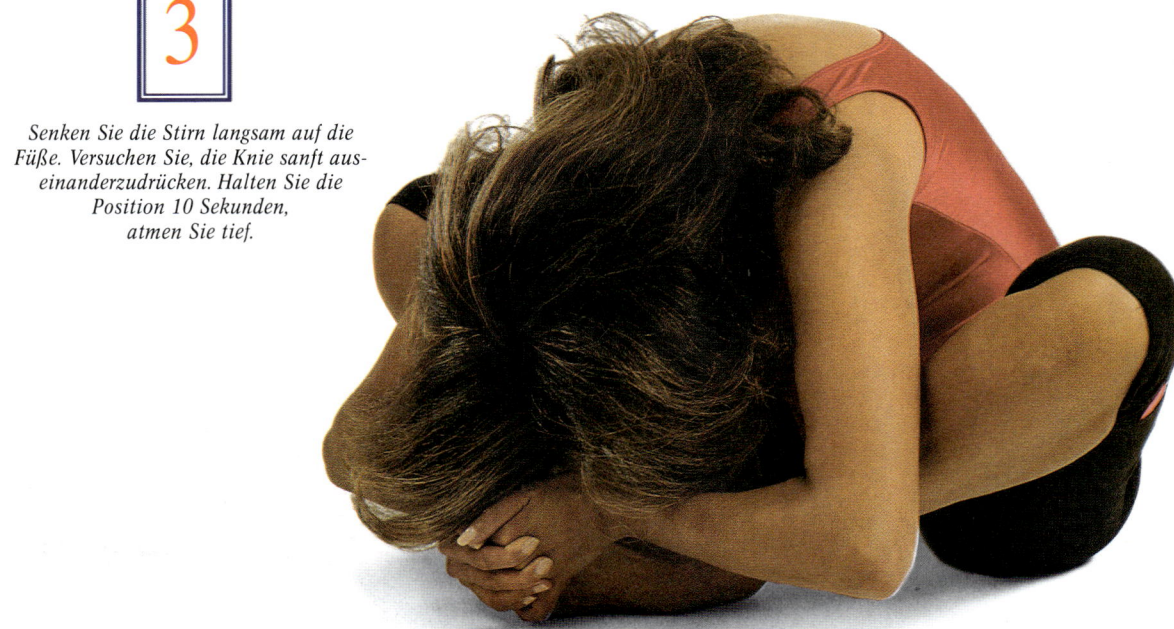

Lebenskraft

Diese Atmungstechnik bringt Körper und Geist ins Gleichgewicht. Sie bewirkt einen gleichmäßigen Energiefluß, der verkrampfte Muskeln entspannt. Nehmen Sie den Lotussitz oder den halben Lotussitz ein. Falls Ihnen das zu unbequem oder zu schwierig ist, wählen Sie den Schneidersitz, oder setzen Sie sich auf einen Stuhl.

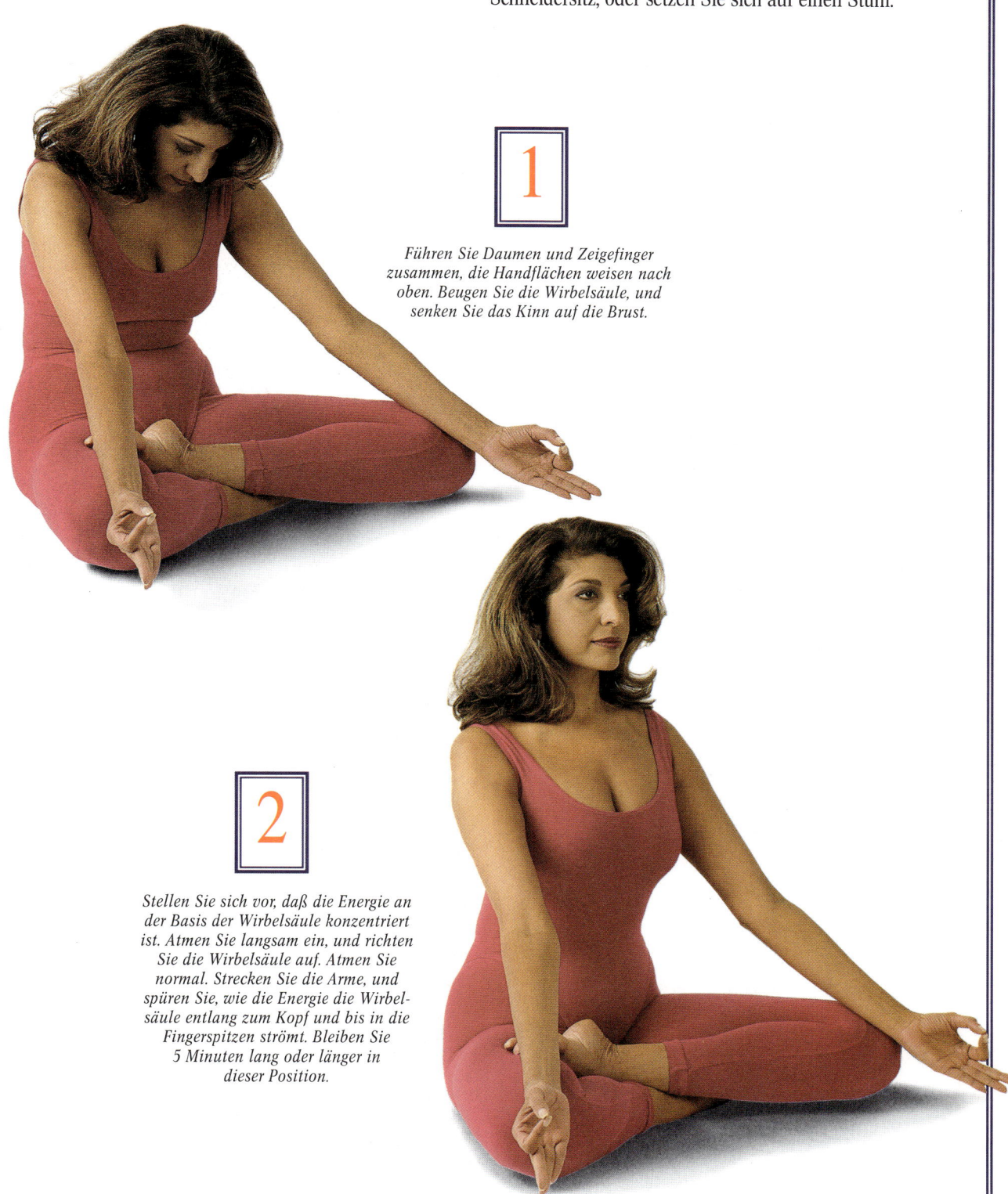

1

Führen Sie Daumen und Zeigefinger zusammen, die Handflächen weisen nach oben. Beugen Sie die Wirbelsäule, und senken Sie das Kinn auf die Brust.

2

Stellen Sie sich vor, daß die Energie an der Basis der Wirbelsäule konzentriert ist. Atmen Sie langsam ein, und richten Sie die Wirbelsäule auf. Atmen Sie normal. Strecken Sie die Arme, und spüren Sie, wie die Energie die Wirbelsäule entlang zum Kopf und bis in die Fingerspitzen strömt. Bleiben Sie 5 Minuten lang oder länger in dieser Position.

Klassisches Yoga

Dieses Kapitel basiert auf den bekannten Hatha-Yoga-Stellungen (Asanas), die Körper und Geist in Einklang bringen. Die folgenden Übungen stärken Ihre Ausdauer, erhöhen Ihre Beweglichkeit und Geschmeidigkeit und verbessern Ihre Konzentrationsfähigkeit. Die Balance spielt dabei eine große Rolle. Balance erfordert Konzentration. Um eine Stellung über einen längeren Zeitraum halten zu können, müssen Sie Körper und Geist in Einklang bringen. Das Ergebnis wird ein Gefühl wohltuender Ruhe sein.

Die klassischen Übungen sind eine wahre Herausforderung. Sie mögen Ihnen anfangs schwierig vorkommen. Durch regelmäßiges Training werden Sie jedoch rasch Fortschritte machen. Achten Sie immer darauf, tief vom Zwerchfell aus durch die Nase zu atmen. Jede Stellung hat eine spezifische Organwirkung. Die richtige Atmung ist dabei sehr wichtig, um den Körper mit frischem Sauerstoff zu versorgen.

Es wird Ihnen Freude machen, die verschiedenen Yoga-Stellungen zu beherrschen. Sie werden dadurch eine positivere Lebenseinstellung bekommen und sich rundum gesünder fühlen.

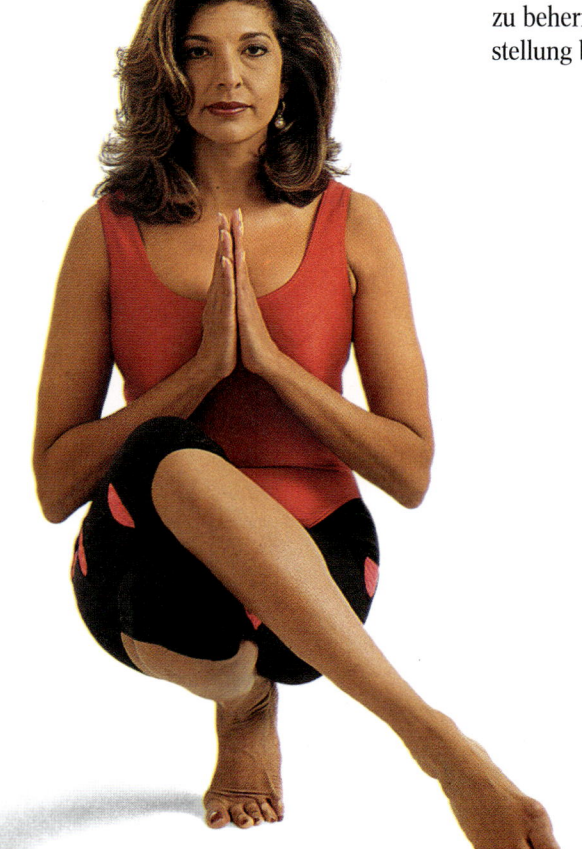

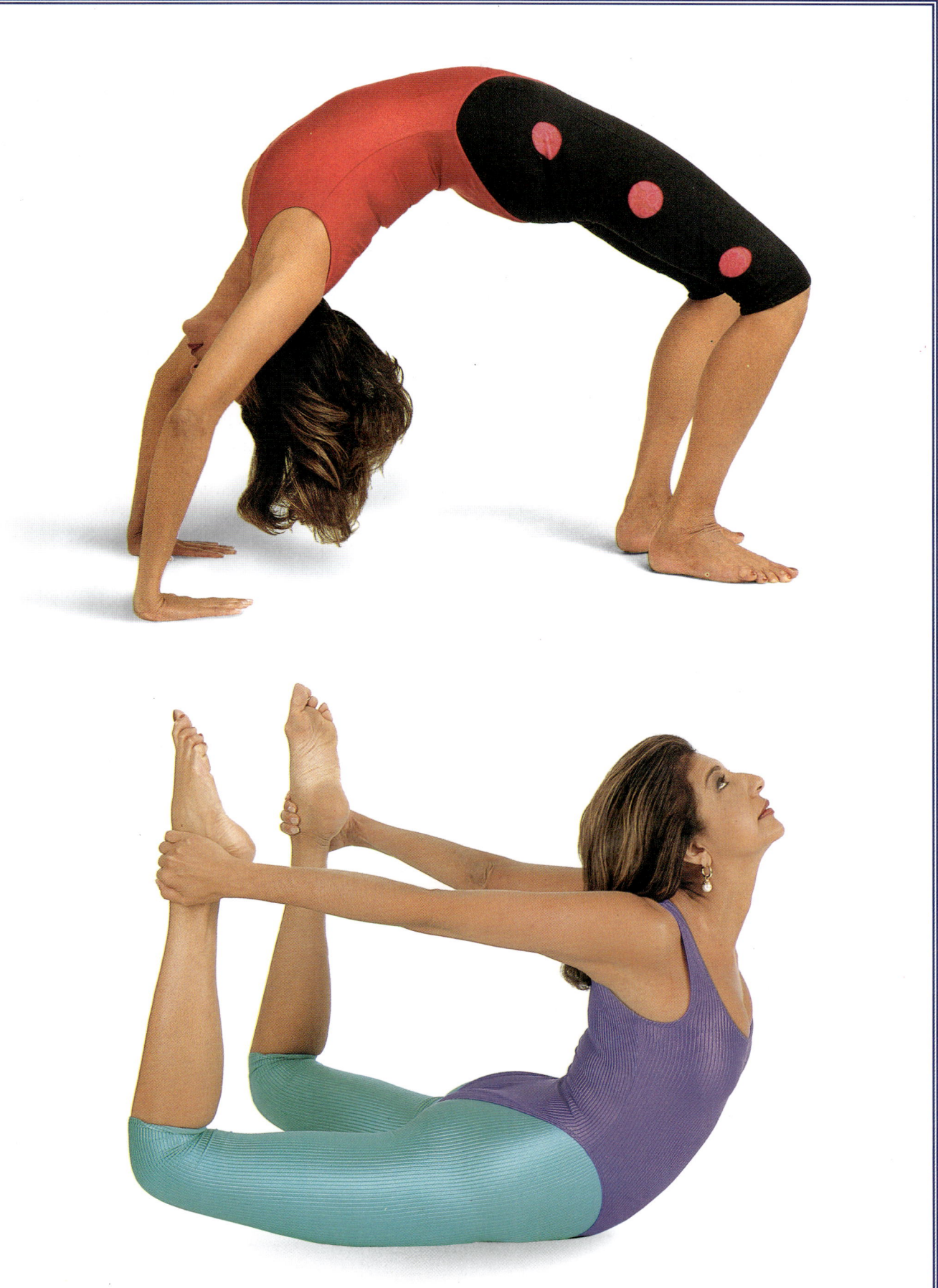

Der Adler

Die Adlerstellung erfordert Konzentration und Geschmeidigkeit. Sie stärkt die Wadenmuskeln und reduziert überflüssige Fettpolster auf den Hüften. Um die Stellung besser halten zu können, sollten Sie einen Punkt vor sich fixieren. Stellen Sie sich vor, daß Sie tiefer und tiefer in das Standbein sinken. Atmen Sie normal. Halten Sie die Pose so lange wie möglich. Wiederholen Sie die Übung mit dem anderen Bein.

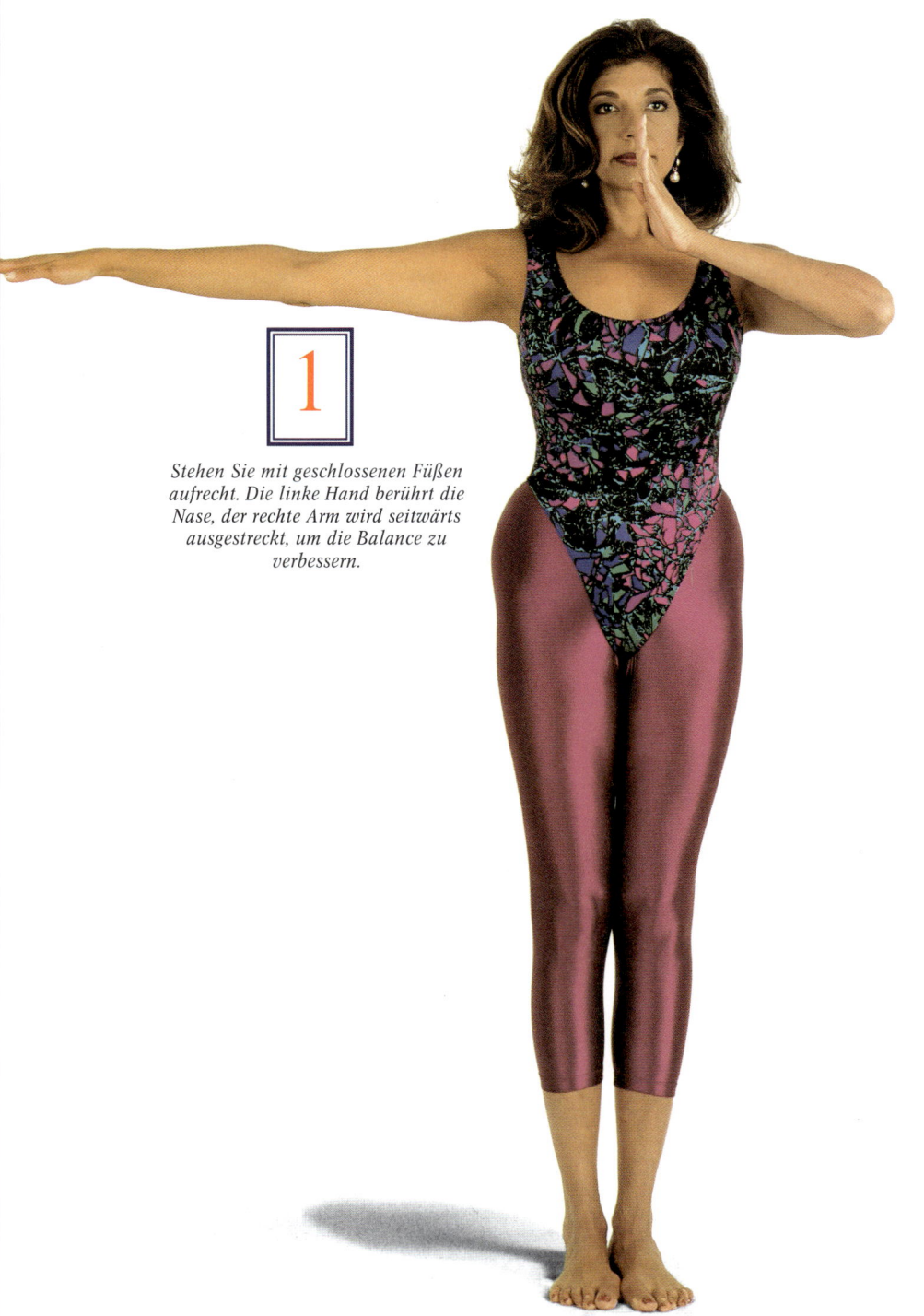

1

Stehen Sie mit geschlossenen Füßen aufrecht. Die linke Hand berührt die Nase, der rechte Arm wird seitwärts ausgestreckt, um die Balance zu verbessern.

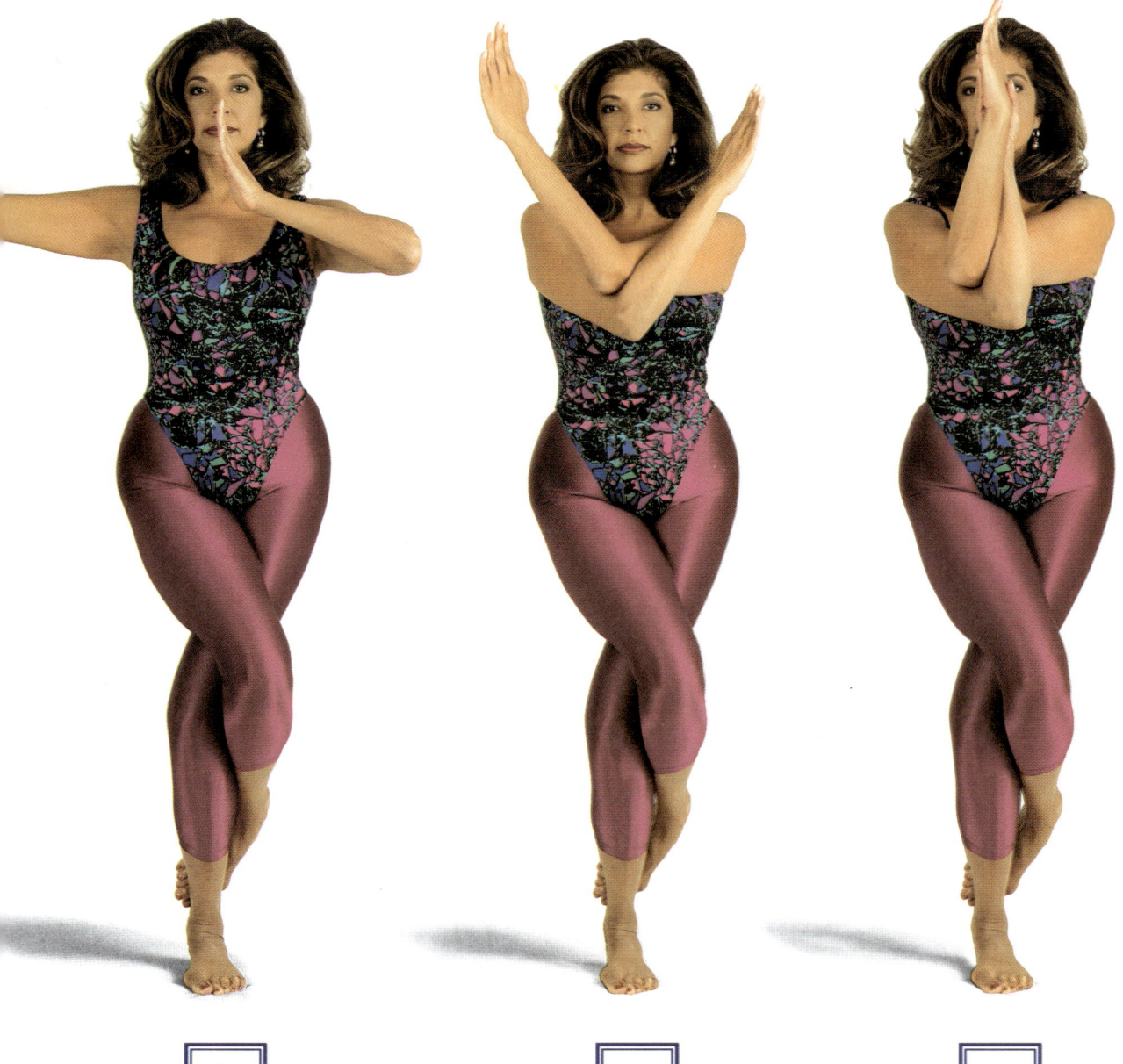

2

Beugen Sie die Knie. Führen Sie das rechte Bein um die Vorderseite des linken Standbeins nach hinten. Je stärker Sie beugen, desto besser können Sie das Bein herumschlingen.

3

Kreuzen Sie Ihren rechten Arm unter den linken Ellbogen. Halten Sie die Schulterblätter gesenkt und gerade.

4

Schlingen Sie die rechte Hand unter den linken Unterarm, und führen Sie die Handflächen zusammen.

Der Stehende Bogen

Der Stehende Bogen ist eine der schwierigsten klassischen Yogastellungen, da sie Balance, Flexibilität, Kraft und Ausdauer erfordert. Diese Pose verhilft Ihnen zu einem besseren Konzentrationsvermögen und fördert Ihr Selbstbewußtsein. Der Körper wird stärker durchblutet, revitalisiert und verjüngt. Der Brustkorb und die Lungen werden gedehnt, die untere Rückenpartie wird kräftiger und beweglicher. Diese Übung verbessert außerdem den Muskeltonus und hilft gegen Zellulitis.

Versuchen Sie, die Stellung so lange wie möglich zu halten. Setzen Sie sich ein Ziel und bleiben Sie jedesmal

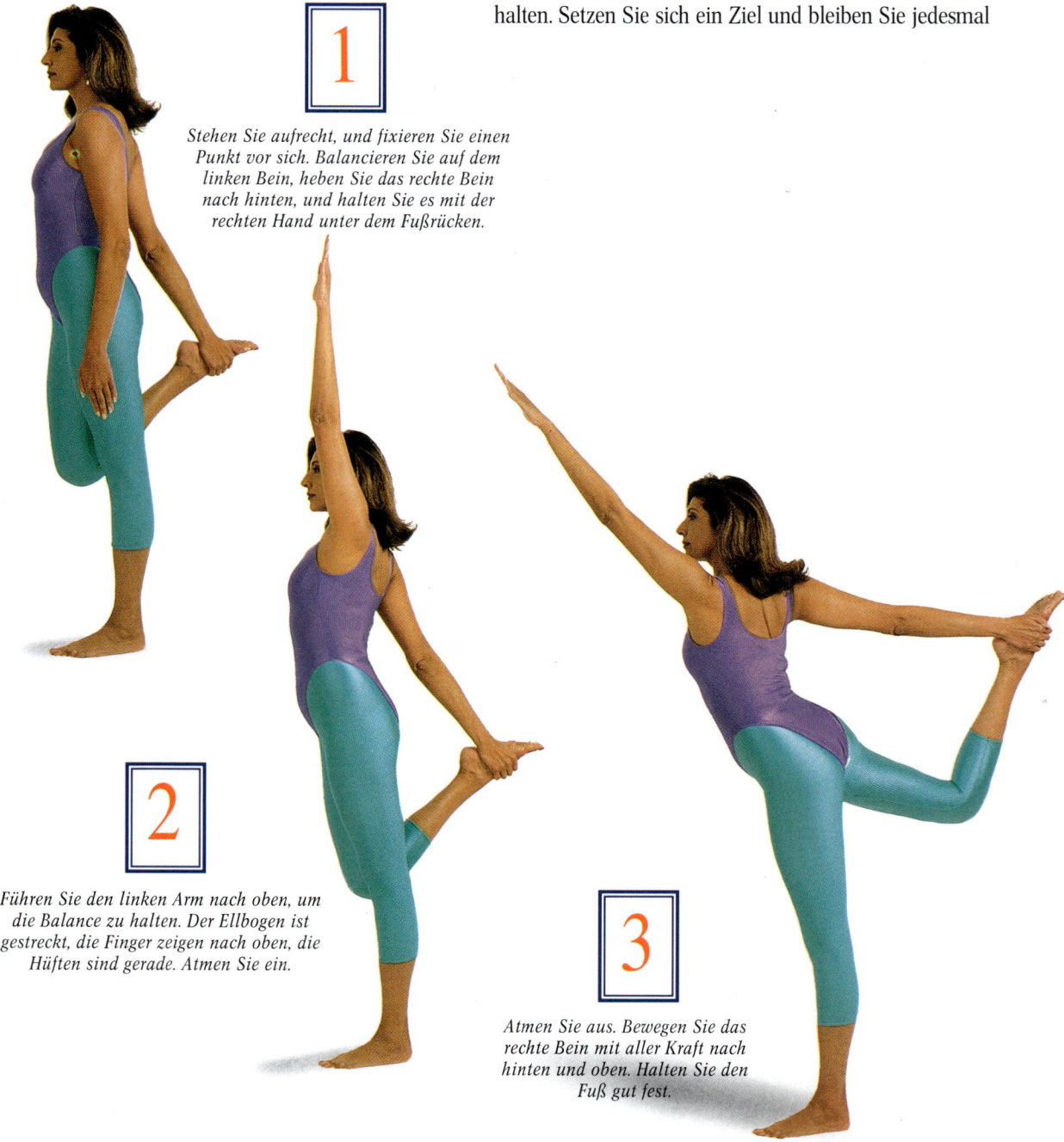

1

Stehen Sie aufrecht, und fixieren Sie einen Punkt vor sich. Balancieren Sie auf dem linken Bein, heben Sie das rechte Bein nach hinten, und halten Sie es mit der rechten Hand unter dem Fußrücken.

2

Führen Sie den linken Arm nach oben, um die Balance zu halten. Der Ellbogen ist gestreckt, die Finger zeigen nach oben, die Hüften sind gerade. Atmen Sie ein.

3

Atmen Sie aus. Bewegen Sie das rechte Bein mit aller Kraft nach hinten und oben. Halten Sie den Fuß gut fest.

etwas länger in der Endpose. Sie werden merken, daß Sie das Gleichgewicht recht lange halten können, wenn Ihr Körper die optimale Stellung erreicht hat.

Der Stehende Bogen sieht statisch aus, es handelt sich jedoch um eine Übung, bei der der Körper in der erreichten Pose weitergedehnt wird. Stellen Sie sich Ihren Körper als ein Gummiband vor, das von einer Seite zur anderen gezogen wird. Um die maximale Dehnung zu verstärken, sollten Sie die Zehen strecken, den Arm nach vorn strecken und einen Winkel von 90° zwischen Arm, Körper und Bein bilden.

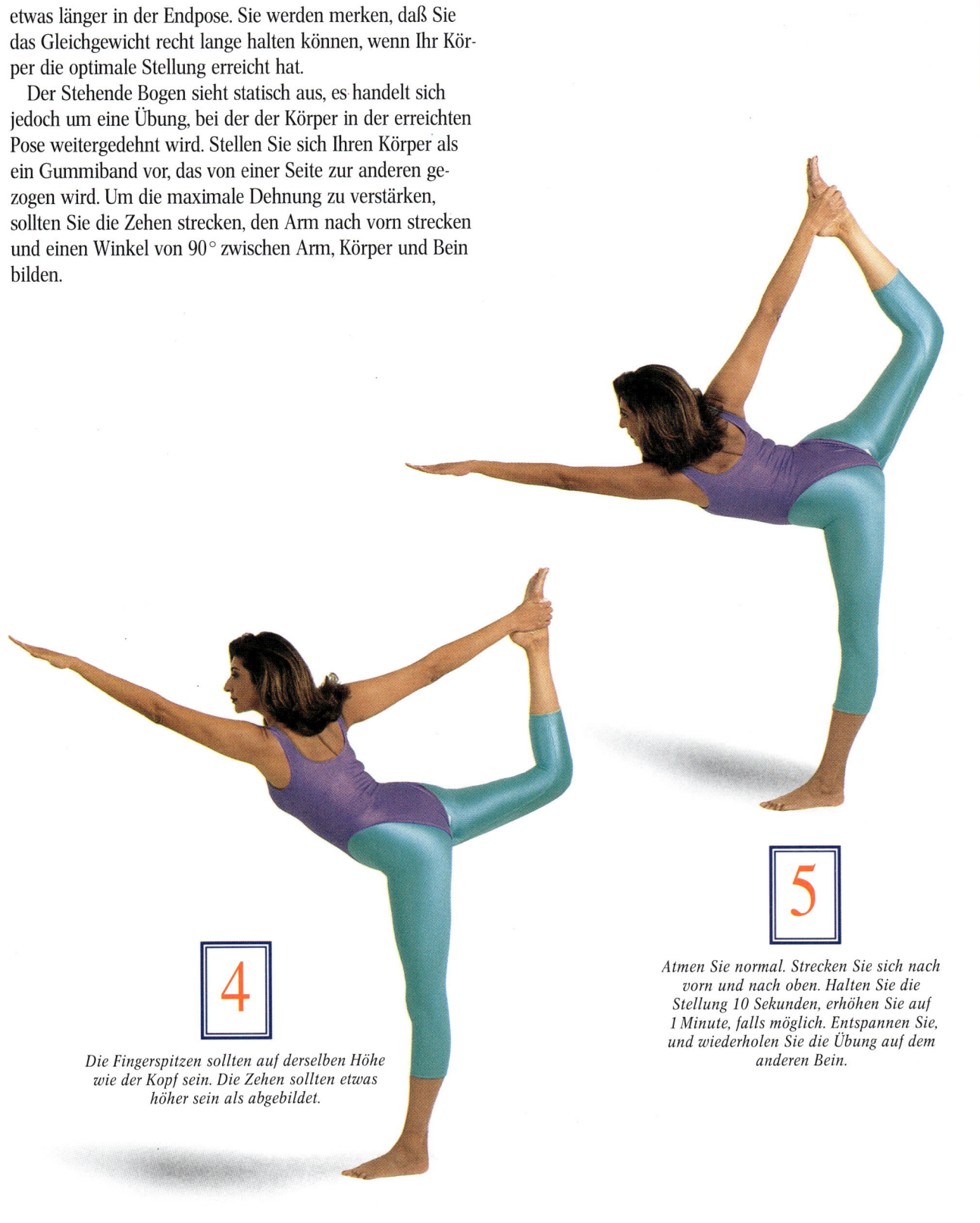

4

Die Fingerspitzen sollten auf derselben Höhe wie der Kopf sein. Die Zehen sollten etwas höher sein als abgebildet.

5

Atmen Sie normal. Strecken Sie sich nach vorn und nach oben. Halten Sie die Stellung 10 Sekunden, erhöhen Sie auf 1 Minute, falls möglich. Entspannen Sie, und wiederholen Sie die Übung auf dem anderen Bein.

Kopf zum Knie

Das ist eine der schwierigsten Übungen im Stehen und deshalb natürlich eine große Herausforderung. Genauso wie beim »Stehenden Bogen« werden Konzentrationsfähigkeit, Beweglichkeit und Ausdauer gefördert. Seien Sie nicht entmutigt, wenn Sie für eine gewisse Zeit nicht über Schritt 1 hinauskommen. Denken Sie immer daran, Ihr Standbein geradezuhalten.

Stehen Sie mit geschlossenen Füßen aufrecht. Atmen Sie ein, und heben Sie das rechte Knie zur Brust. Atmen Sie normal, und halten Sie die Stellung 10 Sekunden.

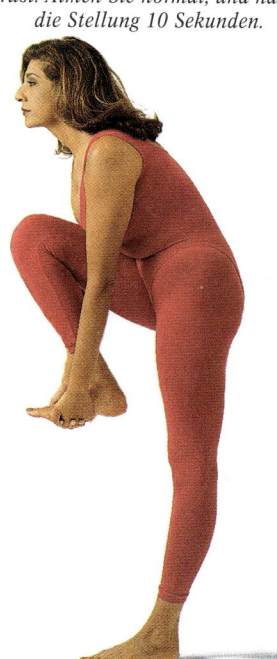

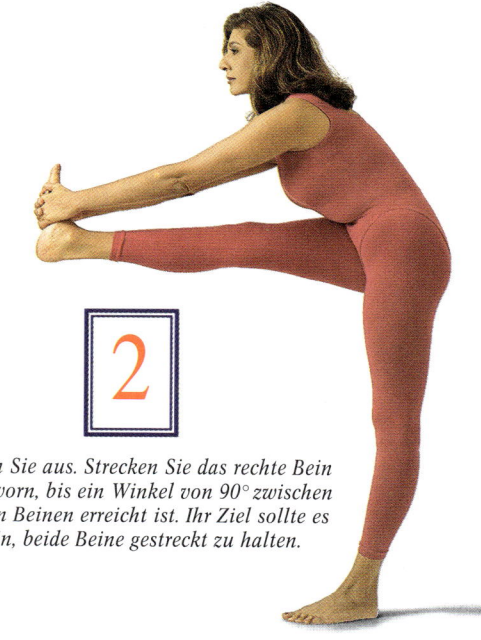

Atmen Sie aus. Strecken Sie das rechte Bein nach vorn, bis ein Winkel von 90° zwischen beiden Beinen erreicht ist. Ihr Ziel sollte es sein, beide Beine gestreckt zu halten.

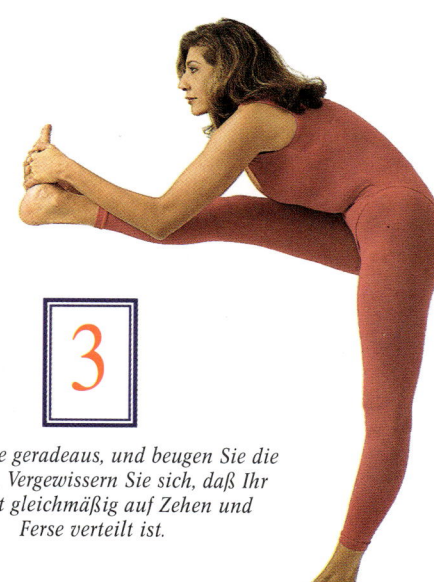

Blicken Sie geradeaus, und beugen Sie die Ellbogen. Vergewissern Sie sich, daß Ihr Gewicht gleichmäßig auf Zehen und Ferse verteilt ist.

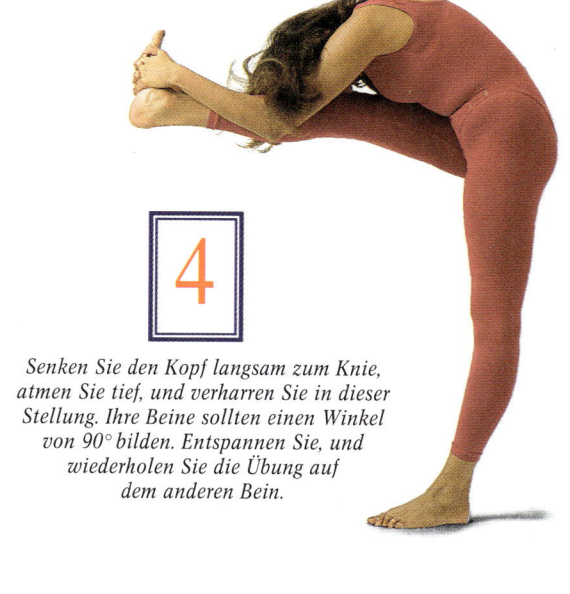

Senken Sie den Kopf langsam zum Knie, atmen Sie tief, und verharren Sie in dieser Stellung. Ihre Beine sollten einen Winkel von 90° bilden. Entspannen Sie, und wiederholen Sie die Übung auf dem anderen Bein.

Zehenbalance

Diese Yogastellung fördert Konzentration und Geduld. Wenn Sie die Wirbelsäule aufrichten und Ihr Körper sich in der richtigen Pose befindet, werden Sie sich leicht wie eine Feder fühlen. Die Zehenbalance bringt Körper und Geist in Einklang und lindert arthritische Beschwerden in den Knien und Sprunggelenken. Atmen Sie während der Übung normal.

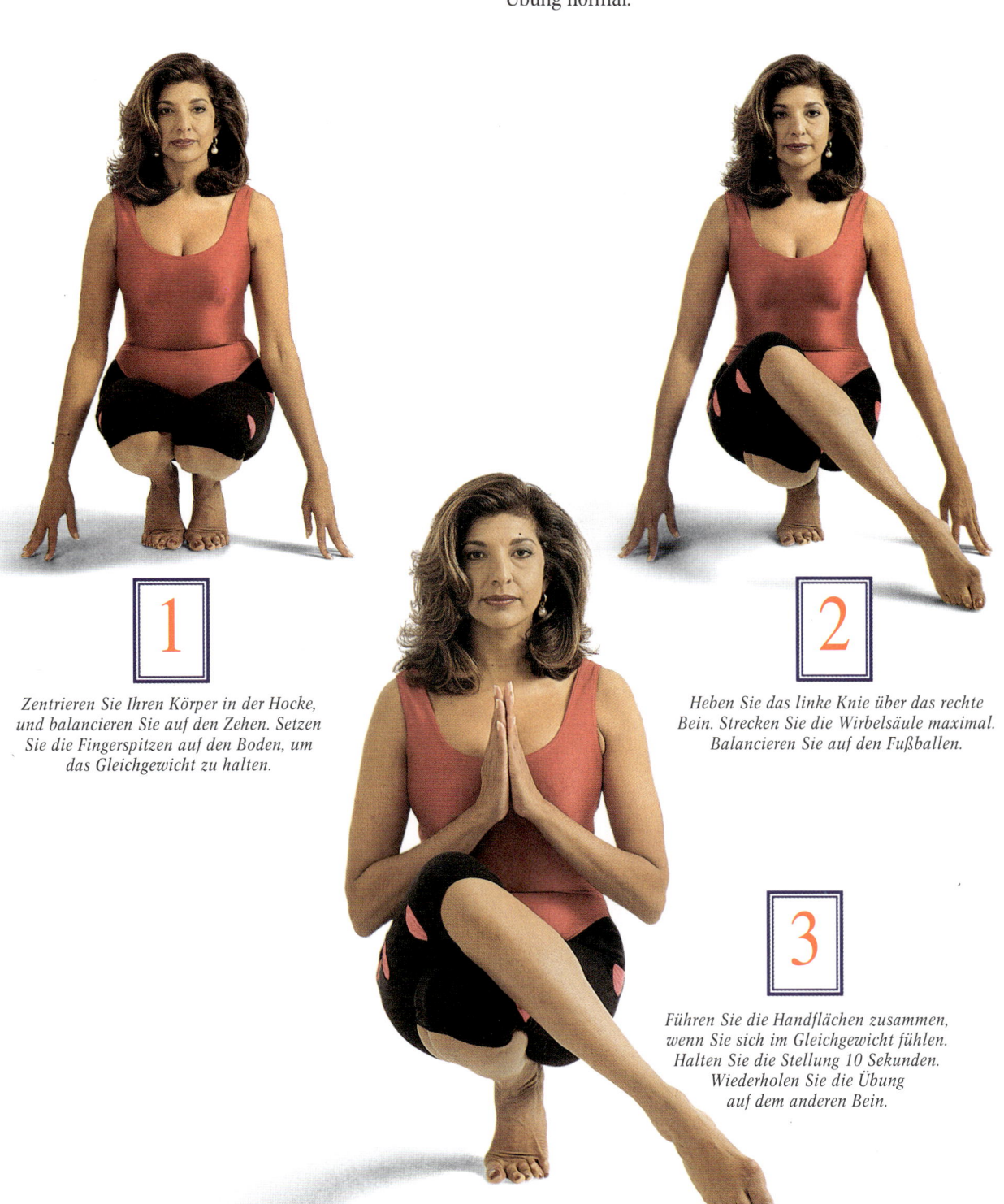

1

Zentrieren Sie Ihren Körper in der Hocke, und balancieren Sie auf den Zehen. Setzen Sie die Fingerspitzen auf den Boden, um das Gleichgewicht zu halten.

2

Heben Sie das linke Knie über das rechte Bein. Strecken Sie die Wirbelsäule maximal. Balancieren Sie auf den Fußballen.

3

Führen Sie die Handflächen zusammen, wenn Sie sich im Gleichgewicht fühlen. Halten Sie die Stellung 10 Sekunden. Wiederholen Sie die Übung auf dem anderen Bein.

Schulterstand

Der Schulterstand verbessert die Durchblutung der Schilddrüse. Unterhalb des Kehlkopfs gelegen, ist sie eine der wichtigsten endokrinen Drüsen zur Regulierung von Stoffwechselprozessen.

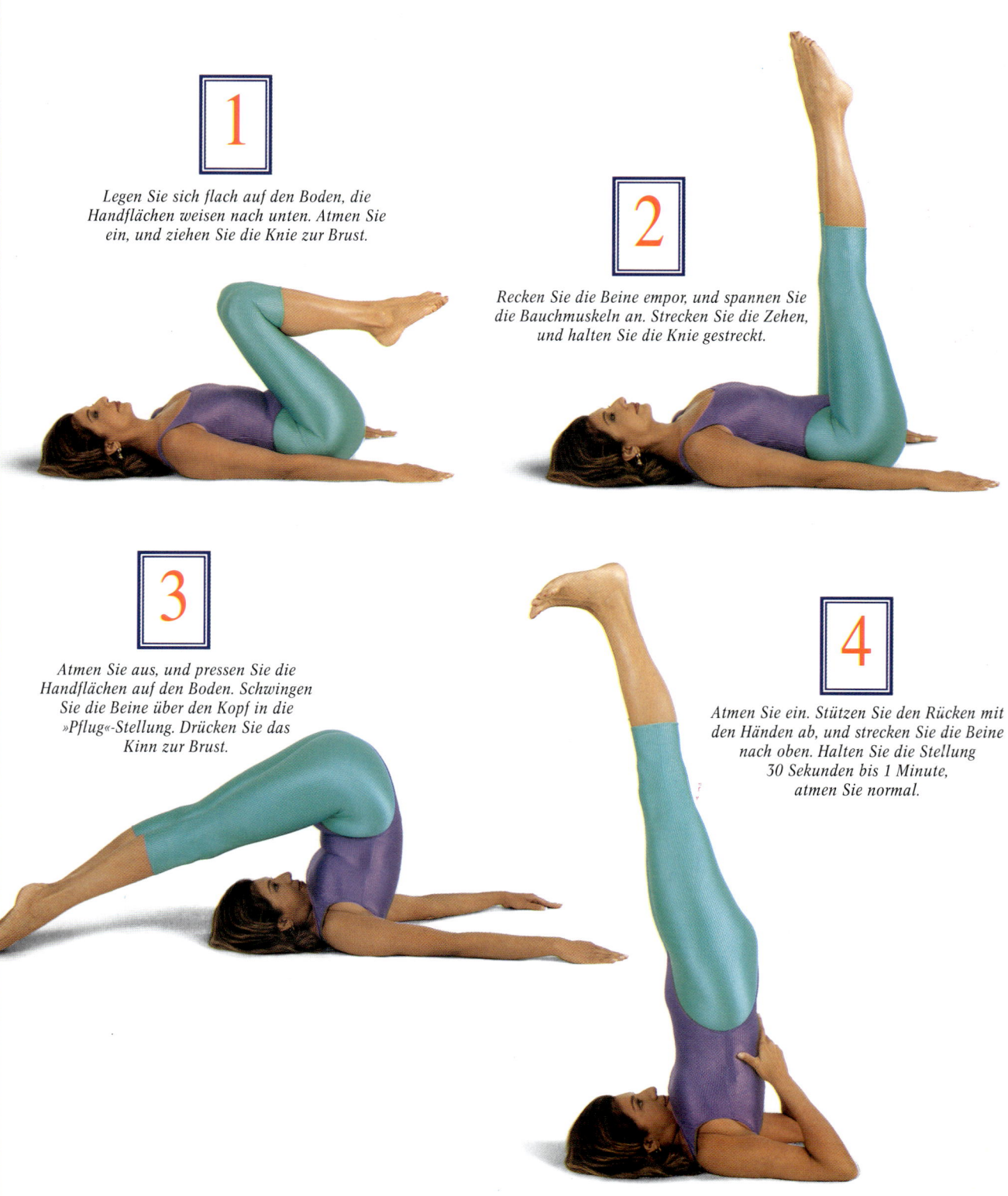

1

Legen Sie sich flach auf den Boden, die Handflächen weisen nach unten. Atmen Sie ein, und ziehen Sie die Knie zur Brust.

2

Recken Sie die Beine empor, und spannen Sie die Bauchmuskeln an. Strecken Sie die Zehen, und halten Sie die Knie gestreckt.

3

Atmen Sie aus, und pressen Sie die Handflächen auf den Boden. Schwingen Sie die Beine über den Kopf in die »Pflug«-Stellung. Drücken Sie das Kinn zur Brust.

4

Atmen Sie ein. Stützen Sie den Rücken mit den Händen ab, und strecken Sie die Beine nach oben. Halten Sie die Stellung 30 Sekunden bis 1 Minute, atmen Sie normal.

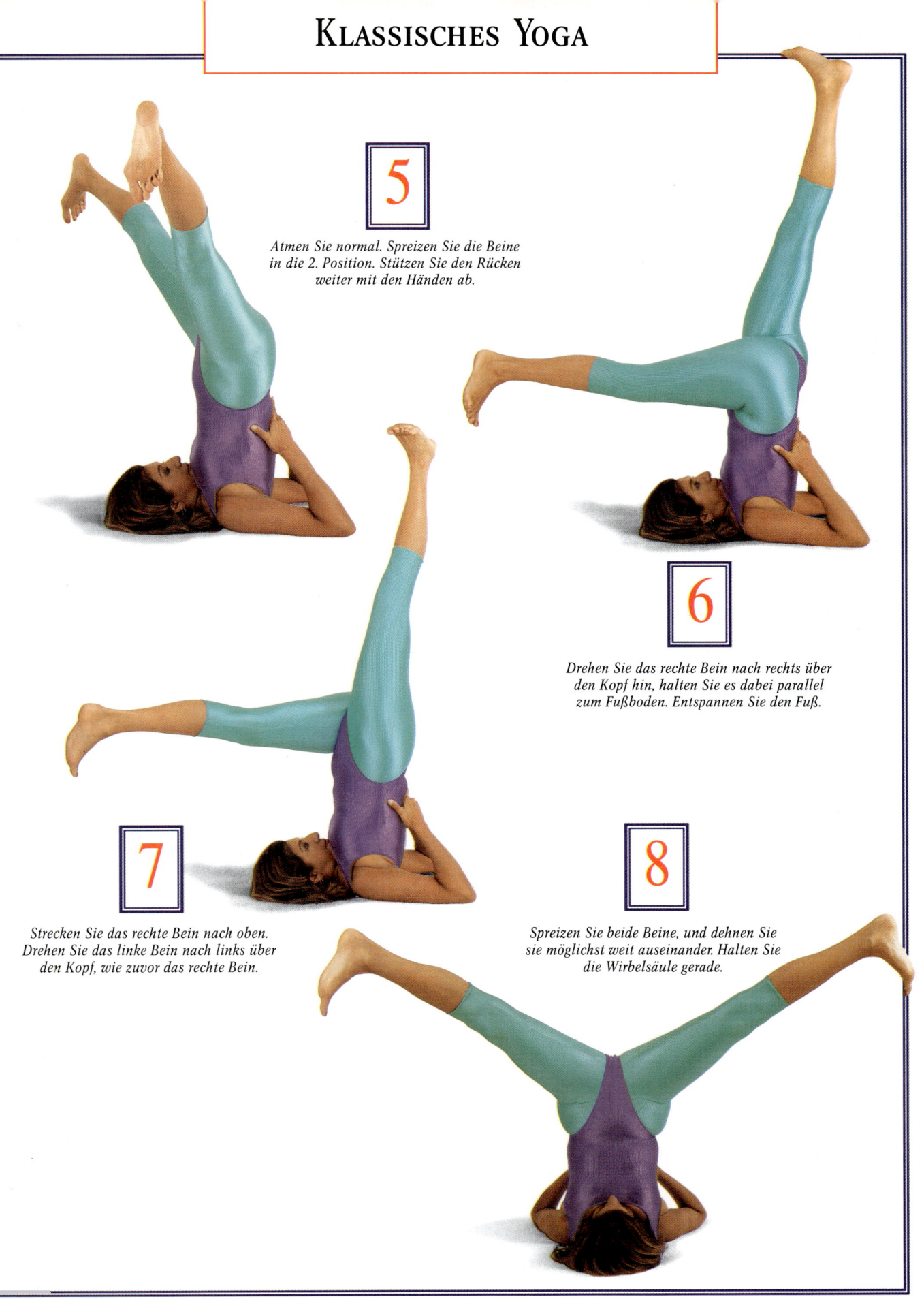

5

Atmen Sie normal. Spreizen Sie die Beine
in die 2. Position. Stützen Sie den Rücken
weiter mit den Händen ab.

6

Drehen Sie das rechte Bein nach rechts über
den Kopf hin, halten Sie es dabei parallel
zum Fußboden. Entspannen Sie den Fuß.

7

Strecken Sie das rechte Bein nach oben.
Drehen Sie das linke Bein nach links über
den Kopf, wie zuvor das rechte Bein.

8

Spreizen Sie beide Beine, und dehnen Sie
sie möglichst weit auseinander. Halten Sie
die Wirbelsäule gerade.

SCHULTERSTAND

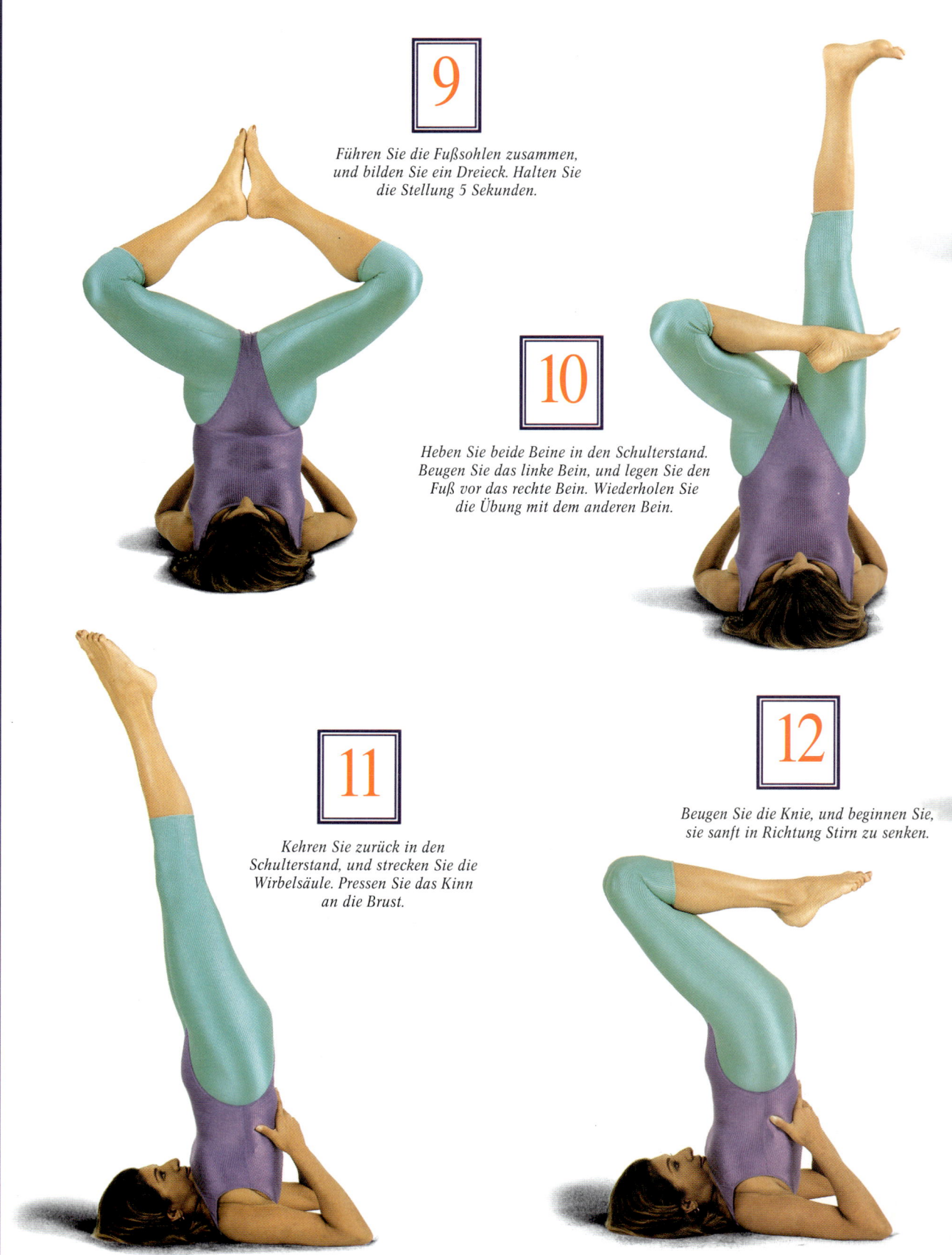

9

*Führen Sie die Fußsohlen zusammen,
und bilden Sie ein Dreieck. Halten Sie
die Stellung 5 Sekunden.*

10

*Heben Sie beide Beine in den Schulterstand.
Beugen Sie das linke Bein, und legen Sie den
Fuß vor das rechte Bein. Wiederholen Sie
die Übung mit dem anderen Bein.*

11

*Kehren Sie zurück in den
Schulterstand, und strecken Sie die
Wirbelsäule. Pressen Sie das Kinn
an die Brust.*

12

*Beugen Sie die Knie, und beginnen Sie,
sie sanft in Richtung Stirn zu senken.*

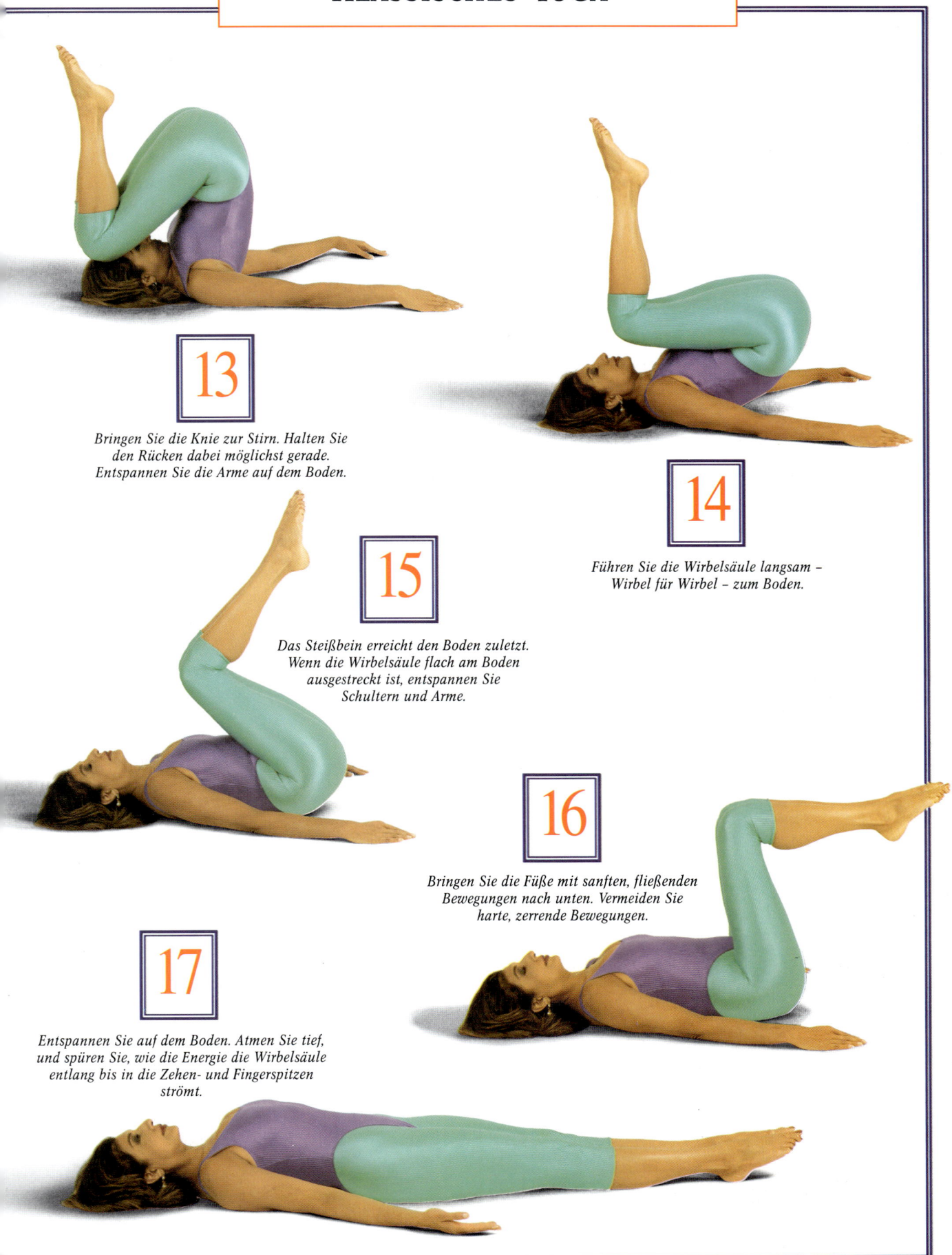

13

Bringen Sie die Knie zur Stirn. Halten Sie den Rücken dabei möglichst gerade. Entspannen Sie die Arme auf dem Boden.

14

Führen Sie die Wirbelsäule langsam – Wirbel für Wirbel – zum Boden.

15

Das Steißbein erreicht den Boden zuletzt. Wenn die Wirbelsäule flach am Boden ausgestreckt ist, entspannen Sie Schultern und Arme.

16

Bringen Sie die Füße mit sanften, fließenden Bewegungen nach unten. Vermeiden Sie harte, zerrende Bewegungen.

17

Entspannen Sie auf dem Boden. Atmen Sie tief, und spüren Sie, wie die Energie die Wirbelsäule entlang bis in die Zehen- und Fingerspitzen strömt.

Der Fisch

Der Fisch ist die ideale Übung nach dem Schulterstand, um etwaige Verspannungen zu lösen und ausgleichend auf die Wirbelsäule einzuwirken. Der Brustkorb wird gedehnt, die Atmung vertieft sich, die Schilddrüse wird stimuliert, und die Bauchmuskeln werden gestrafft. Die Fisch-Pose verbessert außerdem die Durchblutung des Gesichtes und wirkt der Faltenbildung im Gesicht und im Halsbereich entgegen.

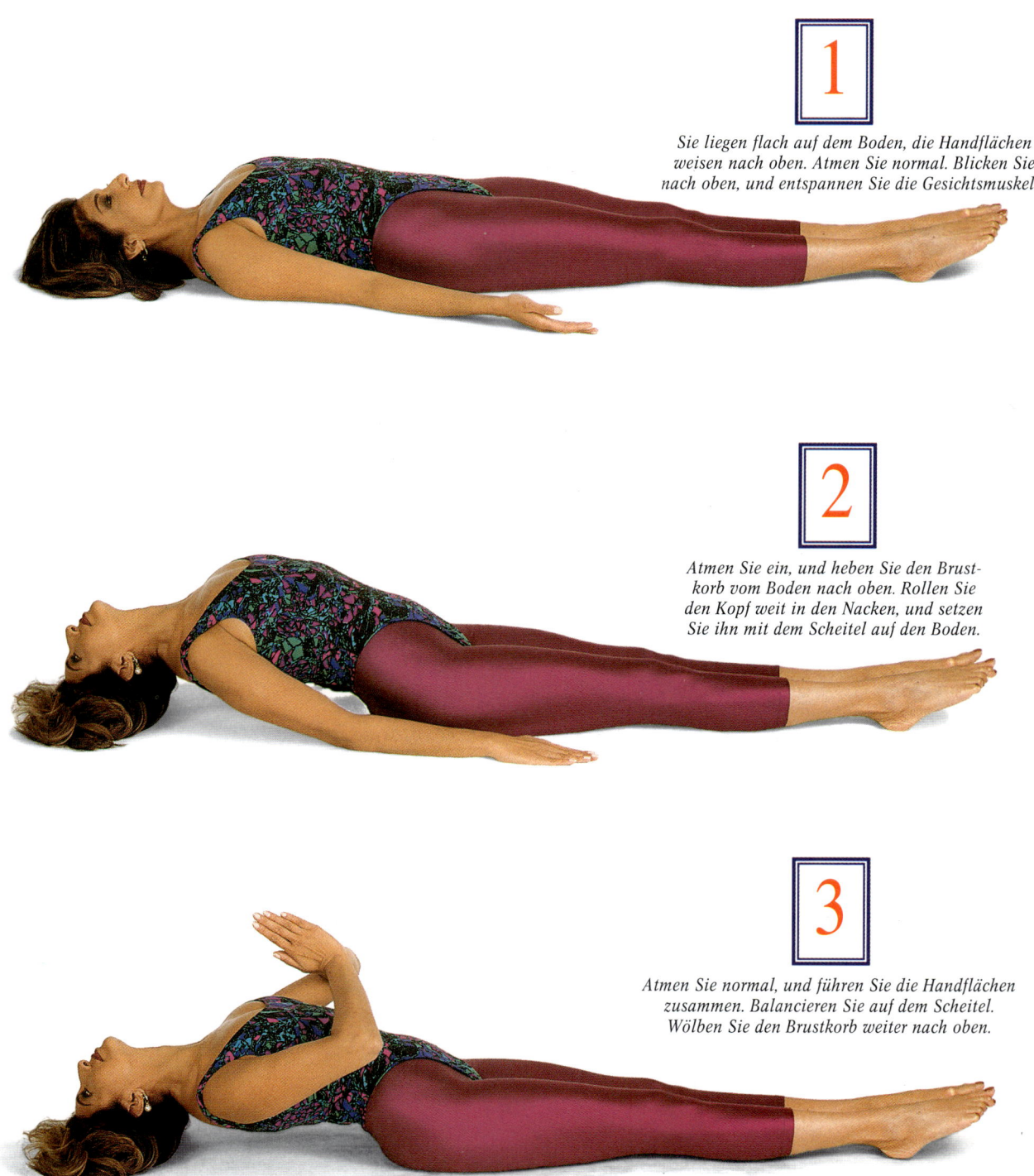

1

Sie liegen flach auf dem Boden, die Handflächen weisen nach oben. Atmen Sie normal. Blicken Sie nach oben, und entspannen Sie die Gesichtsmuskeln.

2

Atmen Sie ein, und heben Sie den Brustkorb vom Boden nach oben. Rollen Sie den Kopf weit in den Nacken, und setzen Sie ihn mit dem Scheitel auf den Boden.

3

Atmen Sie normal, und führen Sie die Handflächen zusammen. Balancieren Sie auf dem Scheitel. Wölben Sie den Brustkorb weiter nach oben.

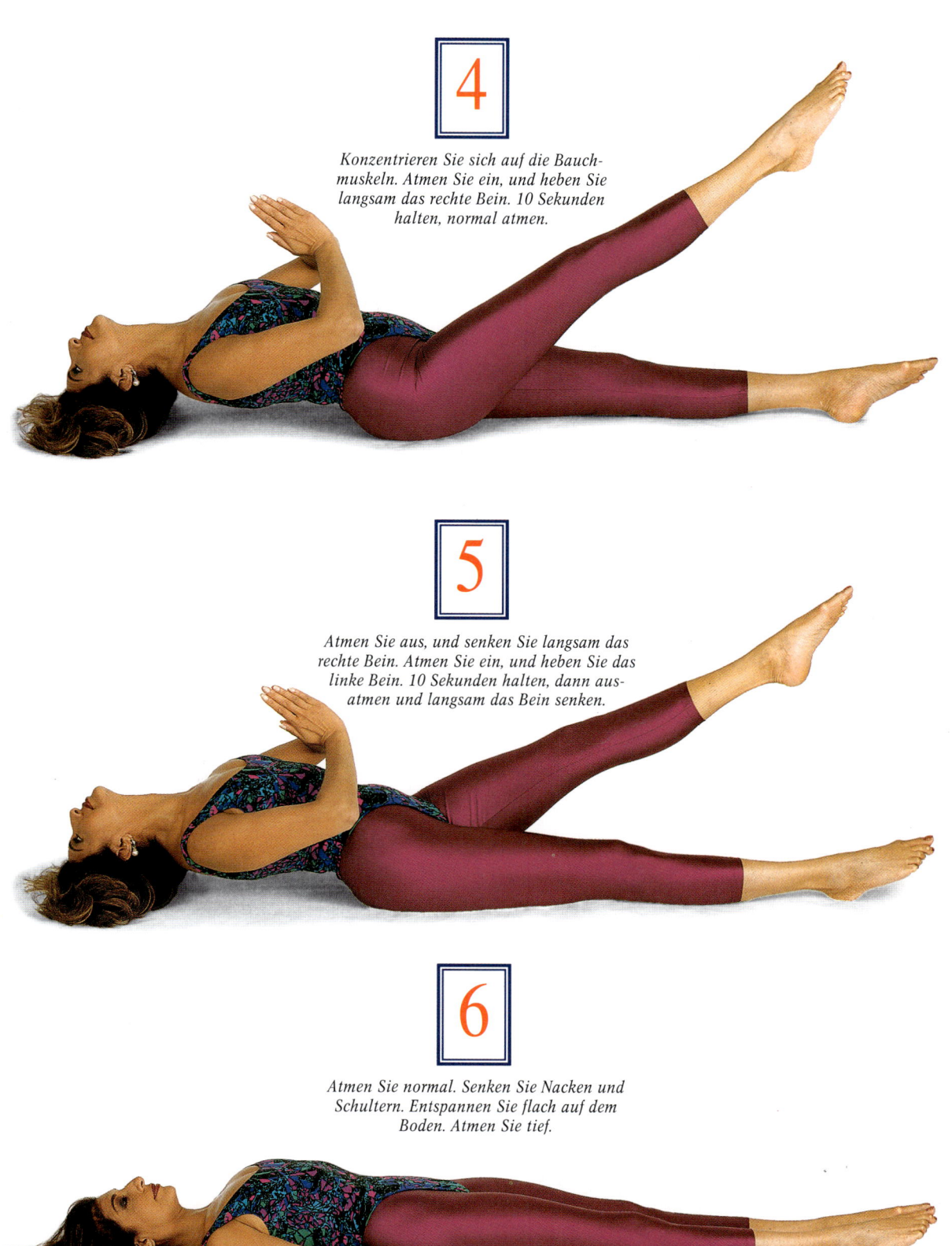

4

*Konzentrieren Sie sich auf die Bauch-
muskeln. Atmen Sie ein, und heben Sie
langsam das rechte Bein. 10 Sekunden
halten, normal atmen.*

5

*Atmen Sie aus, und senken Sie langsam das
rechte Bein. Atmen Sie ein, und heben Sie das
linke Bein. 10 Sekunden halten, dann ausatmen und langsam das Bein senken.*

6

*Atmen Sie normal. Senken Sie Nacken und
Schultern. Entspannen Sie flach auf dem
Boden. Atmen Sie tief.*

Das Rad

Diese intensive Wirbelsäulendehnung vitalisiert den Körper, stimuliert die inneren Organe und Drüsen. Die Bein-, Hüft-, Schulter-, Arm- und Rückenmuskeln werden mobilisiert, die Wirbelsäule wird geschmeidig, und Rückenschmerzen werden gelindert. Außerdem wird der Brustkorb gedehnt, und die Lungenkapazität nimmt zu.

1

Atmen Sie normal. Legen Sie sich flach auf den Rücken, die Knie sind gebeugt, die Füße so nah wie möglich am Gesäß. Halten Sie die Füße in einer Linie mit den Hüften.

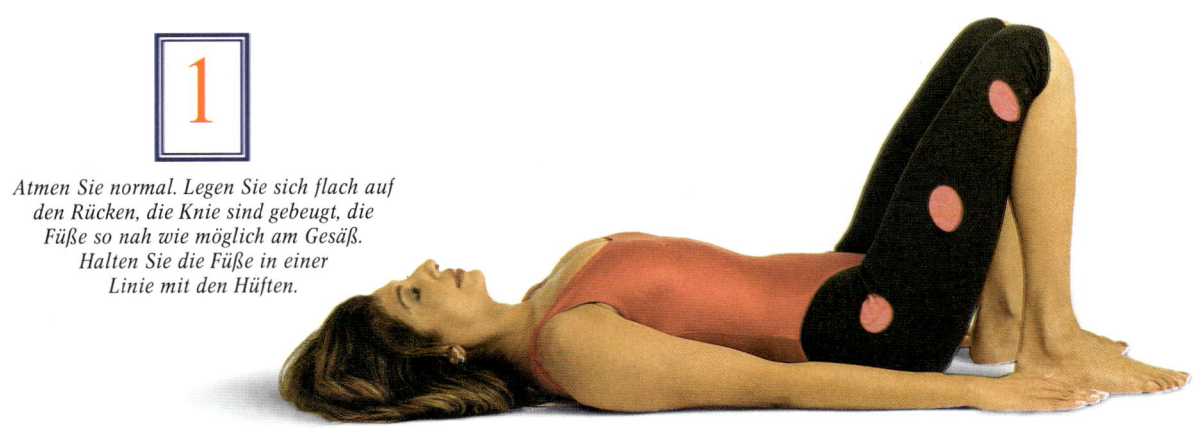

2

Heben Sie einatmend die Hüften, so hoch es geht. Umfassen Sie die Knöchel, um die Dehnung zu verstärken. Atmen Sie normal. Halten Sie die Stellung 10 Sekunden.

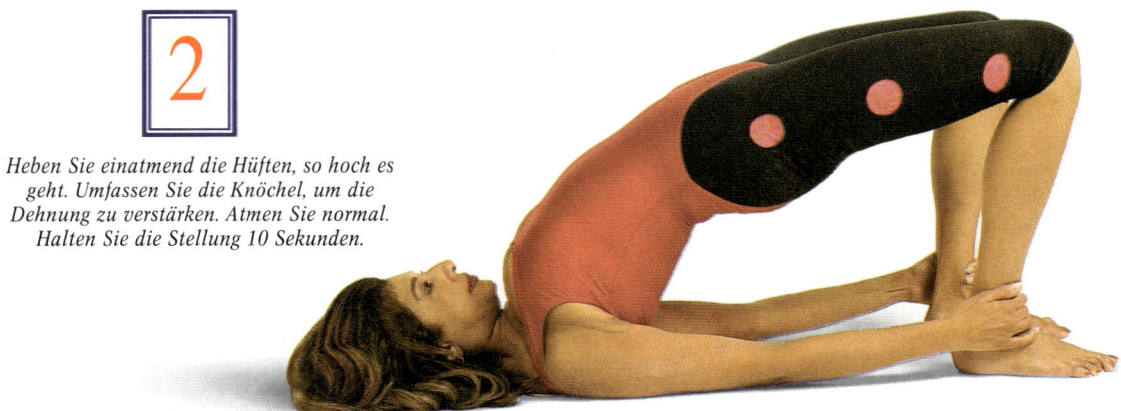

3

Atmen Sie tief, legen Sie die Hände neben den Kopf, die Handflächen weisen nach unten, die Fingerspitzen zeigen zu den Ohren.

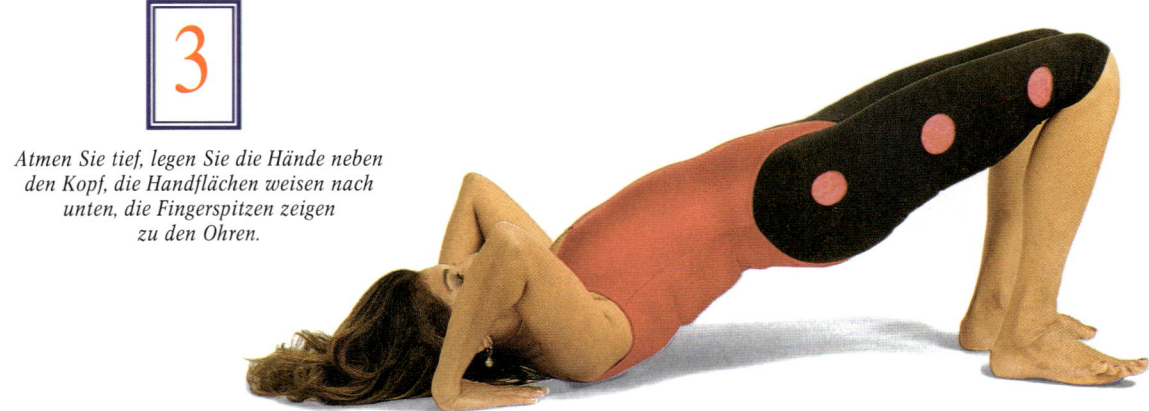

Atmen Sie ein, und drücken Sie Hüften und
Brustkorb nach oben. Heben Sie den Kopf, und
setzen Sie ihn mit dem Scheitel auf den Boden.
Heben Sie Schultern und Gesäß, und atmen Sie
aus. Halten Sie die Stellung 10 Sekunden,
atmen Sie normal.

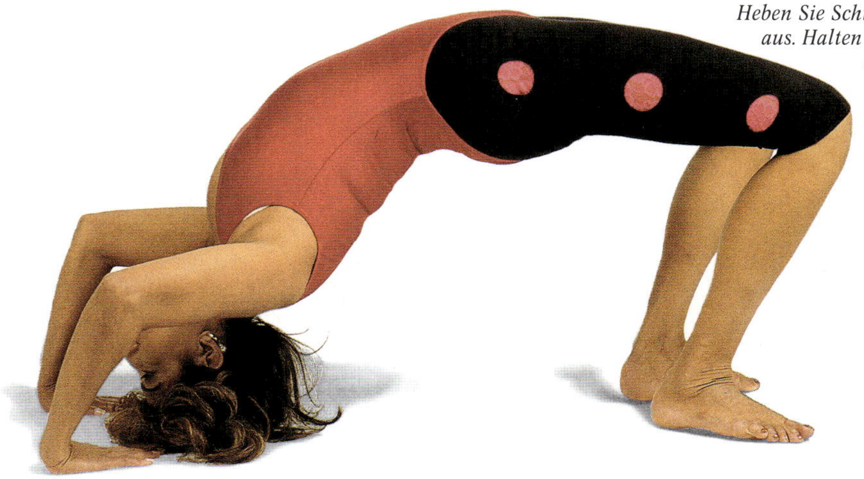

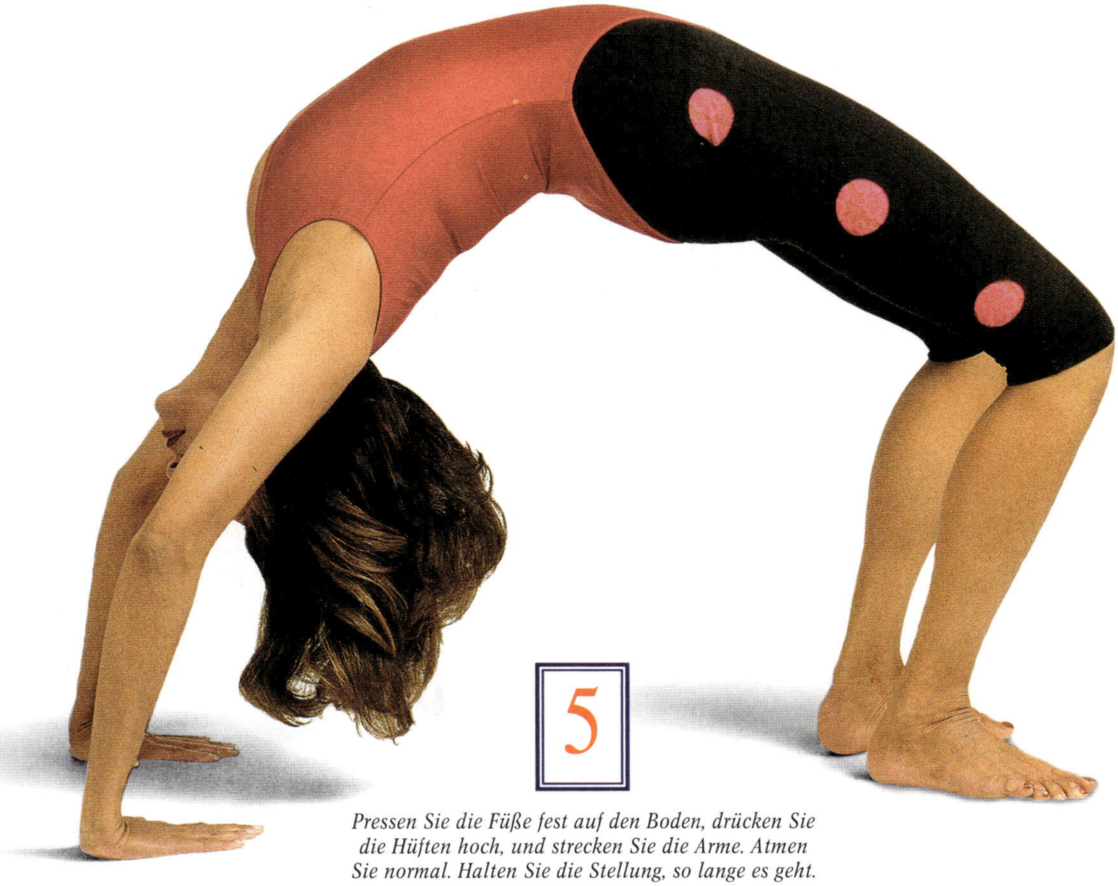

Pressen Sie die Füße fest auf den Boden, drücken Sie
die Hüften hoch, und strecken Sie die Arme. Atmen
Sie normal. Halten Sie die Stellung, so lange es geht.

Die Kobra

Die Kobra stärkt die unteren Rückenmuskeln, hilft gegen Rückenschmerzen und Hexenschuß sowie gegen rheumatische und arthritische Beschwerden im Bereich der Wirbelsäule. Der Menstruationszyklus wird reguliert, der Brustkorb gedehnt, Handgelenke und Nacken werden gekräftigt, Schilddrüse und Nebennieren werden stimuliert.

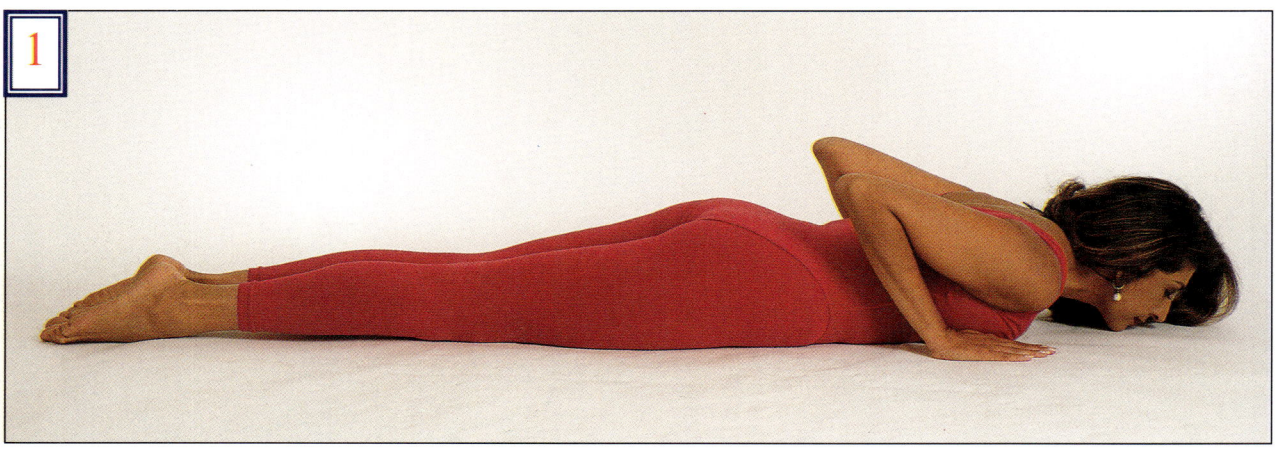

Liegen Sie in der Bauchlage, das Kinn am Boden, die Arme eng am Körper, die Hände unter den Schultern.

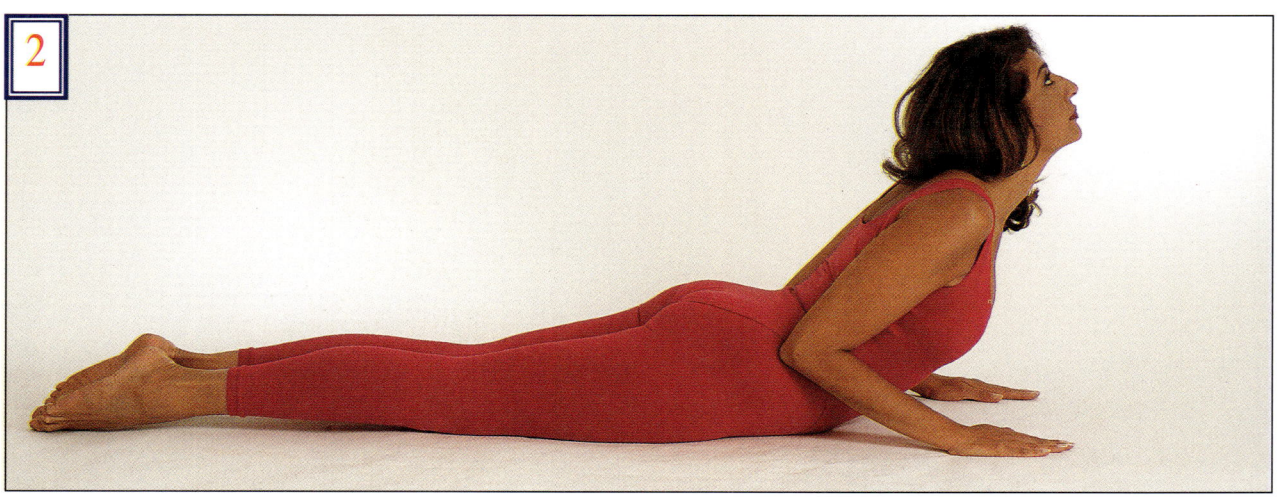

Atmen Sie ein, und drücken Sie die Handflächen nach unten. Heben Sie den Brustkorb, und blicken Sie nach oben. Halten Sie die Stellung 10 Sekunden, atmen Sie normal.

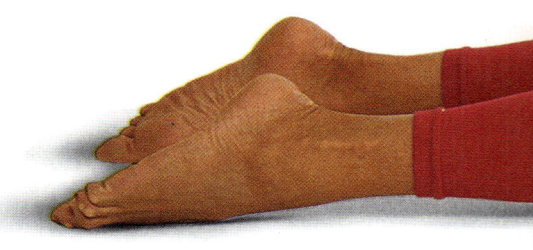

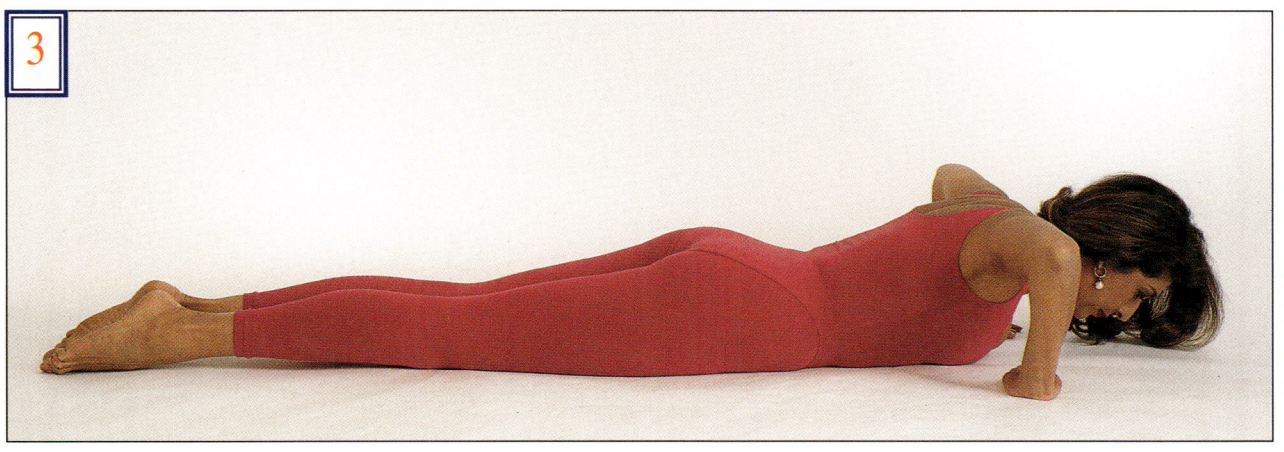

3

Zurück zu Schritt 1. Drehen Sie die Handflächen, bis die Fingerspitzen nach innen zu den Schultern zeigen, die Ellbogen weisen nach außen.

4

Atmen Sie ein, und stemmen Sie sich hoch. Heben Sie die mittlere Rückenpartie und den Kopf. Atmen Sie normal, und halten Sie die Stellung 10 Sekunden. Atmen Sie aus, und gehen Sie zurück zu Schritt 3. Wiederholen Sie die Übung zweimal.

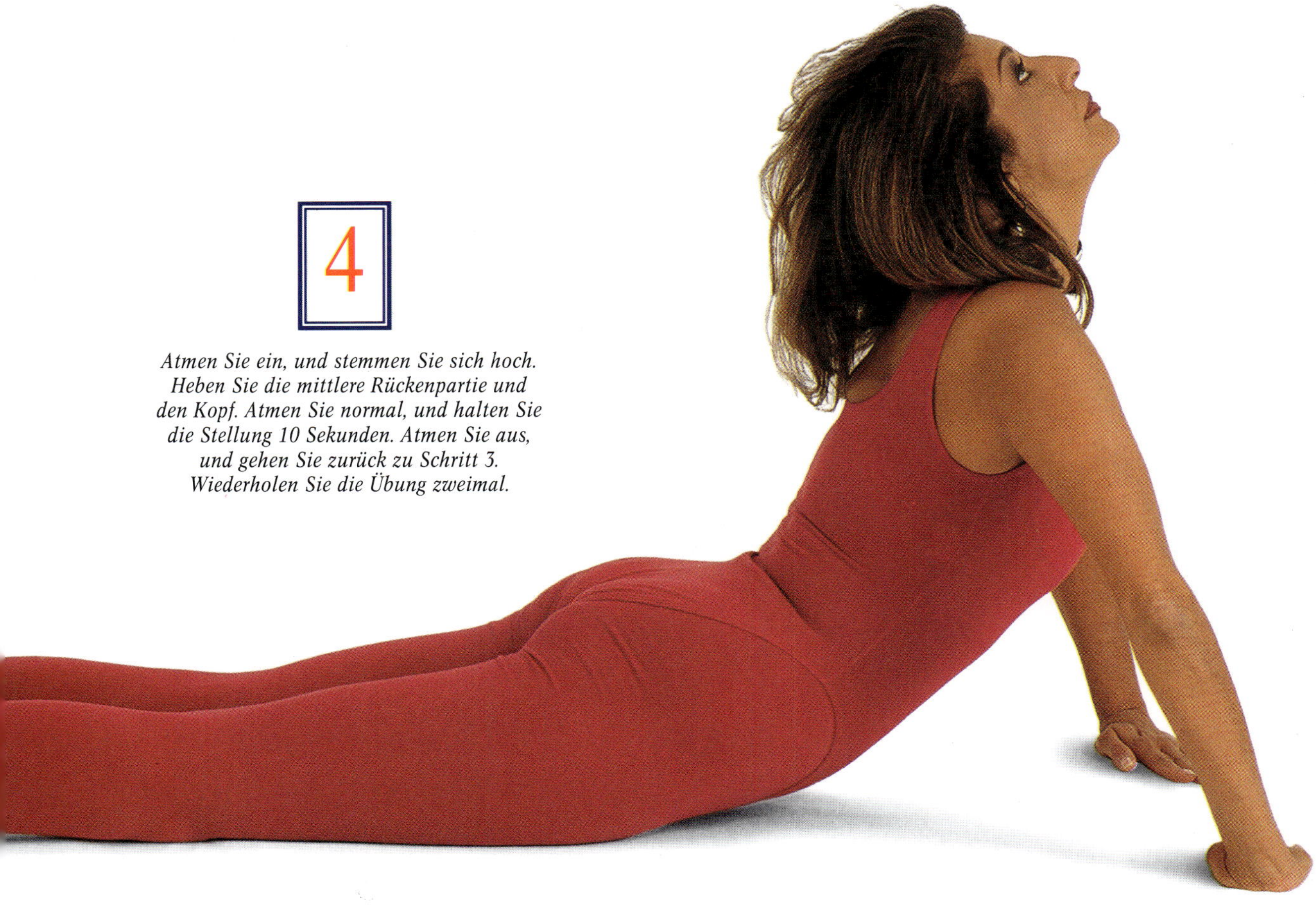

Der Bogen

Die Bogenstellung kräftigt alle Muskeln im Körper, sie erweitert den Brustkorb, erhöht die Lungenkapazität und verhilft Ihnen zu einer positiven Lebenseinstellung. Die Wirbelsäule wird ohne Belastung der unteren Rückenpartie mobilisiert. Ihr Körper wird geschmeidig, und Sie fühlen sich vital und voll jugendlicher Spannkraft.

Im täglichen Leben haben die meisten Menschen keine Gelegenheit, das Rückgrat nach hinten zu beugen. Wenn Ihnen die Übung Schwierigkeiten bereitet, heben Sie anfangs nur den Kopf und die Füße vom Boden. Mit zunehmender Übung sollten Sie versuchen, Kopf und Knie in einer Linie zu halten. Beim Aufrichten des Brustkorbes sollten Sie darauf achten, von der oberen Rückenpartie aus zu dehnen, während die Beine nach oben schnellen.

1

Sie liegen flach auf dem Bauch mit dem Kinn am Boden. Beugen Sie die Knie hinter sich, und umfassen Sie Ihre Knöchel.

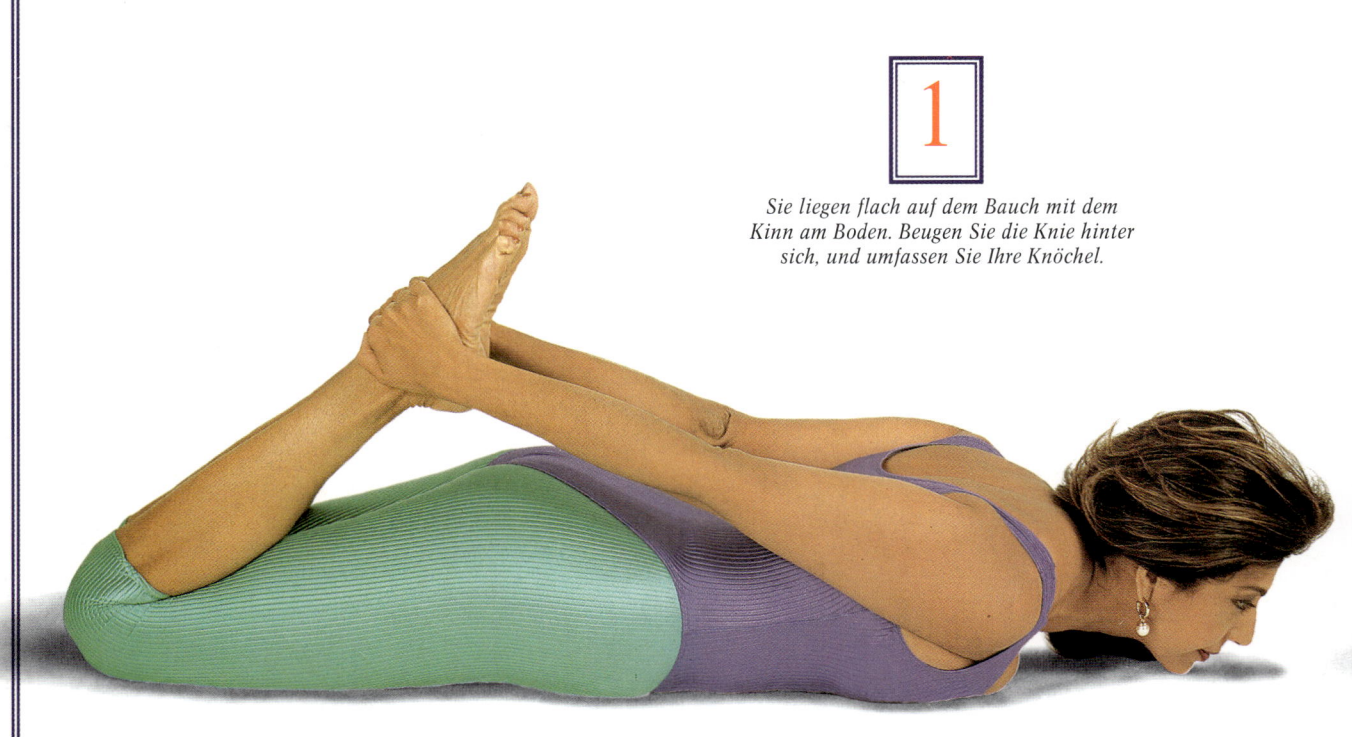

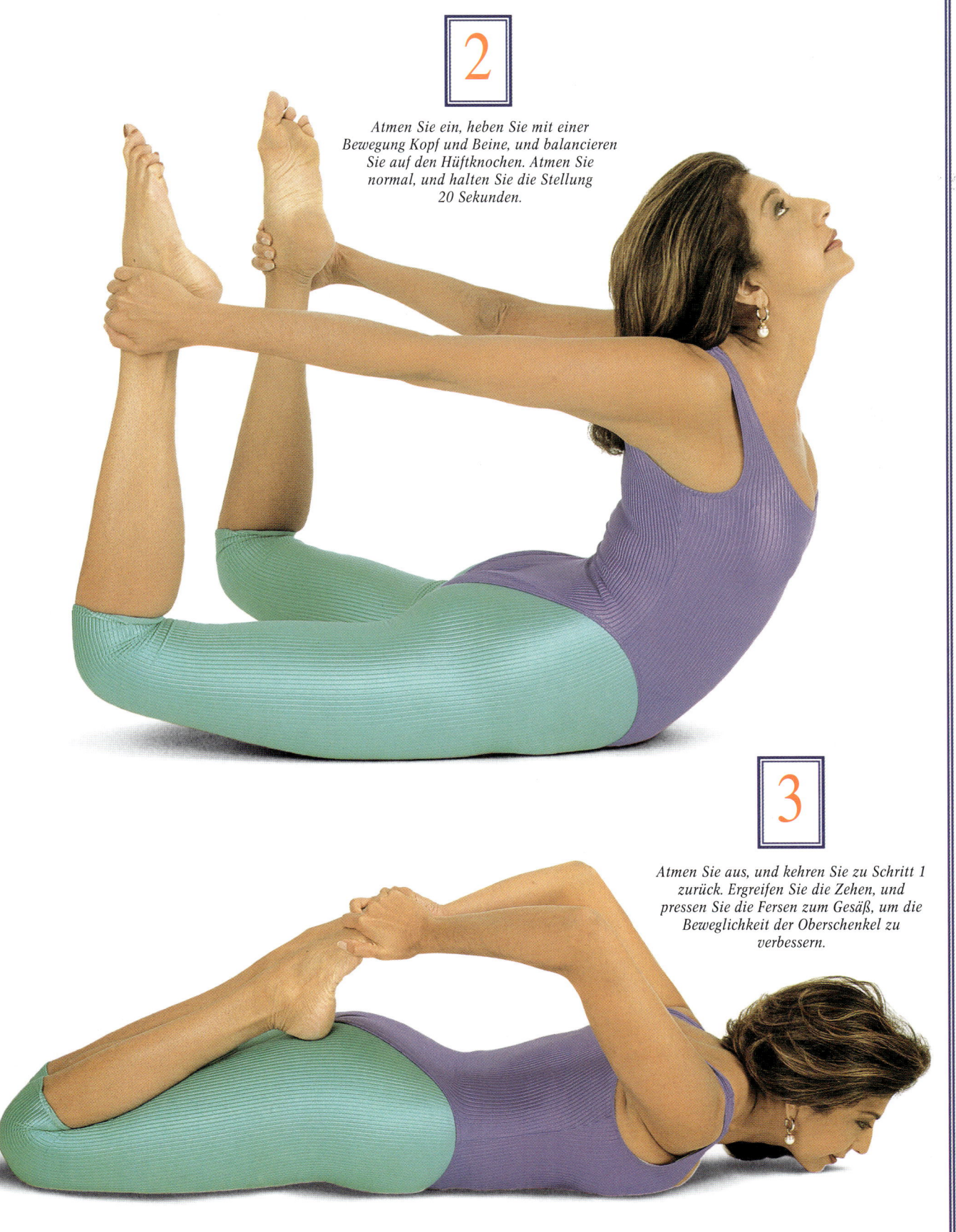

2

Atmen Sie ein, heben Sie mit einer Bewegung Kopf und Beine, und balancieren Sie auf den Hüftknochen. Atmen Sie normal, und halten Sie die Stellung 20 Sekunden.

3

Atmen Sie aus, und kehren Sie zu Schritt 1 zurück. Ergreifen Sie die Zehen, und pressen Sie die Fersen zum Gesäß, um die Beweglichkeit der Oberschenkel zu verbessern.

Die Katzen-dehnung

Nach dem Bogen und anderen Rückgratbeugungen nach hinten ist es wichtig, etwaige Verspannungen der Wirbelsäule zu lösen. Bei intensiven Rückenübungen sollten Sie immer auf eine geschmeidige, flüssige Bewegungsabfolge achten.

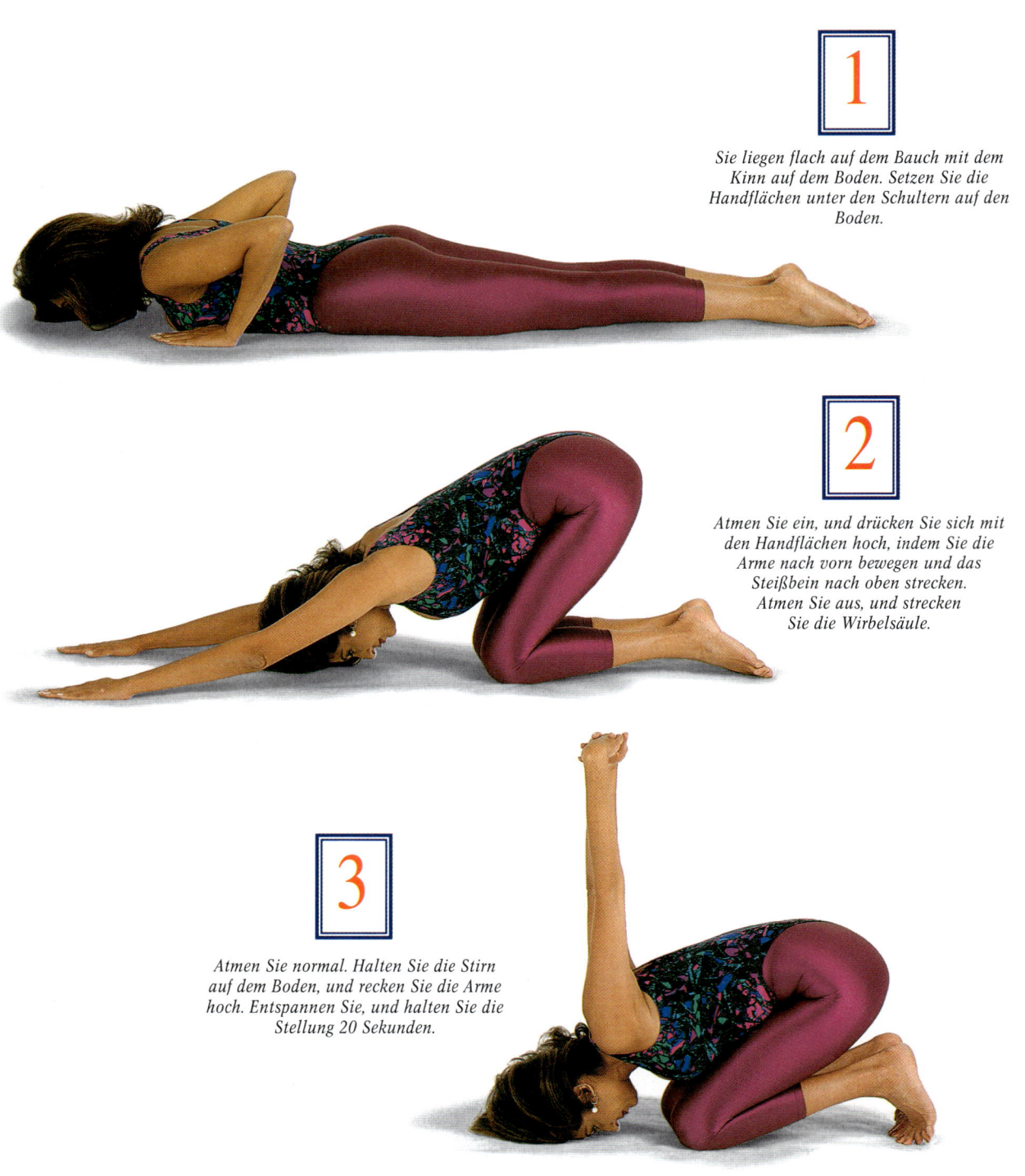

1

Sie liegen flach auf dem Bauch mit dem Kinn auf dem Boden. Setzen Sie die Handflächen unter den Schultern auf den Boden.

2

Atmen Sie ein, und drücken Sie sich mit den Handflächen hoch, indem Sie die Arme nach vorn bewegen und das Steißbein nach oben strecken. Atmen Sie aus, und strecken Sie die Wirbelsäule.

3

Atmen Sie normal. Halten Sie die Stirn auf dem Boden, und recken Sie die Arme hoch. Entspannen Sie, und halten Sie die Stellung 20 Sekunden.

Wechselseitige Nasenatmung

Diese klassische Atemübung vereint die männliche Energie des rechten Nasenloches mit der weiblichen Energie des linken Nasenloches.

Sie lernen dabei, bewußt zu atmen und Ihre Konzentrationsfähigkeit zu erhöhen. Wiederholen Sie die Schritte 3 und 4 für jeweils 10 Sekunden.

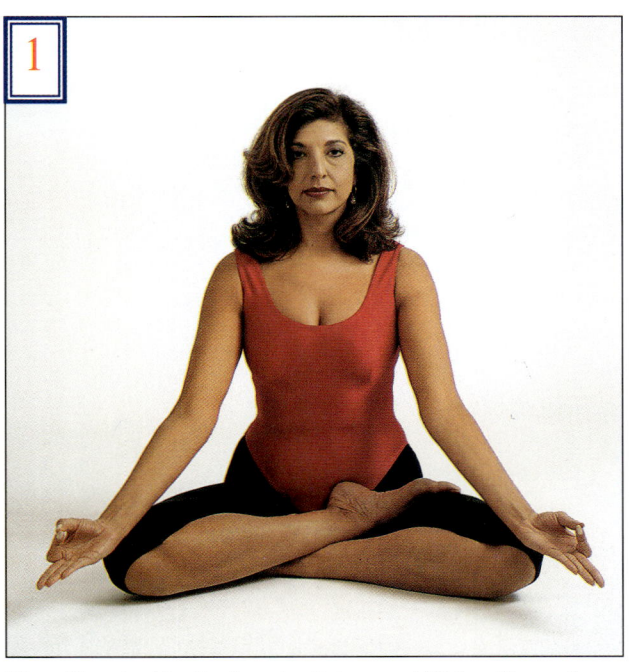

Sitzen Sie aufrecht mit gekreuzten Beinen, und blicken Sie geradeaus. Führen Sie Daumen und kleinen Finger zusammen. 8 Sekunden lang tief atmen.

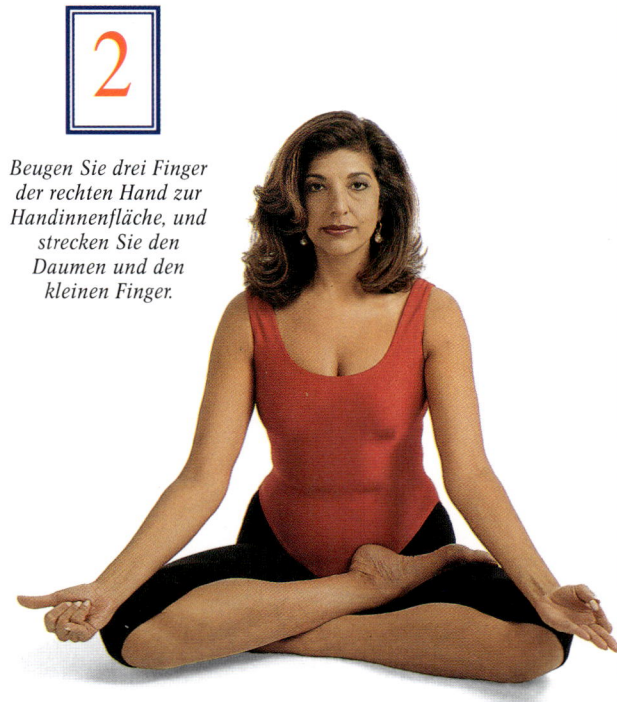

Beugen Sie drei Finger der rechten Hand zur Handinnenfläche, und strecken Sie den Daumen und den kleinen Finger.

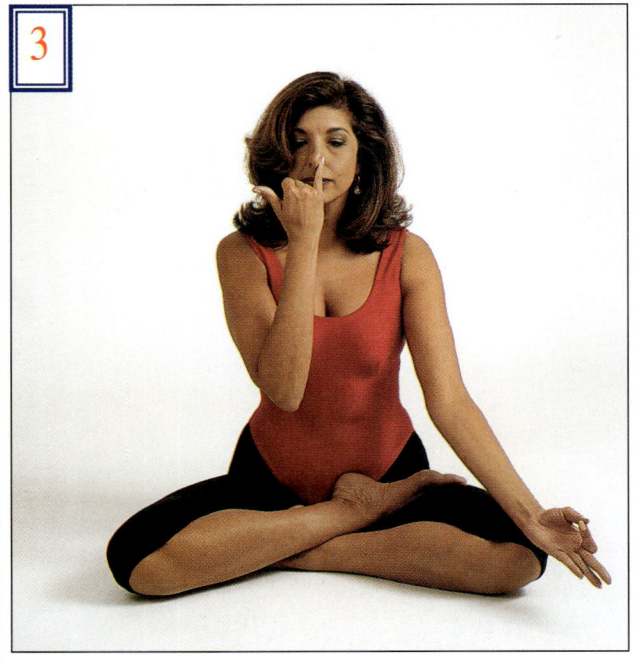

Verschließen Sie das linke Nasenloch mit dem rechten kleinen Finger, und atmen Sie 10 Sekunden nur durch das rechte Nasenloch.

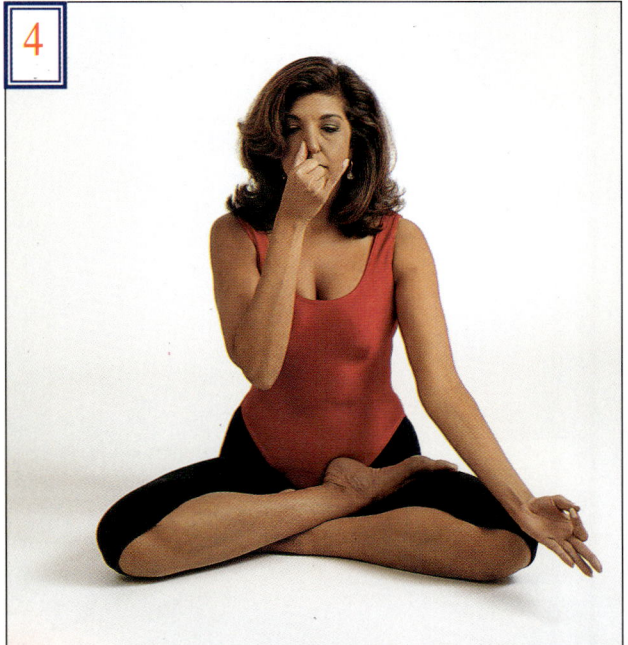

Verschließen Sie jetzt das rechte Nasenloch mit dem Daumen, und atmen Sie 10 Sekunden lang durch das linke Nasenloch.

Streßabbauer

Unser modernes Leben ist voller Streß. Schwierigkeiten in der Familie, Probleme am Arbeitsplatz, Doppelbelastung durch Beruf und Familie usw. führen zu Streßsituationen, die uns aus dem Gleichgewicht bringen können.

Bestimmte Bereiche des Körpers sind besonders streßanfällig, z.B. der Nacken, die Schultern, die untere und obere Rückenpartie, der Bauchbereich, die Beine und die Füße. Langes Stehen oder Sitzen verursacht beispielsweise geschwollene Füße; Frust und Ärger führen zu Magenbeschwerden; Verspannungen im Schulter- und Nackenbereich behindern die Durchblutung des Gehirns und verursachen Kopfschmerzen.

In diesem Kapitel lernen Sie, Ihren Körper vom Scheitel bis zur Sohle zu entspannen. In Verbindung mit richtiger Atmung wirken die Übungen streßreduzierend, sie fördern Ihr Konzentrationsvermögen und machen Sie innerlich ruhig.

»Yoganastik« bringt Harmonie in Ihr Leben und ist damit die ideale Lösung, um Streß abzubauen.

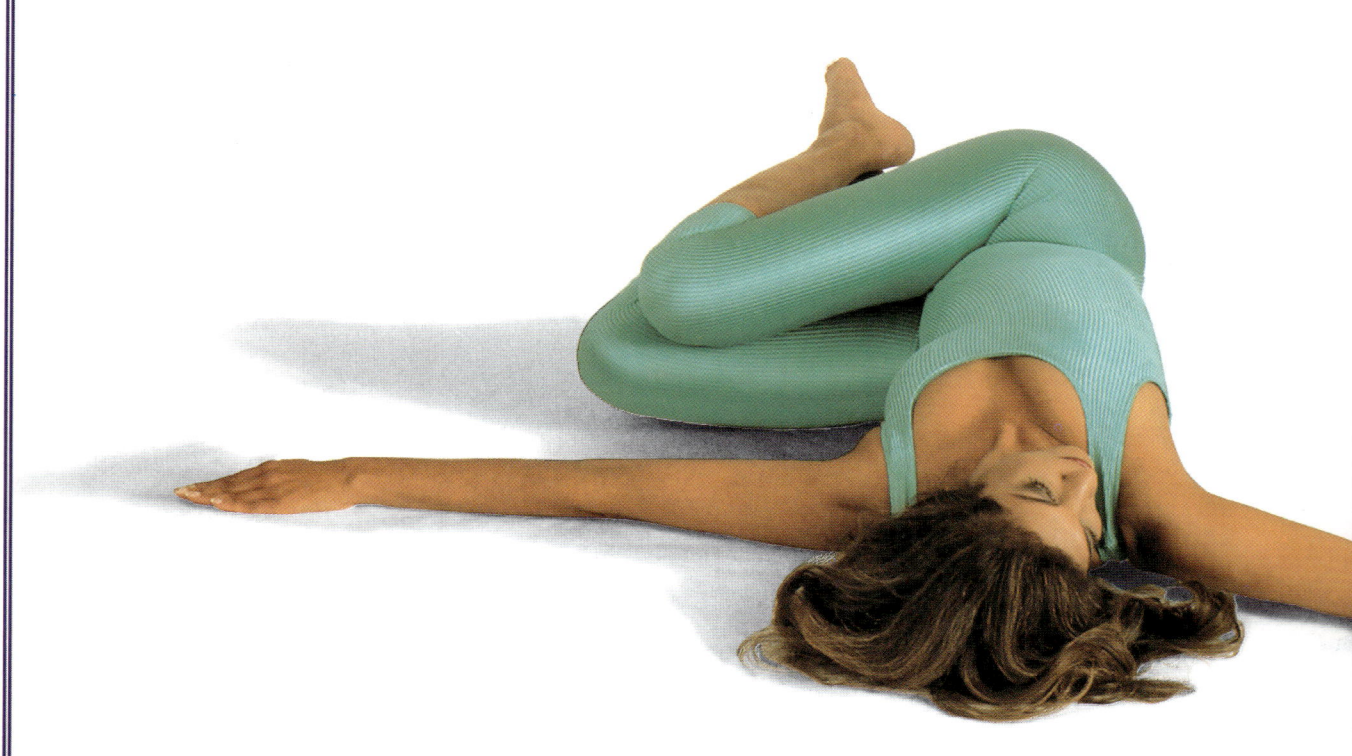

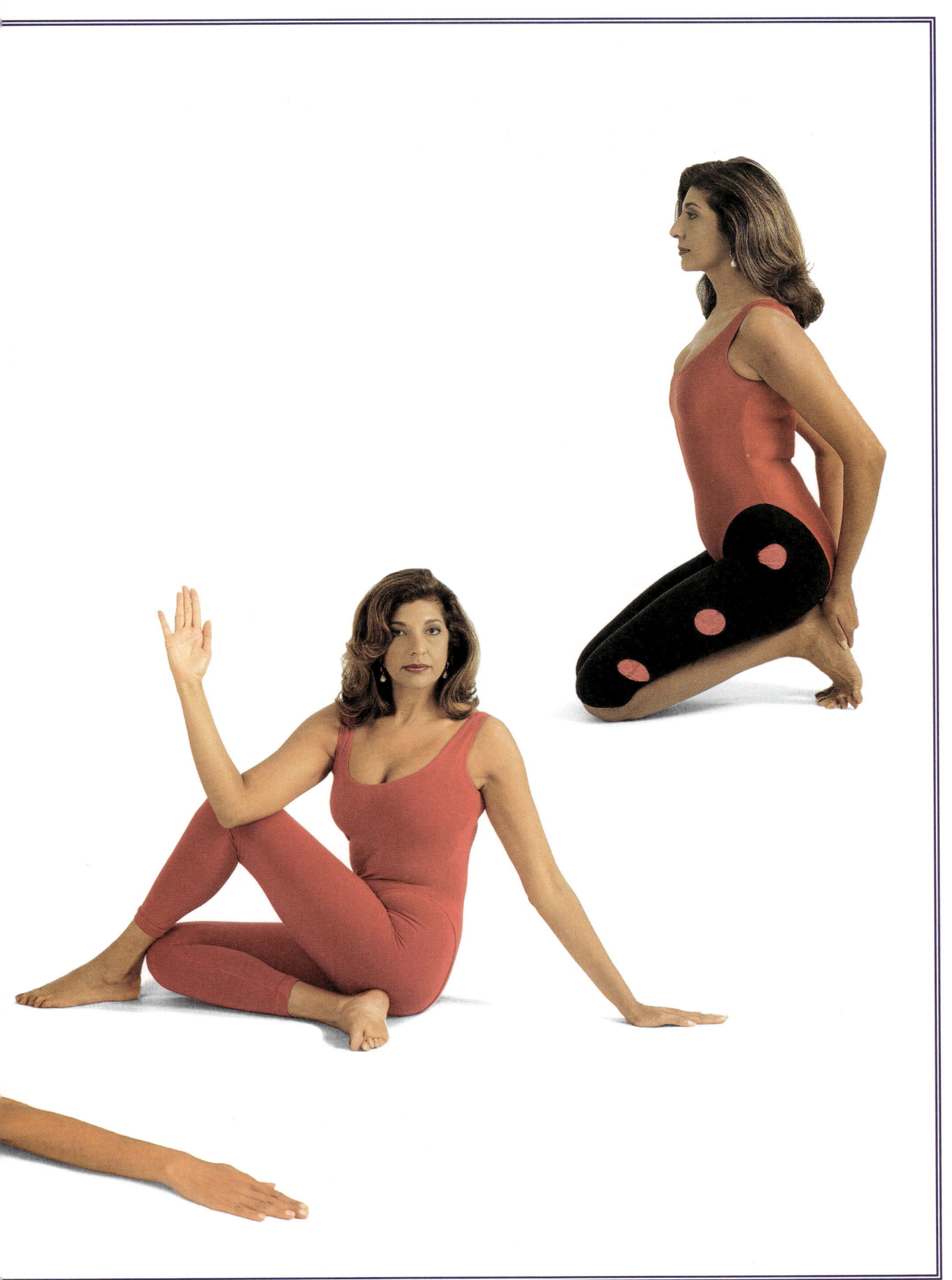

Schulterentspannung

Viele Menschen entwickeln Nacken- und Schulterschmerzen, wenn sie gestreßt sind. Die folgende Übung hilft Ihnen, diese Muskelgruppen zu entspannen. Beginnen Sie langsam, um die verkrampften Muskeln nicht zu zerren. Halten Sie die Wirbelsäule gerade.

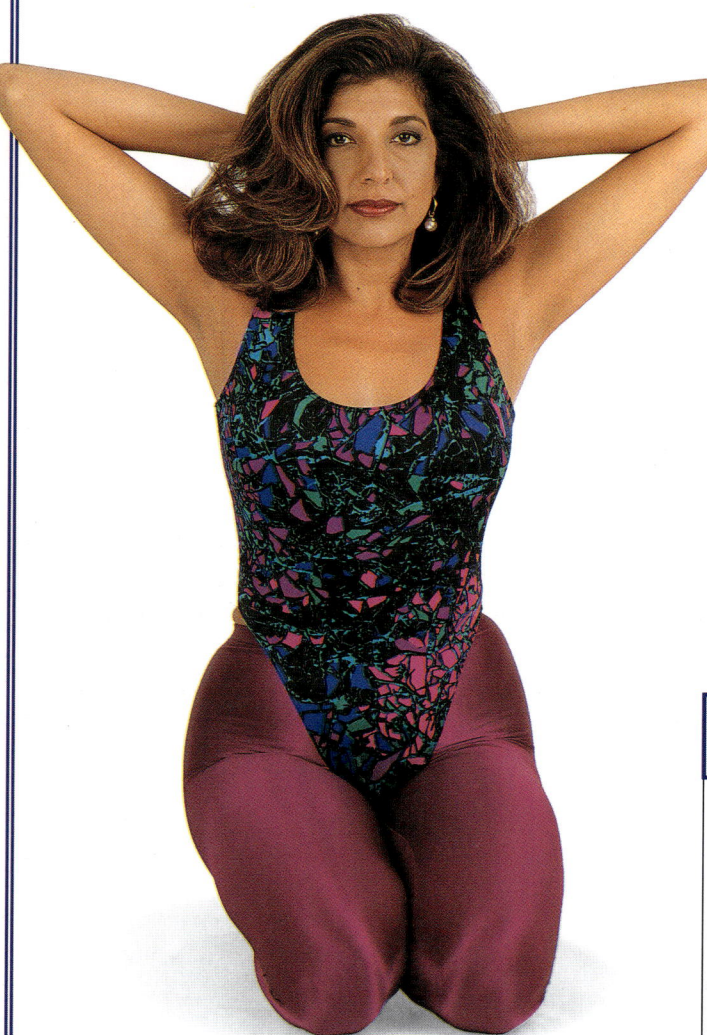

1

Knien Sie auf den Boden, und setzen Sie sich auf die Fersen. Halten Sie die Wirbelsäule so gerade wie möglich. Verschränken Sie die Finger hinter dem Kopf, und heben Sie die Ellbogen, bis die Unterarme parallel zum Boden sind. Atmen Sie langsam ein.

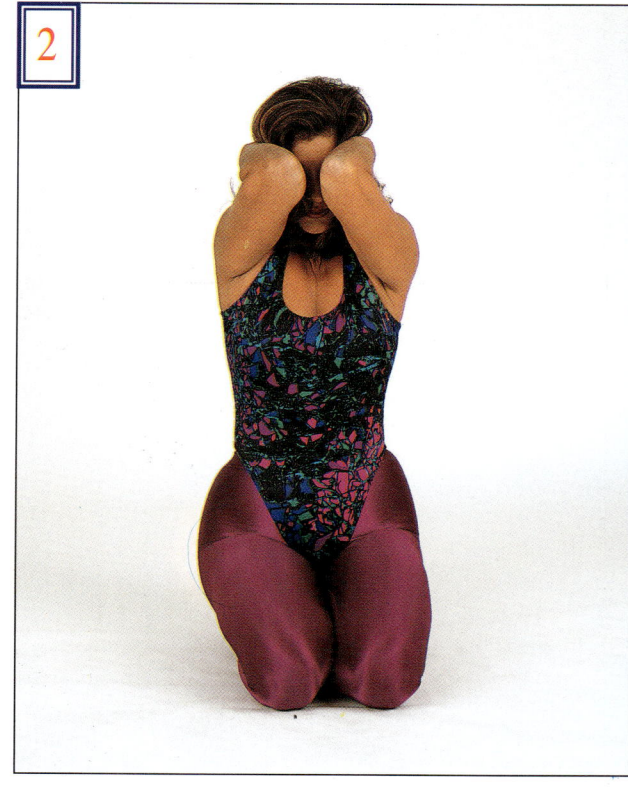

Atmen Sie aus, und führen Sie die Ellbogen vorn zusammen. Halten Sie die Wirbelsäule aufrecht, und bewegen Sie nur Ihre Arme.

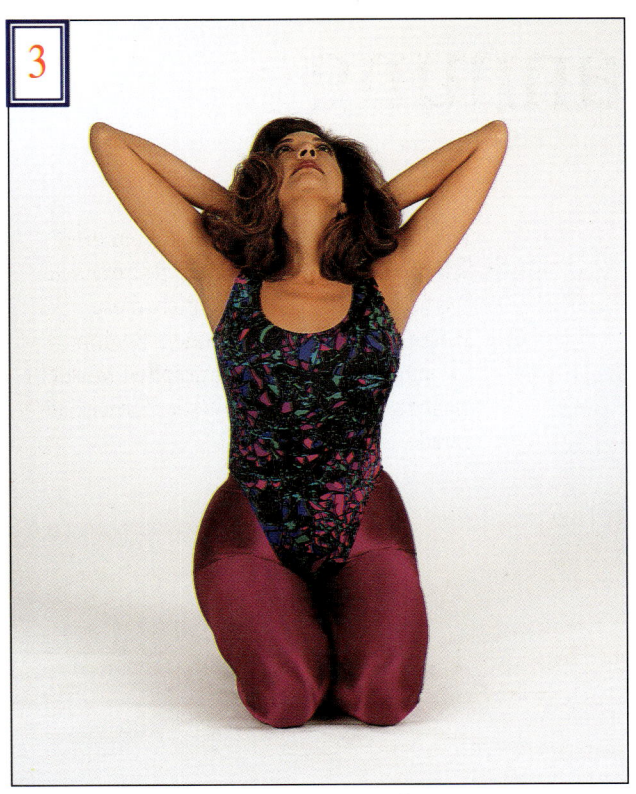

Atmen Sie ein, und blicken Sie zur Decke. Öffnen Sie die Ellbogen, krümmen Sie nicht die Wirbelsäule.

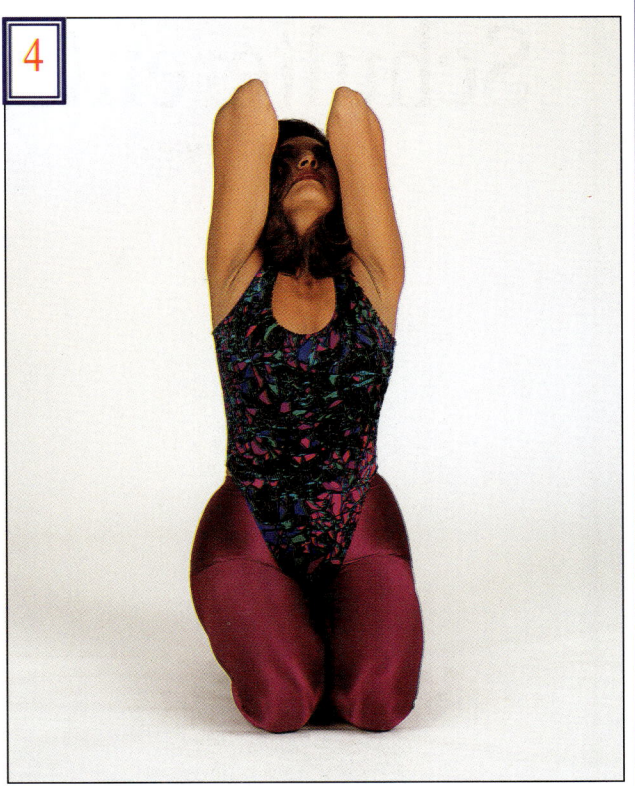

Atmen Sie aus, und führen Sie die Ellbogen zusammen – die Ellbogen zeigen nach oben.

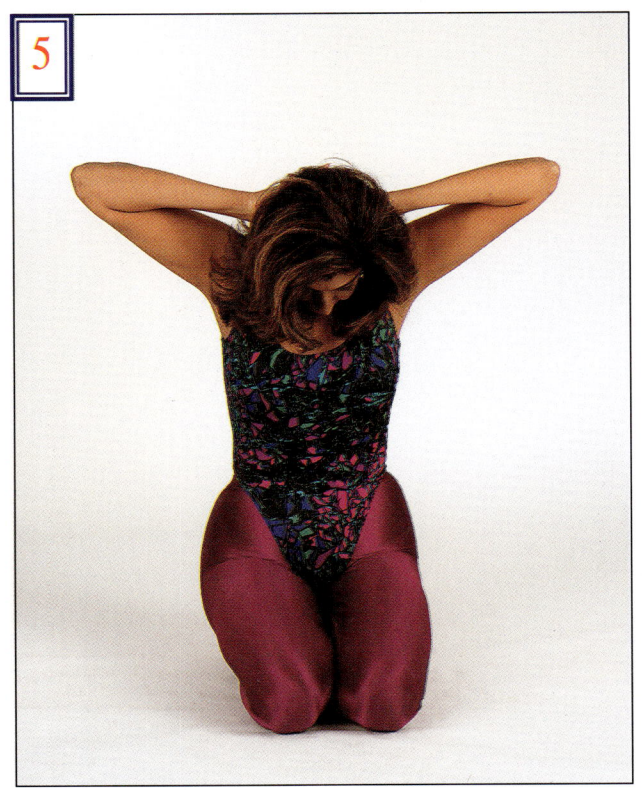

Atmen Sie ein, und blicken Sie nach unten auf die Oberschenkel. Öffnen Sie die Ellbogen, halten Sie sie oben und hinten, die Schultern sind gesenkt.

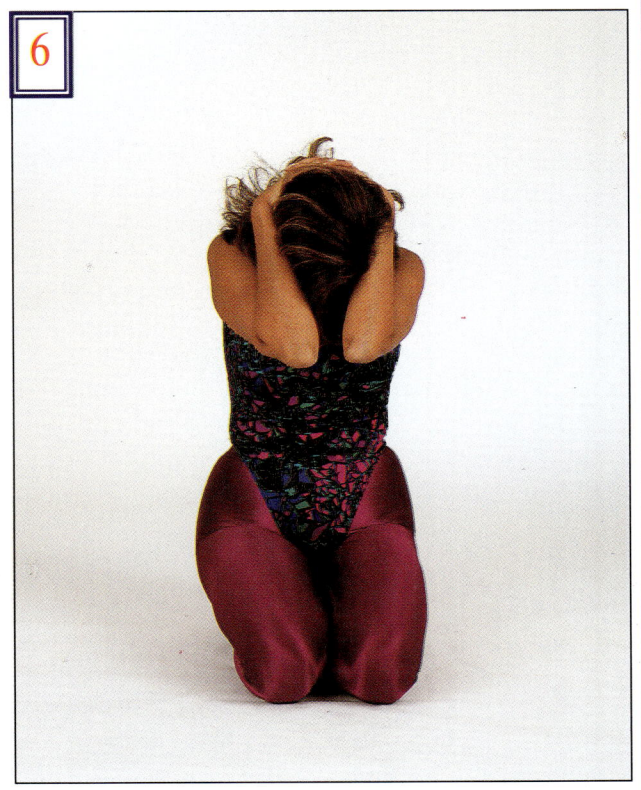

Atmen Sie aus, und führen Sie die Ellbogen zusammen. Die Schultern dabei nicht senken, und die Wirbelsäule nicht krümmen. Die Übung 4mal wiederholen.

Wirbelsäulen-drehung 1

Unter Streß produziert der Körper Giftstoffe. Übungen, bei denen die Wirbelsäule gedreht wird, fördern die Entgiftung innerer Organe. Sie machen die Wirbelsäule beweglicher, und Rückenschmerzen werden gelindert.

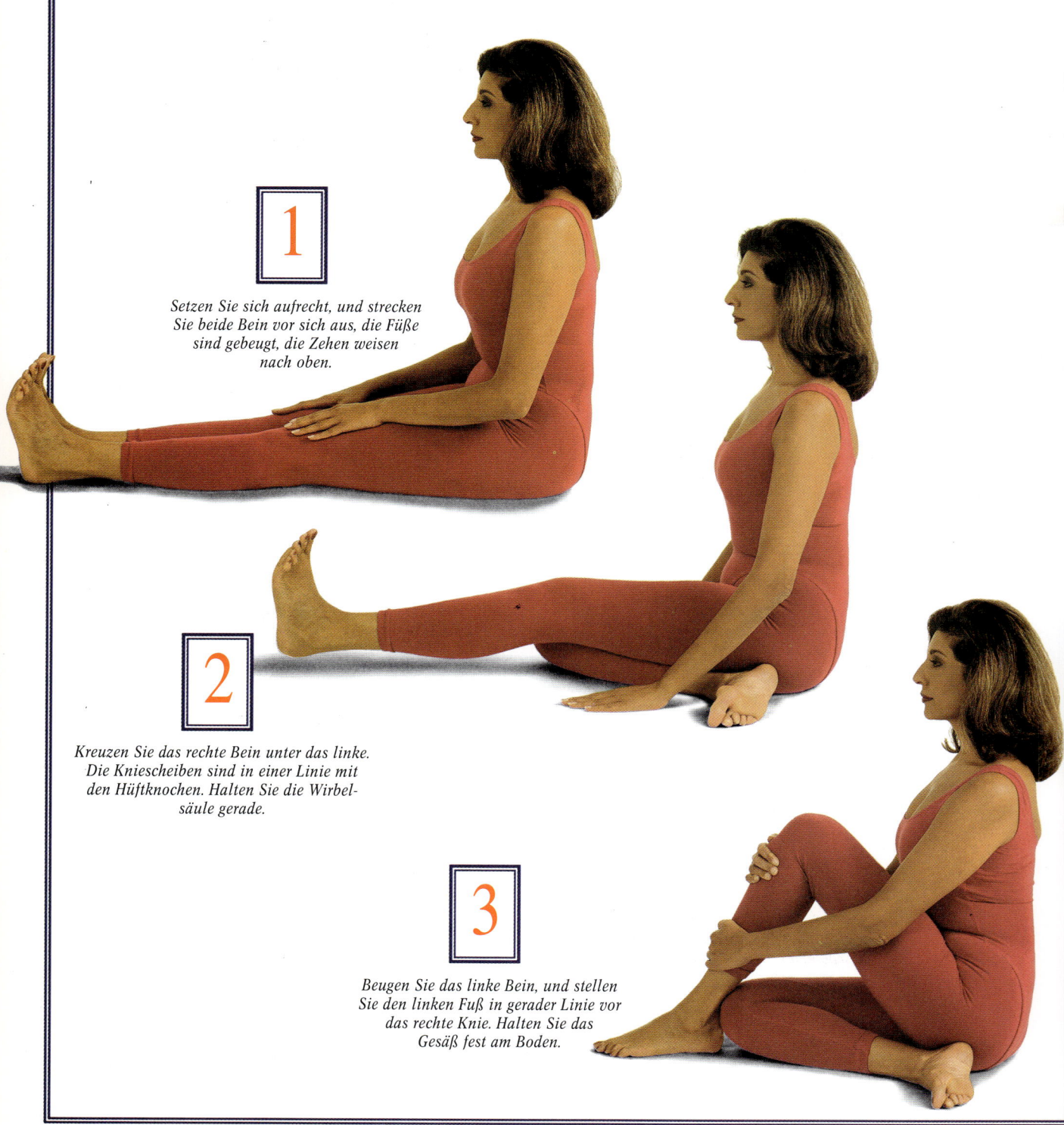

1

Setzen Sie sich aufrecht, und strecken Sie beide Bein vor sich aus, die Füße sind gebeugt, die Zehen weisen nach oben.

2

Kreuzen Sie das rechte Bein unter das linke. Die Kniescheiben sind in einer Linie mit den Hüftknochen. Halten Sie die Wirbelsäule gerade.

3

Beugen Sie das linke Bein, und stellen Sie den linken Fuß in gerader Linie vor das rechte Knie. Halten Sie das Gesäß fest am Boden.

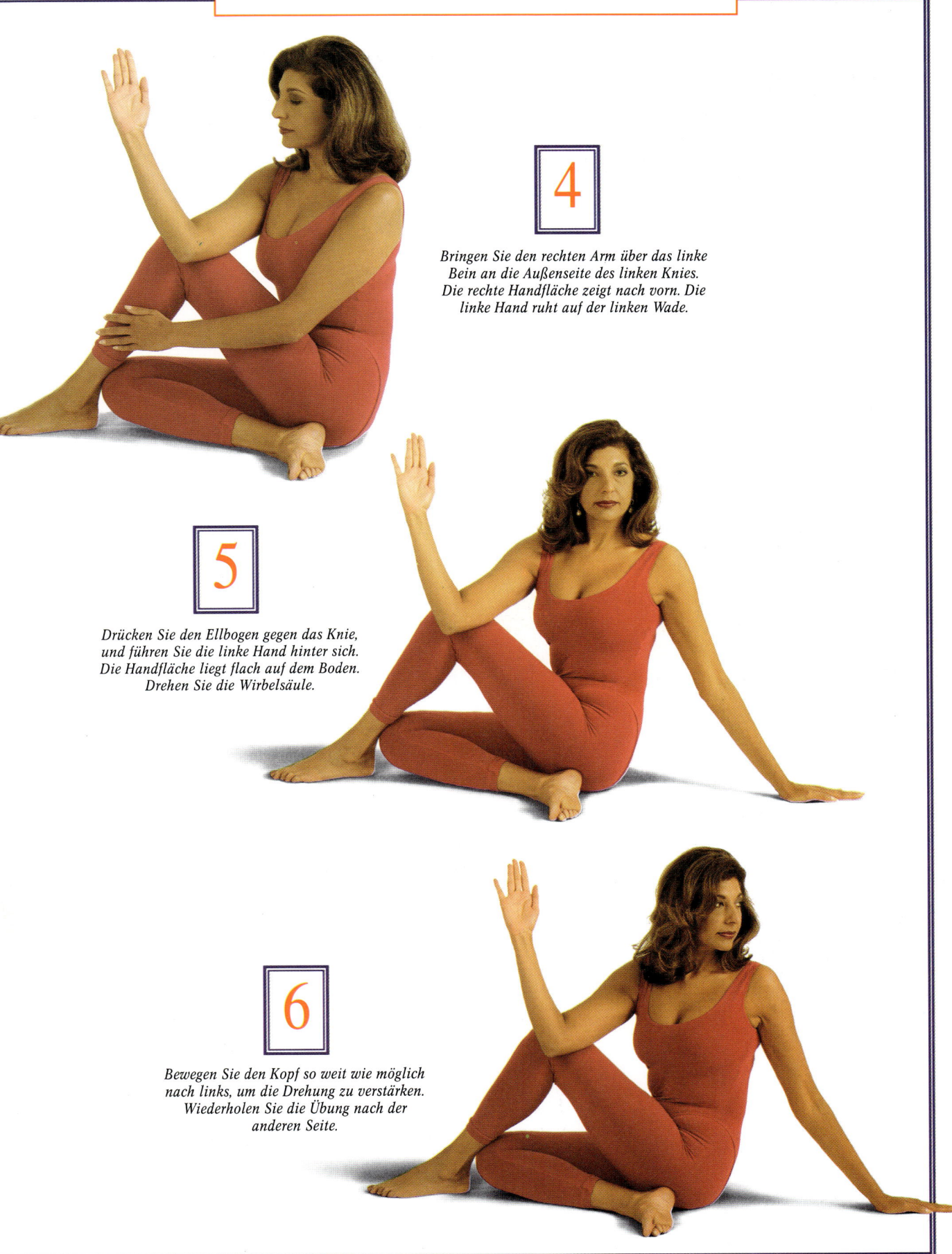

4

Bringen Sie den rechten Arm über das linke Bein an die Außenseite des linken Knies. Die rechte Handfläche zeigt nach vorn. Die linke Hand ruht auf der linken Wade.

5

Drücken Sie den Ellbogen gegen das Knie, und führen Sie die linke Hand hinter sich. Die Handfläche liegt flach auf dem Boden. Drehen Sie die Wirbelsäule.

6

Bewegen Sie den Kopf so weit wie möglich nach links, um die Drehung zu verstärken. Wiederholen Sie die Übung nach der anderen Seite.

Wirbelsäulendrehung 2

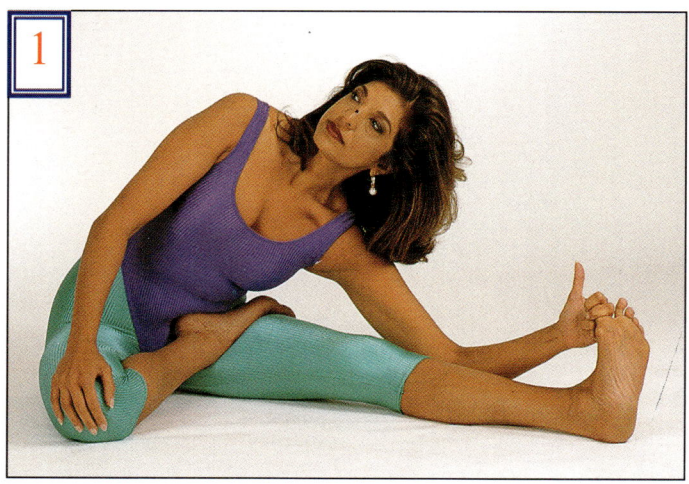

Strecken Sie das linke Bein nach vorn, und legen Sie den rechten Fuß auf den linken Oberschenkel. Hüften und Oberschenkel sind flach auf dem Boden. Greifen Sie die große Zehe mit der linken Hand.

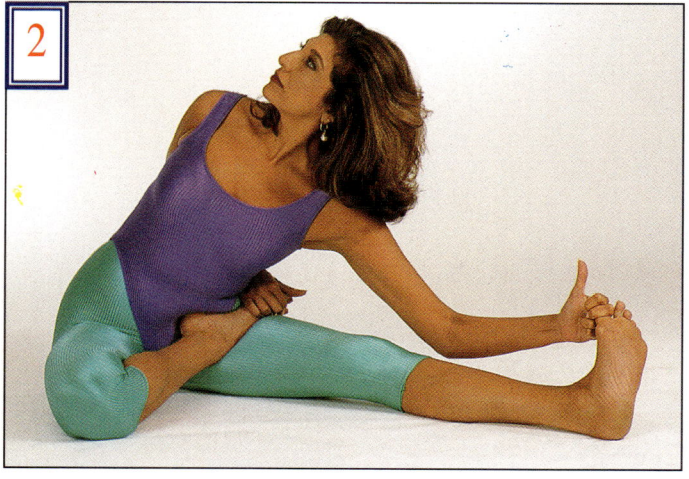

Drehen Sie die Wirbelsäule, und blicken Sie über die rechte Schulter. Nehmen Sie den rechten Arm hinter den Rücken, und umfassen Sie die Zehen des rechten Fußes. Drücken Sie Hüften und Knie zu Boden. Beugen Sie die große Zehe des linken Fußes zum Körper.

Der Körper wird durch diese Wirbelsäulendrehung geschmeidiger, die Rückenmuskeln werden stimuliert, und die Bauchmuskeln werden gestrafft. Durch die Lage des Beines und des Fußes auf dem inneren Oberschenkel (halber Lotussitz) wird ein starker Druck auf die Leber und den Magen ausgeübt sowie ein geringerer Druck auf die Nieren und den Darm. Das hat zur Folge, daß die Bauchorgane massiert und besser durchblutet werden und die Entgiftung des Körpers gefördert wird. Wenn die halbe Lotusstellung in Schritt 1 zu schwierig für Sie ist, berühren Sie mit dem Fuß nur die Innenseite des Oberschenkels. Sollten Sie die Fußsohle in Schritt 5 nicht umfassen können, legen Sie Ihre Hände auf das Knie oder auf den Knöchel. Atmen Sie während der ganzen Übung normal, und halten Sie jede Stellung 5 Sekunden lang.

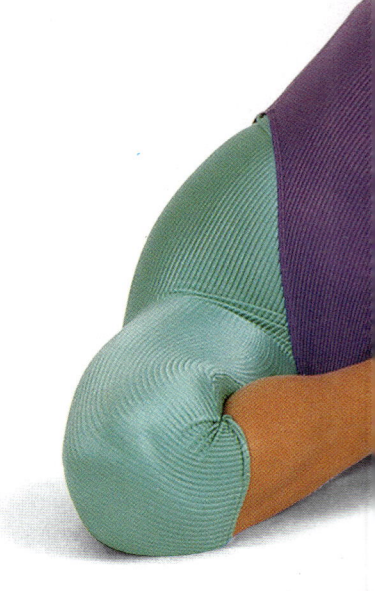

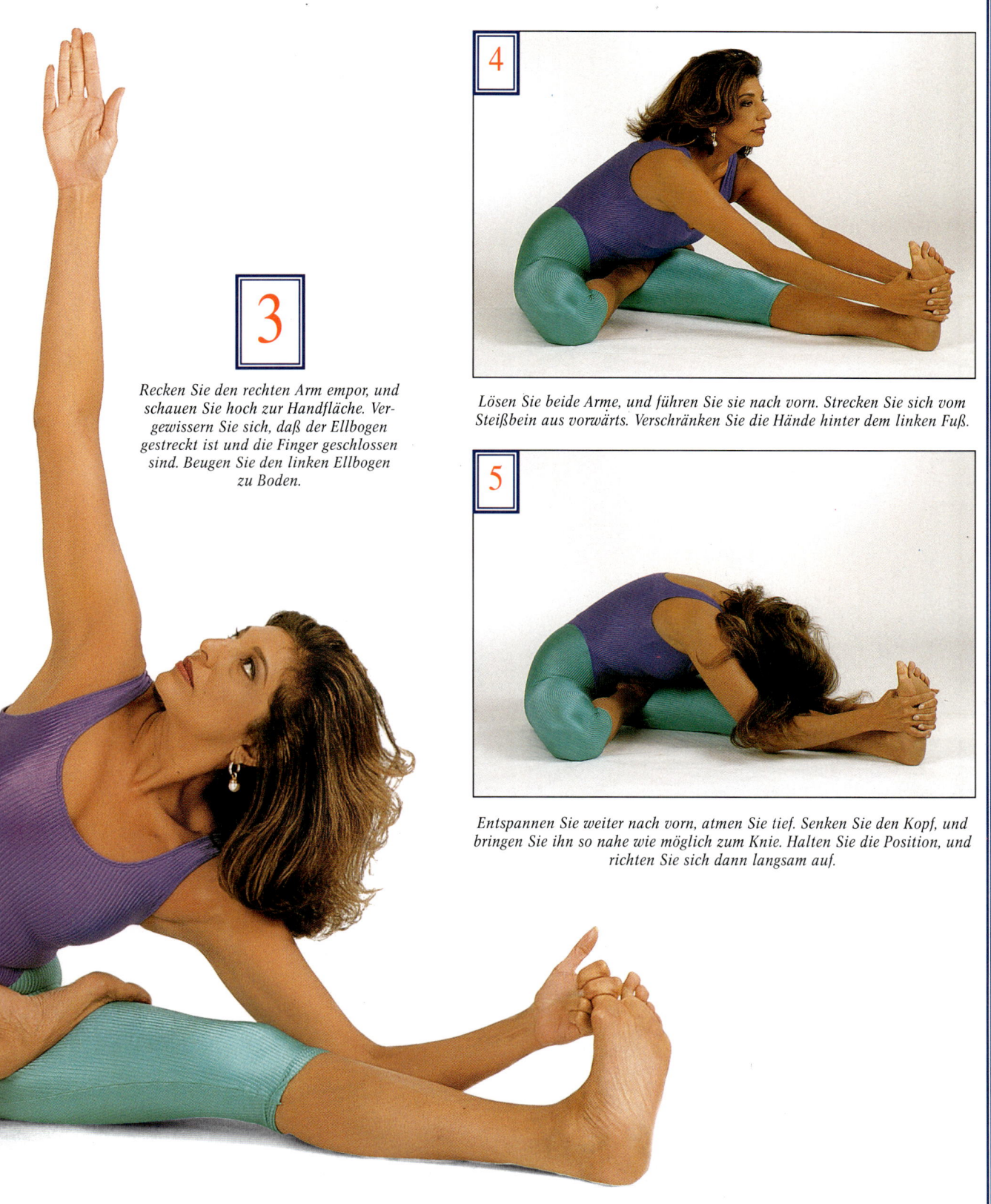

3

Recken Sie den rechten Arm empor, und schauen Sie hoch zur Handfläche. Vergewissern Sie sich, daß der Ellbogen gestreckt ist und die Finger geschlossen sind. Beugen Sie den linken Ellbogen zu Boden.

4

Lösen Sie beide Arme, und führen Sie sie nach vorn. Strecken Sie sich vom Steißbein aus vorwärts. Verschränken Sie die Hände hinter dem linken Fuß.

5

Entspannen Sie weiter nach vorn, atmen Sie tief. Senken Sie den Kopf, und bringen Sie ihn so nahe wie möglich zum Knie. Halten Sie die Position, und richten Sie sich dann langsam auf.

Drehung in der Rückenlage

Diese sanfte Drehung entspannt die Wirbelsäule, lindert Rückenschmerzen und beugt Ischias und Hexenschuß vor. Bringen Sie die Knie so nahe wie möglich zu den Armen, um die Wirbelsäulendrehung zu verstärken. Durch Drehung des Kopfes in die entgegengesetzte Richtung – die Schultern sind flach am Boden – spüren Sie eine zusätzliche Dehnung im Nacken, in den Schultern, in der oberen und unteren Rückenpartie und im Steißbein. Halten Sie die Knie immer geschlossen, und spannen Sie die Bauchmuskeln bei den Drehungen an.

1

Beginnen Sie mit Schritt 1 der tiefen Entspannung (siehe Seite 124). Atmen Sie ein, bringen Sie die Knie zur Brust, die Unterschenkel sind parallel zum Boden. Strecken Sie die Arme seitwärts, die Handflächen sind auf dem Boden. Blicken Sie nach oben, und entspannen Sie die Nacken- und Schultermuskeln. Halten Sie den Mund geschlossen, und entspannen Sie die Kiefermuskeln.

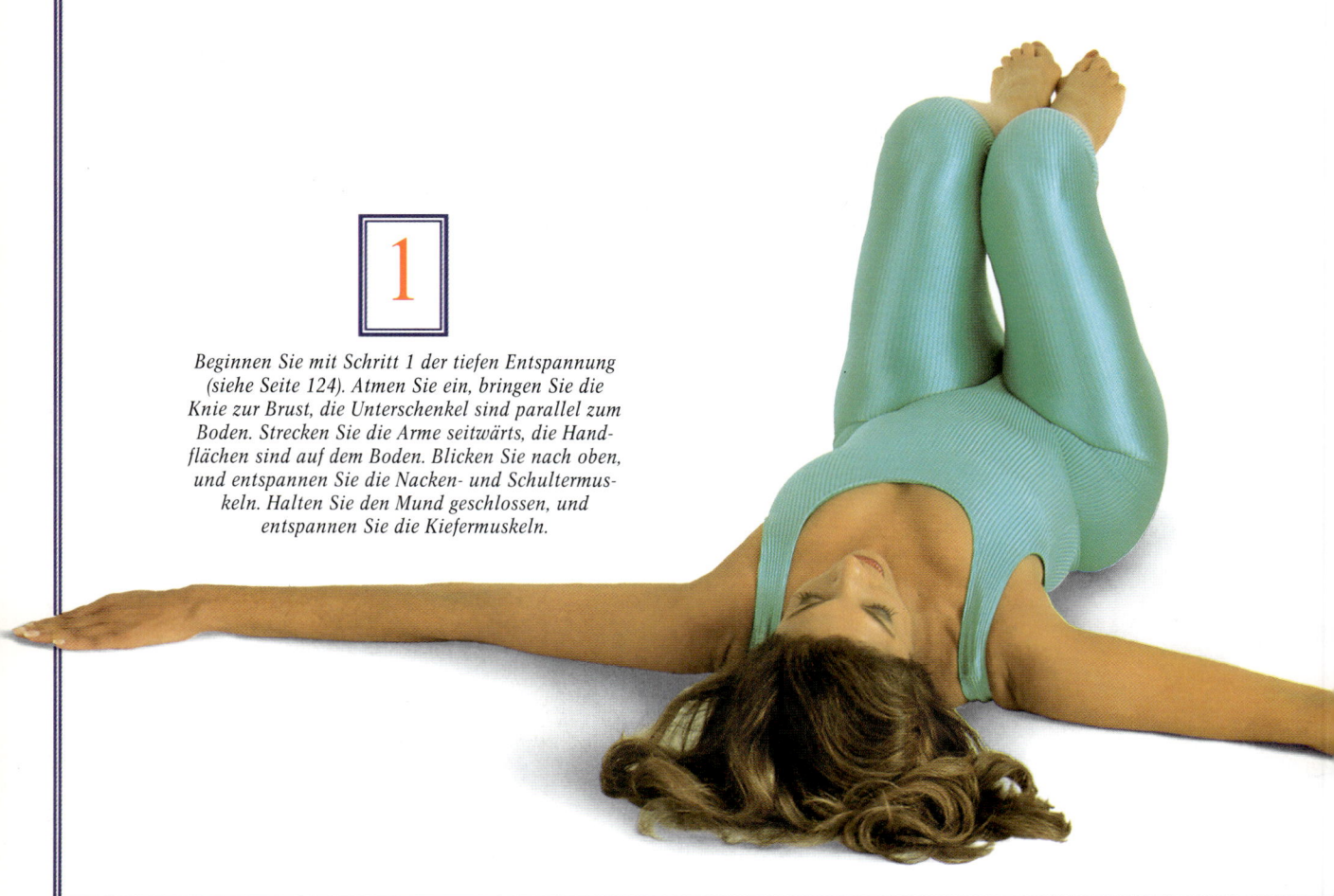

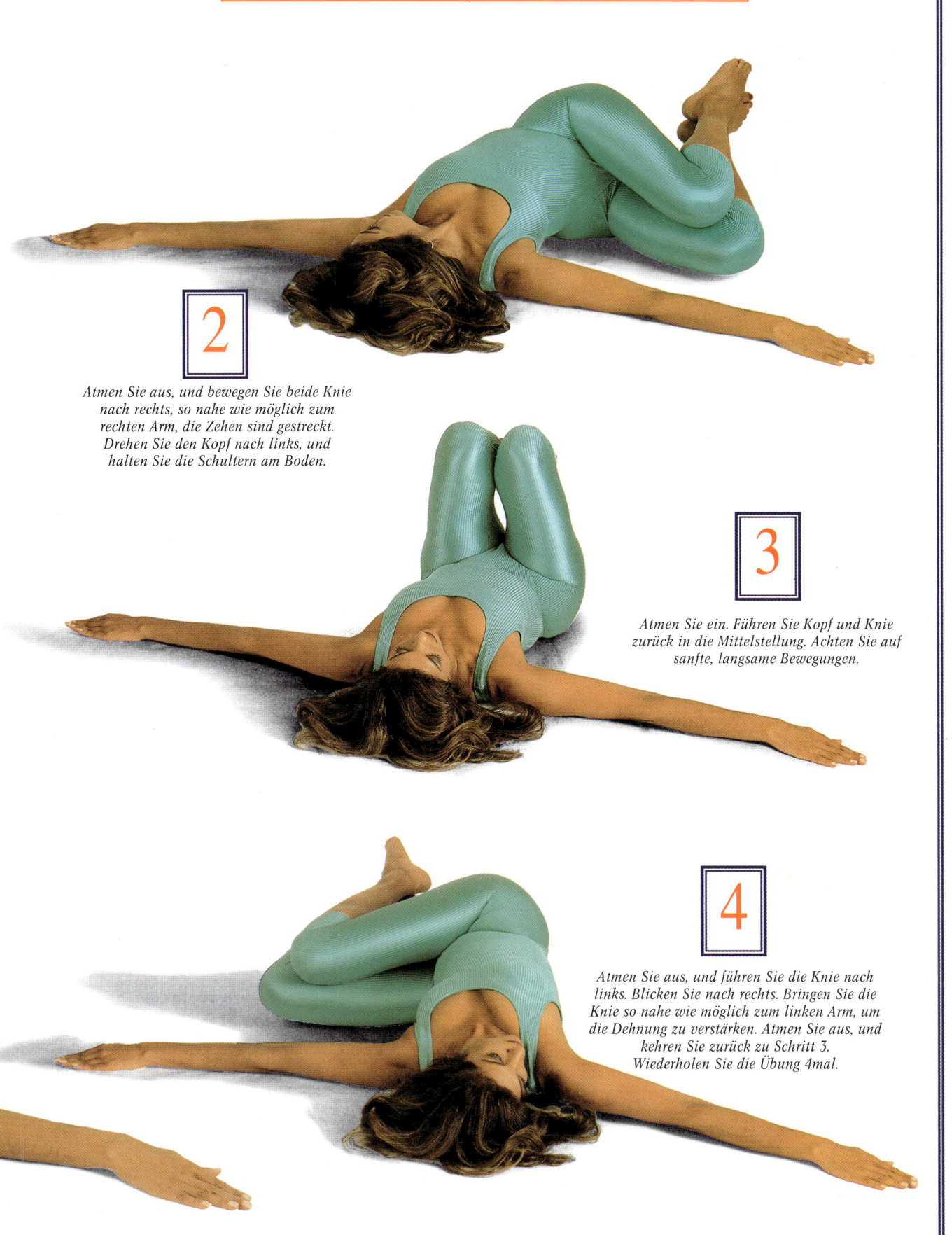

2

*Atmen Sie aus, und bewegen Sie beide Knie
nach rechts, so nahe wie möglich zum
rechten Arm, die Zehen sind gestreckt.
Drehen Sie den Kopf nach links, und
halten Sie die Schultern am Boden.*

3

*Atmen Sie ein. Führen Sie Kopf und Knie
zurück in die Mittelstellung. Achten Sie auf
sanfte, langsame Bewegungen.*

4

*Atmen Sie aus, und führen Sie die Knie nach
links. Blicken Sie nach rechts. Bringen Sie die
Knie so nahe wie möglich zum linken Arm, um
die Dehnung zu verstärken. Atmen Sie aus, und
kehren Sie zurück zu Schritt 3.
Wiederholen Sie die Übung 4mal.*

Das Kamel

Diese Übung kräftigt die ganze Wirbelsäule, erweitert den Brustkorb und erhöht die Lungenkapazität. Die Kamel-Stellung verbessert die Beweglichkeit des Nackens und der Wirbelsäule, stärkt die untere Rückenmuskulatur und hilft gegen Rückenschmerzen. Achten Sie darauf, die Hüften so weit wie möglich nach vorn zu drücken und den Brustkorb zu dehnen. Das gibt Ihnen Kraft und Ausdauer, außerdem eine positive Lebenseinstellung und eine gute Körperkontrolle. Halten Sie die Endposition 10 Sekunden lang, und richten Sie sich danach langsam auf.

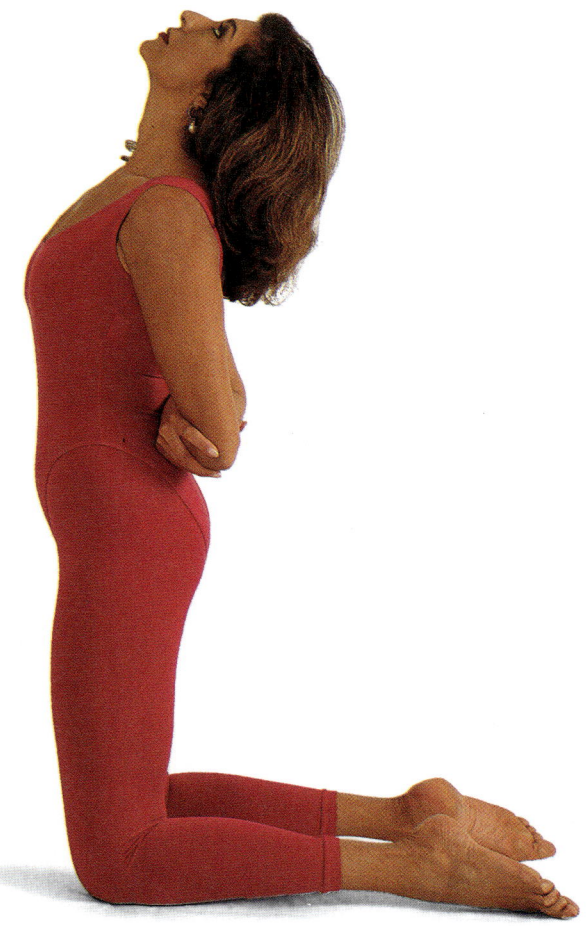

1

Sie knien auf den Boden, die Oberschenkel befinden sich senkrecht unter den Hüften. Blicken Sie nach oben, und verschränken Sie die Arme hinter dem Rücken. Halten Sie die Stellung 30 Sekunden lang.

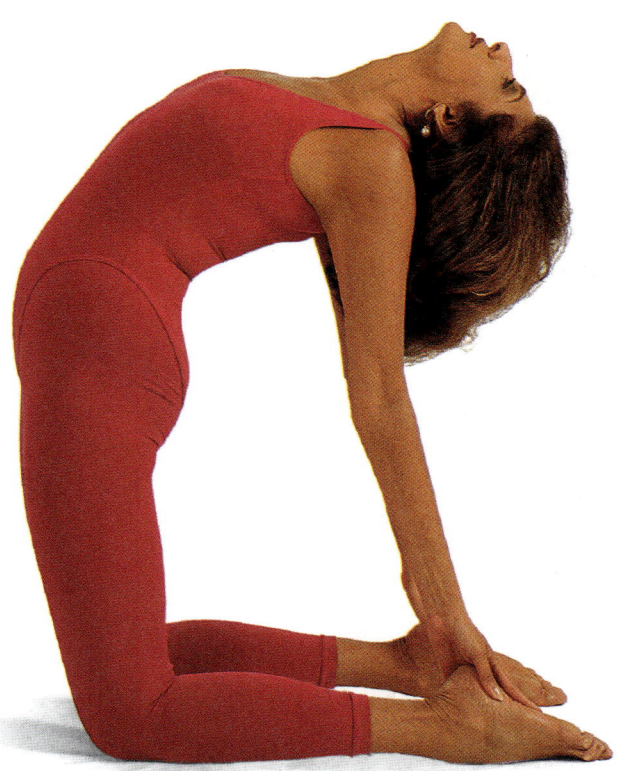

2

Atmen Sie tief ein, drücken Sie die Hüften nach vorn, und senken Sie die Hände auf die Fersen. Entspannen Sie Hals und Nacken. Halten Sie die Stellung 30 Sekunden lang.

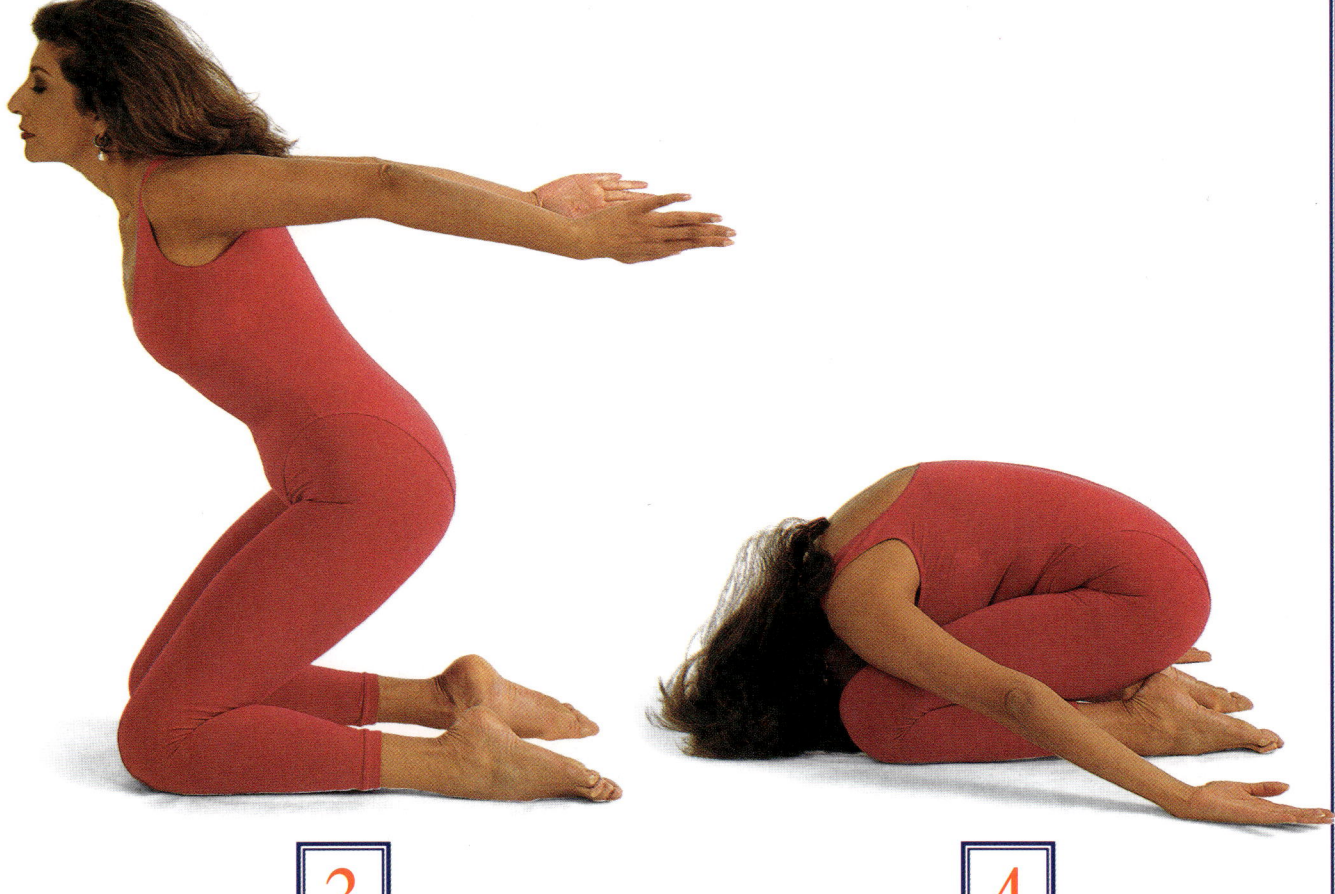

3

Atmen Sie aus, lösen Sie die Arme, und senken Sie die Hüften auf die Fersen. Diese entgegengerichtete Bewegung entlastet die Wirbelsäule.

4

Atmen Sie normal, entspannen Sie, und senken Sie die Stirn sanft zu Boden. Halten Sie die Stellung 10 Sekunden, um Verspannungen im Rücken zu lösen.

Der Hase

Die Hasen-Pose wird im Hatha-Yoga als Vorbereitung für den Kopfstand verwendet. Sie dehnt die Wirbelsäule, verbessert die Beweglichkeit und versorgt das Gehirn mit frischem Sauerstoff. Die Übung fördert außerdem die Verdauung, wirkt vorbeugend gegen Erkältungskrankheiten und regt die Schilddrüse an.

Die Position des Kopfes in Schritt 5 stimuliert die Hirnanhangsdrüse und hilft, den Körper jung und vital zu halten. Sie sollten die Endpose 20 Sekunden lang halten und dann die Wirbelsäule langsam in umgekehrter Reihenfolge – Wirbel für Wirbel – zur Ausgangsstellung in Schritt 1 aufrollen. Wiederholen Sie die ganze Übung noch einmal.

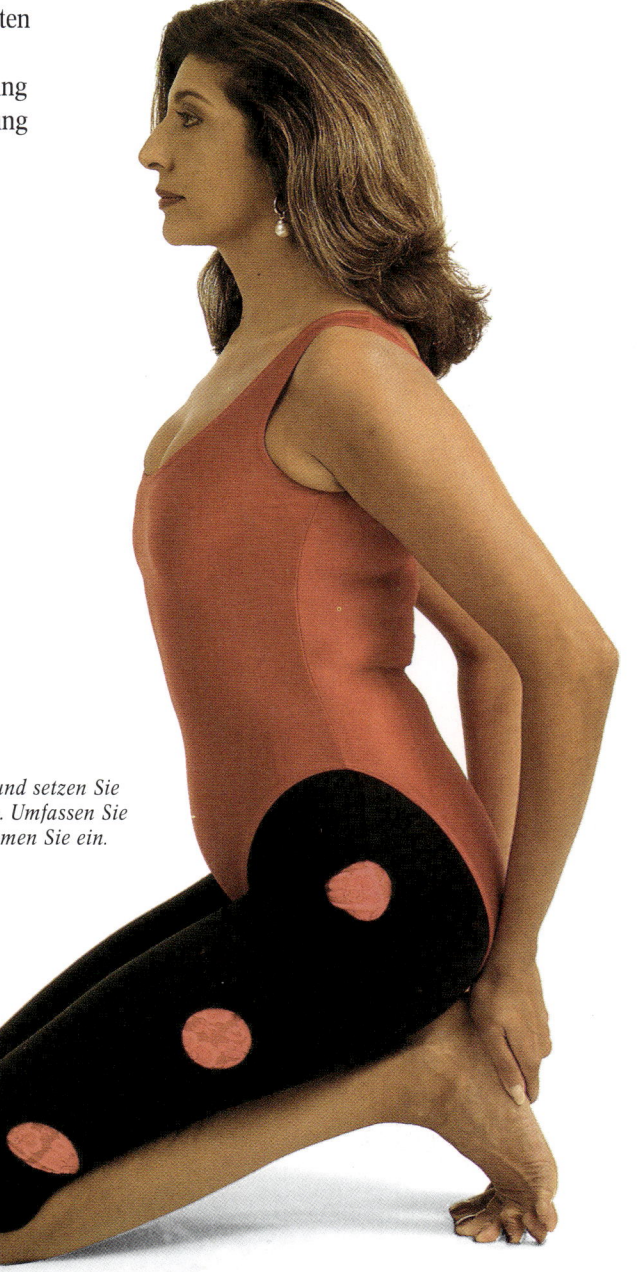

1

Knien Sie sich auf den Boden, und setzen Sie sich auf die angehobenen Fersen. Umfassen Sie die Fersen mit den Händen. Atmen Sie ein.

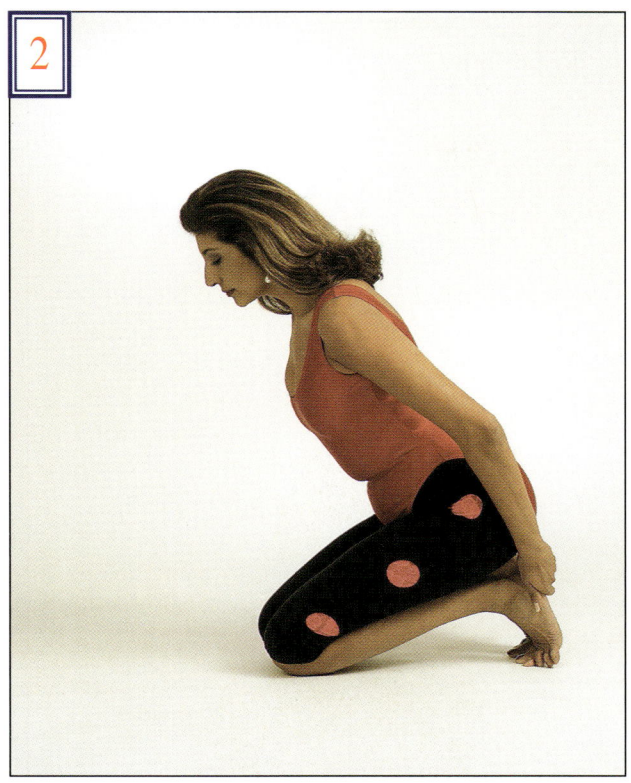

Atmen Sie aus, und führen Sie den Rumpf um 45° nach vorn. Halten Sie die Wirbelsäule gerade, und spannen Sie die Bauchmuskeln an.

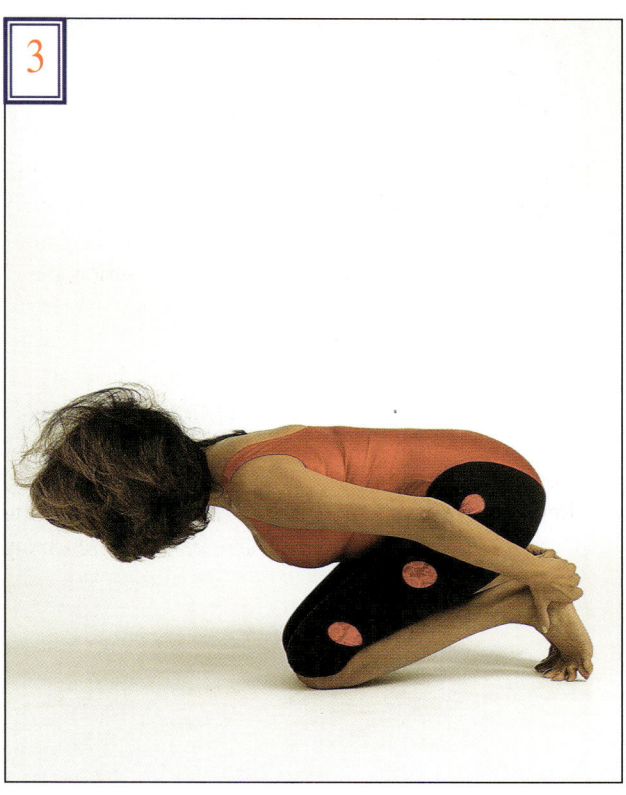

Atmen Sie ein. Halten Sie die Stellung, wenn der Rücken flach und parallel zum Boden ist. Pressen Sie die Zehen – einschließlich der kleinen Zehe – fest auf den Boden.

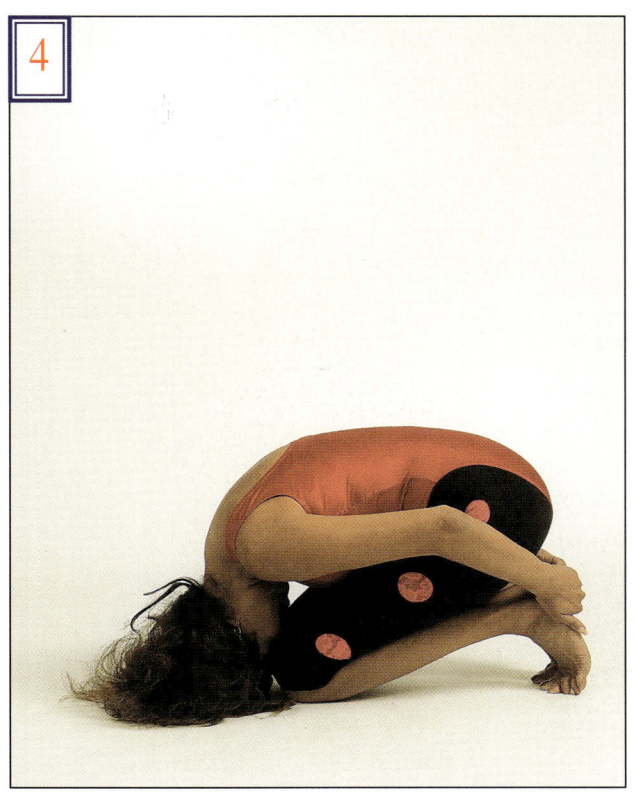

Atmen Sie aus. Bewegen Sie den Rumpf langsam nach vorn, und bringen Sie den Kopf so nahe wie möglich zum Knie. Atmen Sie normal.

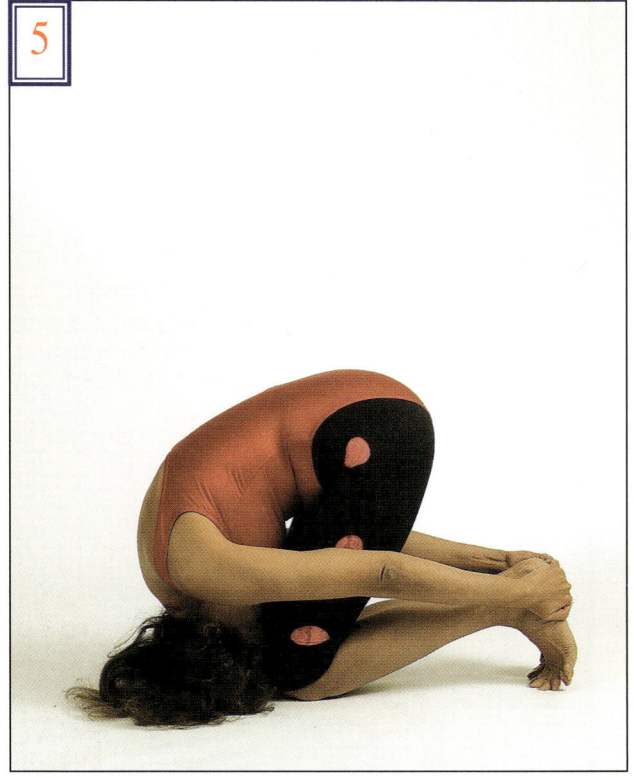

Rollen Sie den Kopf weiter nach unten, bis der Scheitel den Boden berührt. Strecken Sie die Ellbogen, und bewegen Sie das Gesäß nach oben. Halten Sie die Position 20 Sekunden lang.

Atmen und entspannen

Bewußtes und tiefes Atmen wirkt wie ein natürlicher Tranquilizer, der das Nervensystem beruhigt und alle Muskeln des Körpers entspannt. Machen Sie keine ruckartigen, harten Bewegungen, und zerren Sie die Muskeln nicht. Atmen Sie ruhig und tief, und Sie werden spüren, daß Sie den Brustkorb und die Stirn immer tiefer zum Boden dehnen können. Halten Sie jede Position 5 Sekunden.

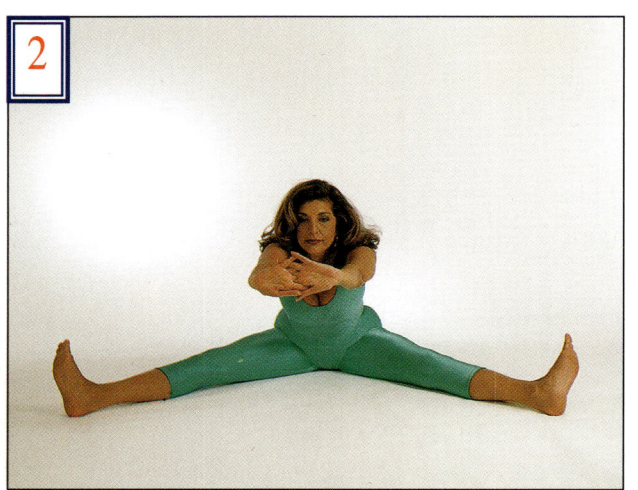

Aufrecht setzen mit gespreizten Beinen, Knie am Boden, Zehen nach oben gebeugt. Einatmen und die Arme emporrecken, die Ellbogen sind gestreckt, die Finger verschränkt. Blicken Sie nach oben.

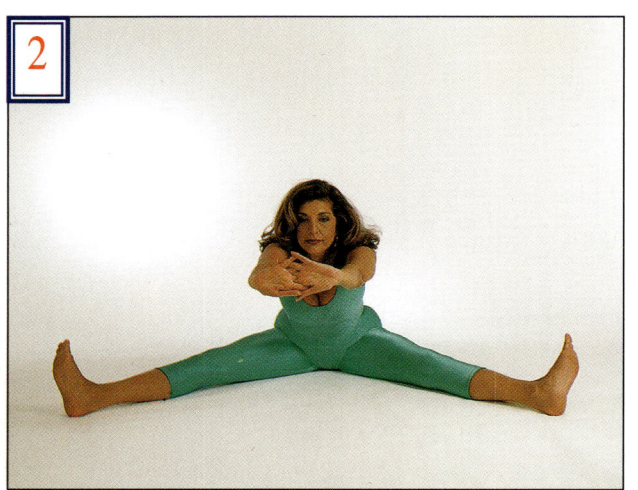

Ausatmen und die Arme in Schulterhöhe nach vorn strecken. Die Hüften nicht nach vorn bewegen, und das Gesäß fest auf den Boden drücken.

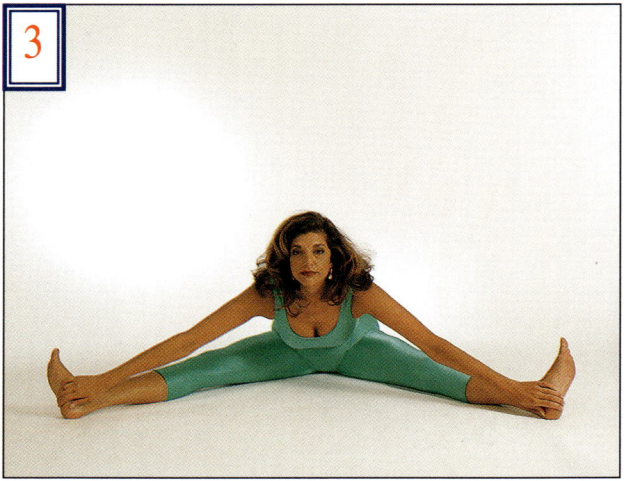

Normal atmen und von den Hüften aus nach vorn dehnen. Die Fersen oder – falls das nicht geht – die Oberschenkel, die Knie oder die Knöchel umfassen. Halten Sie Knie und Rücken gestreckt.

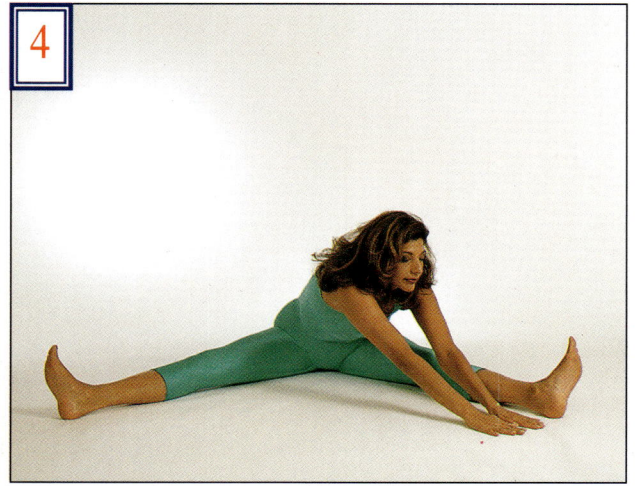

Legen Sie die Hände neben den linken Fuß, um die Dehnung zu verstärken. Dehnen Sie maximal, ohne Hüften und Füße zu bewegen. Langsam ein- und ausatmen, normal weiteratmen.

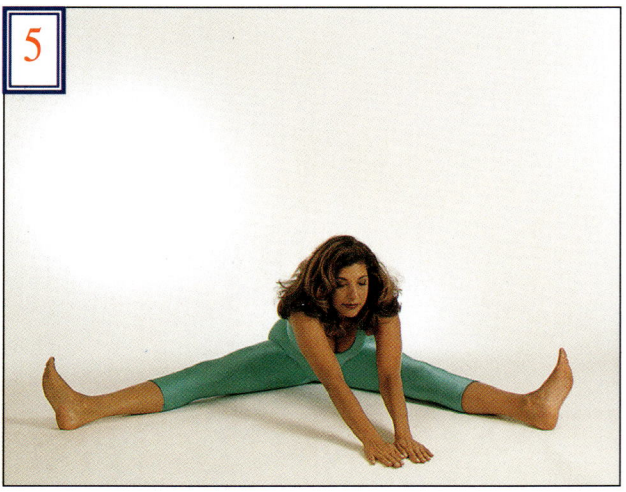

Bewegen Sie die Hände in einem Halbkreis vor sich, wobei die rechte Hand voranmarschiert. Die Innenseite der Oberschenkel entspannt sich, wenn Sie den unteren Rücken und das Gesäß nach vorn strecken.

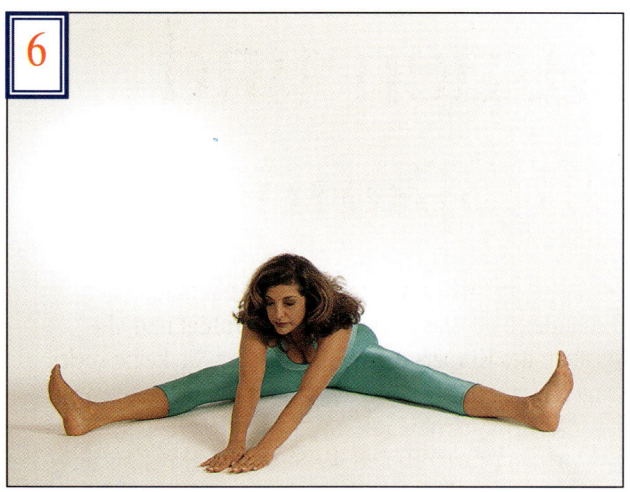

Dehnen Sie weiter von der Körpermitte aus. Das erhöht die Durchblutung der Beckenregion, stimuliert die Eierstöcke und reguliert den Menstruationszyklus.

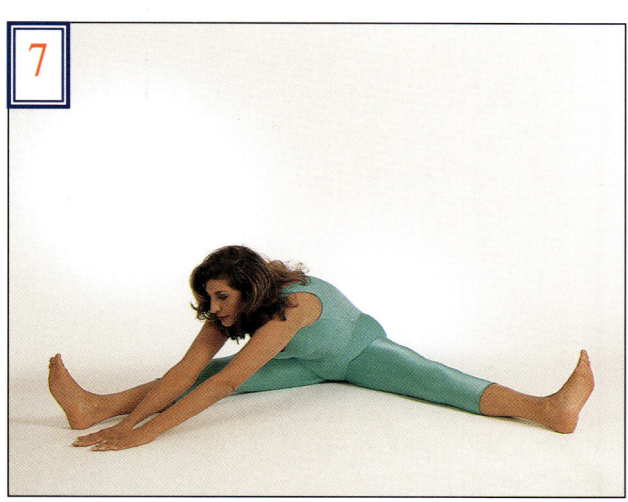

Bewegen Sie die Hände nach rechts. Halten Sie Ihre Hüften und Knie weiter fest am Boden. Es sollte kein freier Raum zwischen den Beinen und dem Boden sichtbar sein.

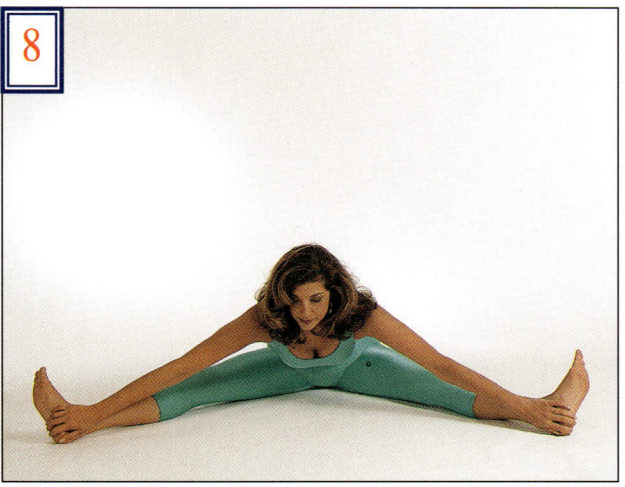

Umfassen Sie beide Fersen. Dehnen Sie jeweils beim Ausatmen vom Steißbein und von den Hüften aus nach vorn. Halten Sie die Schultern entspannt. Weiter langsam ein- und ausatmen.

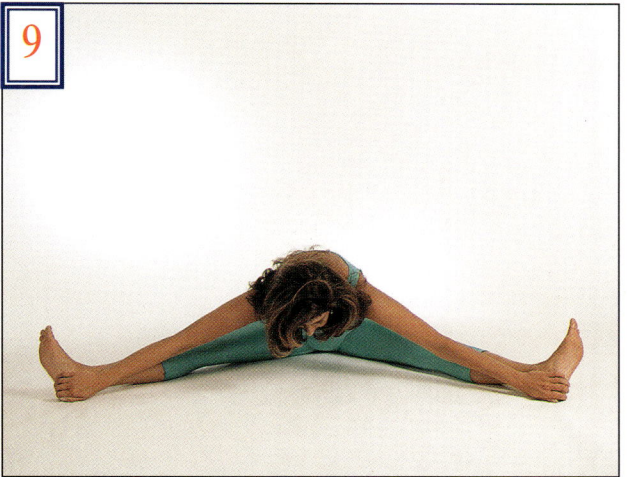

Stellen Sie sich vor, daß alle Anspannung aus Ihrem Körper entweicht, wenn Sie sich beim Ausatmen nach vorn dehnen. Je mehr Sie entspannen, desto besser gelingt die Streckung. Seien Sie nicht entmutigt, wenn Sie nicht bis zum Boden kommen.

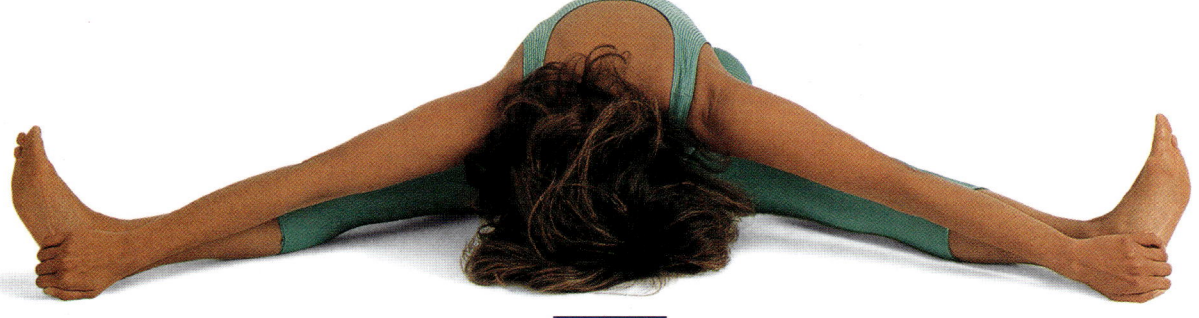

Atmen Sie gleichmäßig. Versuchen Sie, Brust und Stirn zum Boden zu bringen. Halten Sie die Stellung 10 Sekunden, und setzen Sie sich langsam wieder auf. Schließen Sie langsam die Beine, und schütteln Sie sie gut aus.

Nervenberuhigung

Diese Atmungstechnik massiert und entschlackt die Bauchorgane. Sie reguliert die Verdauung und stärkt die Bauchwand. Ihre Konzentrationsfähigkeit nimmt zu, wenn Sie beim Ausatmen durch den Mund gleichzeitig die Bauchmuskeln anspannen. Es ist wichtig, daß Sie keinen anderen Körperteil dabei bewegen. Halten Sie vor allem die Arme, die Schultern und die untere Rückenpartie still. Konzentrieren Sie sich auf Ihren Bauch, und stellen Sie sich vor, wie frischer Sauerstoff den Körper revitalisiert. Beginnen Sie die Übung in gerader Sitzhaltung (wie in Schritt 2), die Arme sind gestreckt, die Ellbogen nach außen gedreht, und die Hände liegen auf den Knien.

1

Atmen Sie tief und langsam durch die Nase ein. Atmen Sie kräftig durch den Mund aus, so als ob Sie eine Kerze ausblasen. Kontrahieren Sie die Bauchmuskeln beim Ausatmen. Beugen Sie die Wirbelsäule.

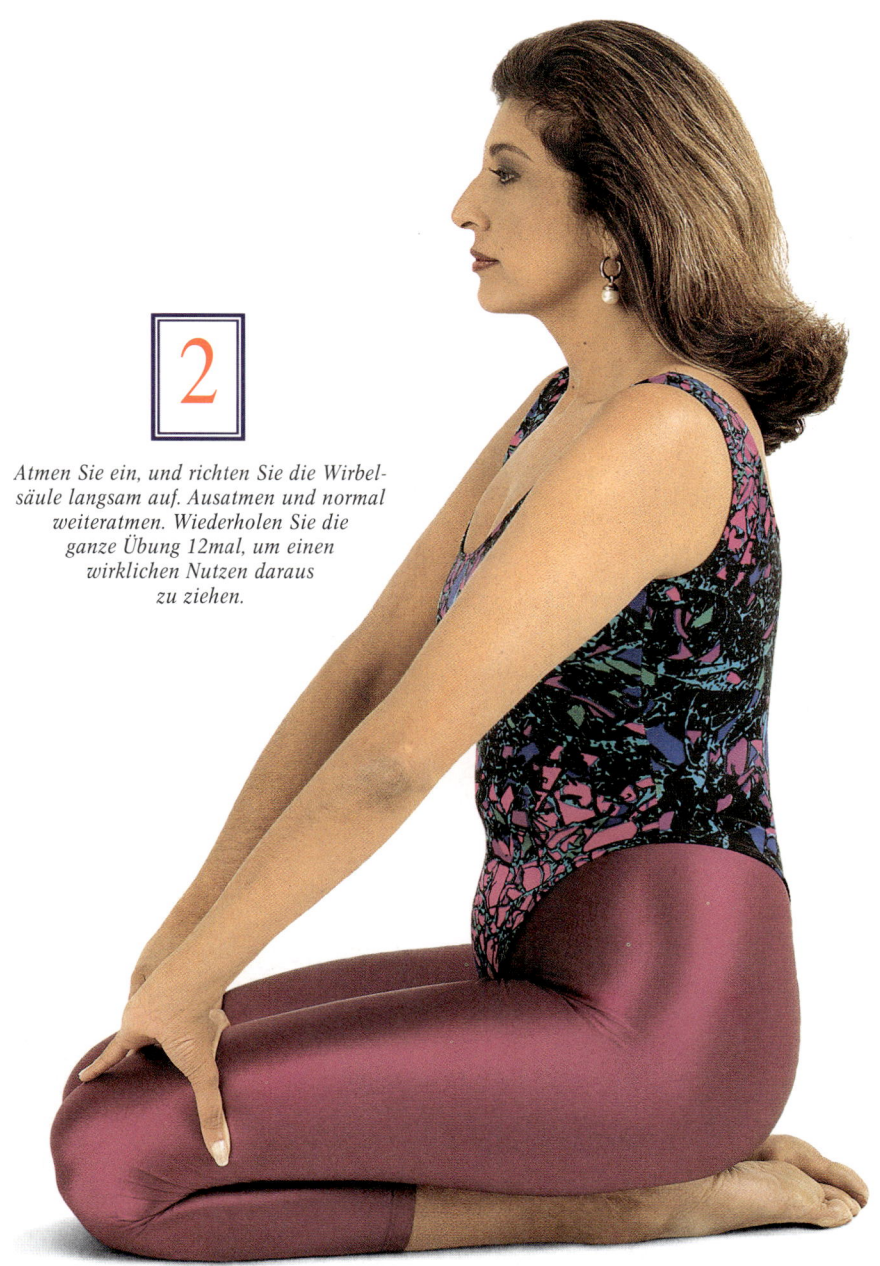

2

Atmen Sie ein, und richten Sie die Wirbelsäule langsam auf. Ausatmen und normal
weiteratmen. Wiederholen Sie die
ganze Übung 12mal, um einen
wirklichen Nutzen daraus
zu ziehen.

Tiefe Entspannung

Diese tiefe Entspannungstechnik wird auch als »Toter-Mann-Pose« bezeichnet. Sie gibt Ihnen Energie zurück, die durch körperliche, seelische oder geistige Überlastung verlorenging. Unkontrollierte Emotionen wie Ärger, Angst, Sorgen oder Neid erschöpfen unsere Energiereserven. Geistige Erschöpfung führt darüber hinaus zu Muskelverspannungen und zu Störungen der inneren Organe.

Legen Sie sich flach auf den Boden oder auf ein Bett, die Handflächen weisen nach oben, die Füße sind entspannt. Atmen Sie vom Zwerchfell aus tief durch die Nase. Konzentrieren Sie sich beim Ausatmen darauf, alle Anspannungen zu lösen.

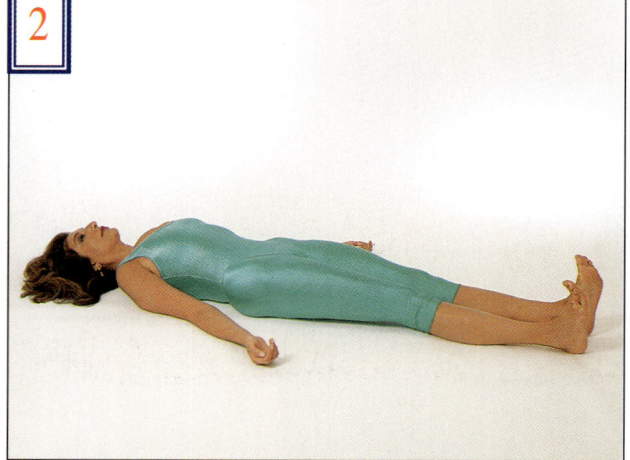

Konzentrieren Sie sich auf Ihre Füße und Zehen. Zeichnen Sie mit den Zehen einen Kreis nach links und dann nach rechts. Strecken Sie dann die Zehen maximal zum Boden (wie in Schritt 4).

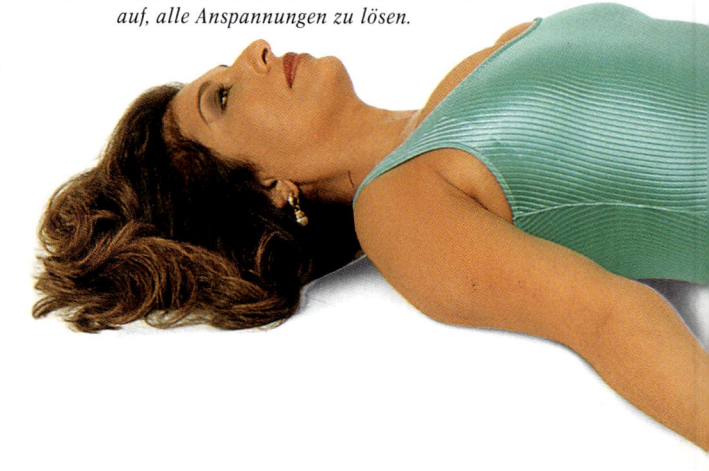

Zehen und Fersen nach oben beugen, Knöchel, Unterschenkel, Knie, Oberschenkel, Bauch und Gesäß anspannen. Dann langsam Zehen lösen und alle Gelenke und Muskeln unterhalb der Taille entspannen.

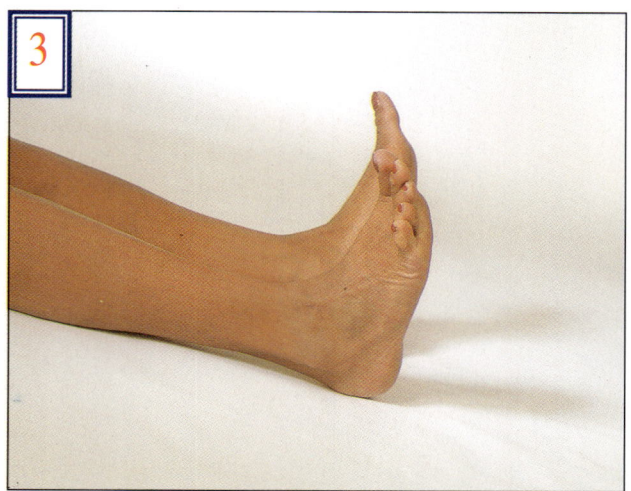

Bewegen Sie die Zehen wieder kreisförmig nach links und nach rechts (wie in Schritt 2). Strecken Sie dann die Zehen mit aller Kraft zum Boden. Wiederholen Sie Schritt 3.

Vollständige Ruhe entspannt und besänftigt die Nerven, reguliert den Blutdruck, verbessert die Durchblutung und vitalisiert den Körper. Die hier und auf den folgenden Seiten beschriebenen Entspannungsübungen wirken auf drei Ebenen: der körperlichen, der mentalen und der geistigen Ebene. Sie werden lernen, verspannte Muskelgruppen gezielt zu entspannen und durch vollständige Entspannung, Streß und Erschöpfung abzubauen.

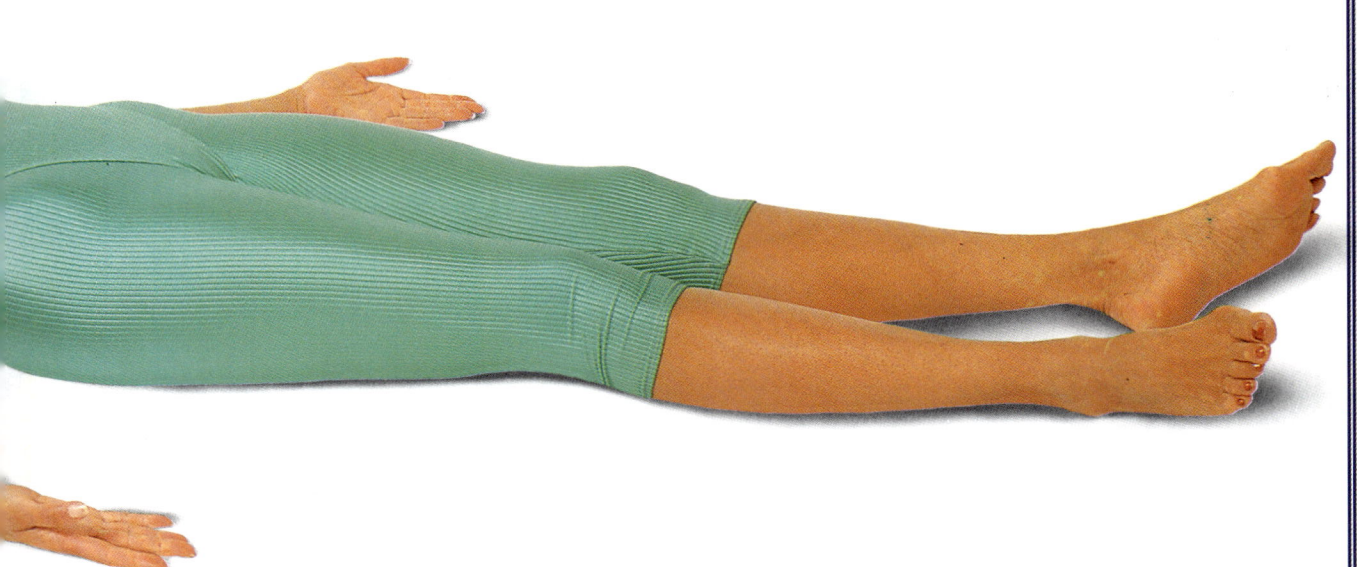

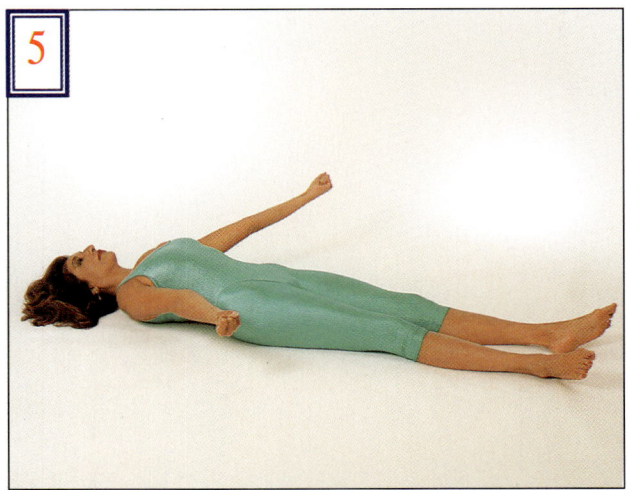

Atmen Sie tief und gleichmäßig, konzentrieren Sie sich auf den Oberkörper, auf Hände, Arme und Schultern. Atmen Sie ein, ballen Sie die Hände zu Fäusten, und heben Sie die Arme 30 cm vom Boden.

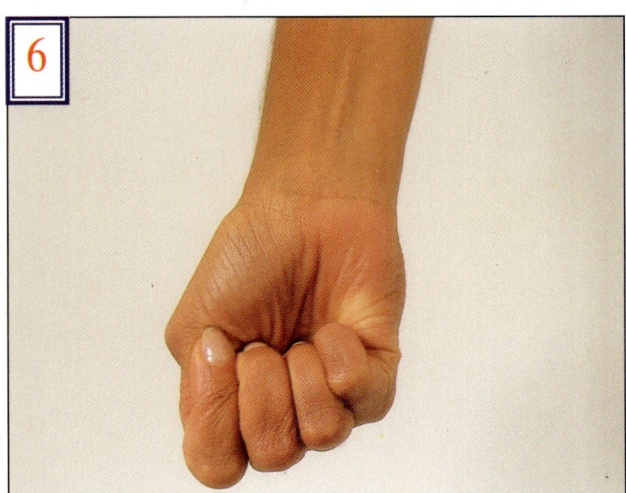

Ballen Sie die erhobenen Fäuste mit aller Kraft. Spannen Sie Hände, Arme, Ellbogen und Schultern an, die Ellbogen sind gestreckt. Halten Sie die Position 5 Sekunden.

Sie werden ganz ruhig, und Sie können die Alltagsprobleme vergessen. Indem Sie sich mental vom Körper lösen, können Sie eine höhere Bewußtseinsebene erreichen und inneren Frieden finden.

Diese Übung kann tagsüber ausgeführt werden, um Geist und Körper zu erfrischen, oder nachts, um sich zu entspannen. Wenn Sie die Übung im Bett machen, werden Sie wahrscheinlich einschlafen. Wenn Sie sie

tagsüber durchführen, versuchen Sie, wach zu bleiben und sich in einen traumartigen Trance-Zustand zu versetzen. Beenden Sie die Übung nach 15 Minuten, indem Sie Ihre Zehen und Finger bewegen. Fühlen Sie dabei die Energie, die den ganzen Körper durchströmt. Bevor Sie aufstehen, führen Sie die Arme über oder hinter den Kopf, strecken Sie Finger und Zehen, und setzen Sie sich langsam auf.

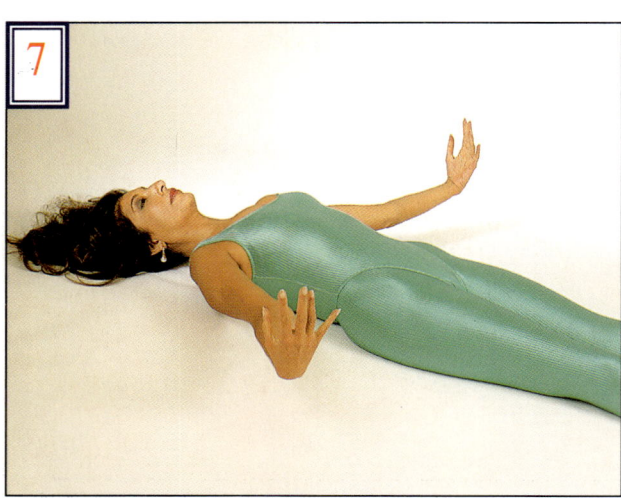

7

Atmen Sie aus. Entspannen Sie Hände, Arme, Ellbogen und Schultern. Senken Sie die Hände auf den Boden, die Handflächen weisen nach oben.

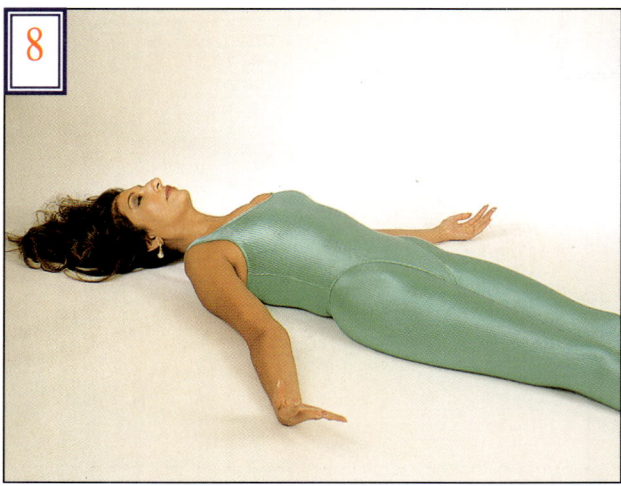

8

Konzentrieren Sie sich darauf, die Spannung im Nacken und in den Schultern zu lösen. Atmen Sie 5 Sekunden lang normal.

11

Versuchen Sie, alle störenden Gedanken zu verbannen, so daß Sie ganz ruhig werden. Stellen Sie sich beim Ausatmen vor, daß Sie sich auf einer Wolke befinden und leicht wie eine Feder sind.

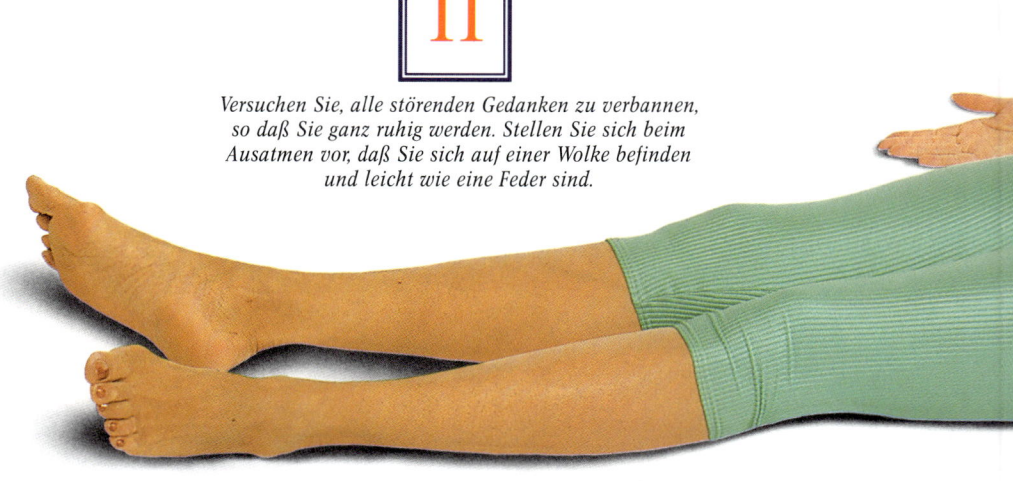

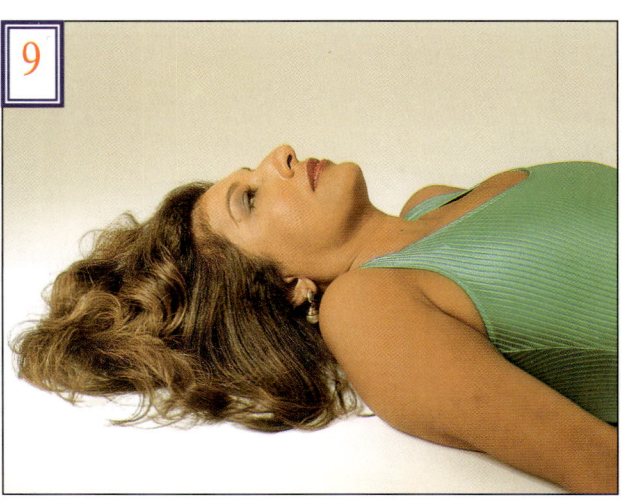

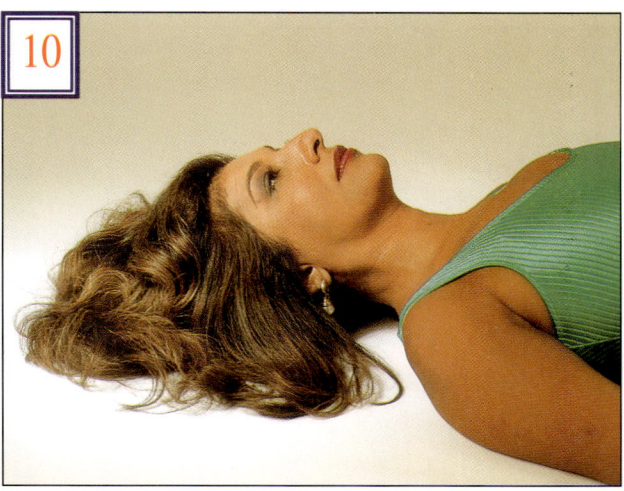

Heben Sie beide Schultern zu den Ohren, wie abgebildet. Atmen Sie aus, und führen Sie die Schultern nach unten. Wiederholen Sie die Übung so lange, bis sich alle Anspannung gelöst hat.

Rollen Sie den Kopf von einer Seite auf die andere, lassen Sie ihn dort liegen, wo er will. Konzentrieren Sie sich jetzt auf die Gesichtsmuskeln. Entspannen Sie den Kiefer, die Muskeln um die Augen und die Stirnmuskeln.

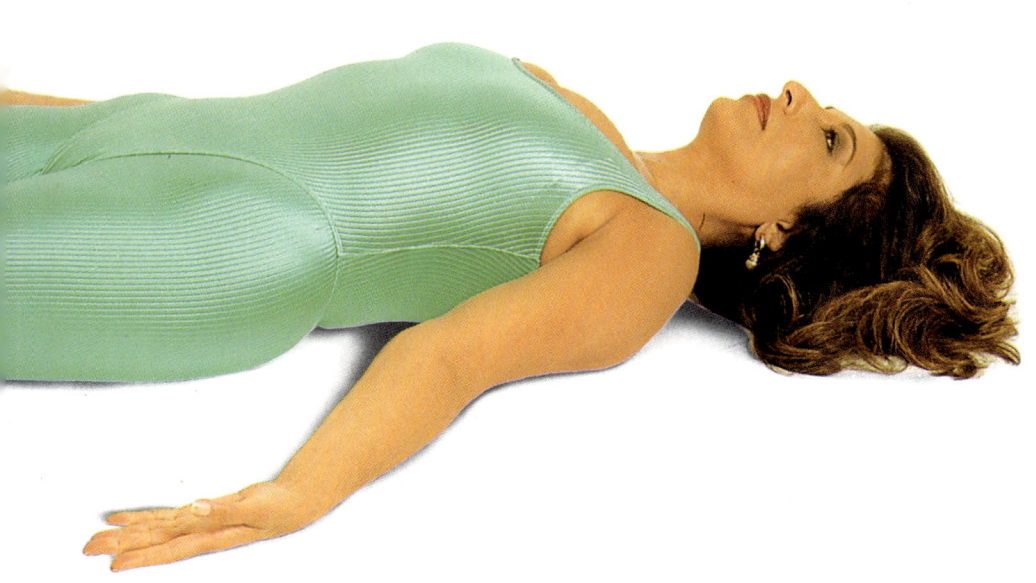

Der neue Weg zur besseren Figur

AQUAROBIC

144 Seiten, gebunden, mit über hundert, zum Teil farbigen Fotos.
ISBN 3-328-00543-9

Aquarobic ist die neue Supergymnastik, der neue Weg zur besseren Figur.

Schlanke Beine, straffer Po, fester Bauch – im Wasser erreichen Sie schneller, sicherer und mit mehr Spaß das, was Sie sich an Land oft mühevoll abschwitzen müssen, denn Wasser vermindert das Risiko von Überlastungen der Wirbelsäule und schont die Gelenke.

Aquarobic-Übungen können Sie in der Badewanne, am Beckenrand und im Schwimmbad durchführen. Mit Trainingsplan und Einstiegsübungen ermöglicht **Aquarobic** das leichte Erlernen der neuen Übungen.

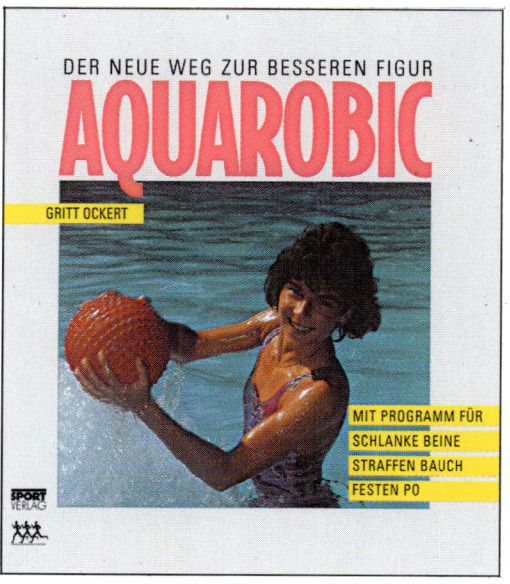

Commissioning Editor: Sian Facer
Redaktion: Jane McIntosh, Susie Behar
Fotoredaktion: Keith Martin
Art-Director: Jaqui Small
Gestaltung: Paul Carpenter
Produktion: Antonia McArdle

Fotos: John Adriaan
Frisuren: Joseph Roberts
Make-up: Tracy Wells